195 Anaesthesiologie und Intensivmedizin
Anaesthesiology and Intensive Care Medicine

vormals „Anaesthesiologie und Wiederbelebung"
begründet von R. Frey, F. Kern und O. Mayrhofer

Herausgeber:

H. Bergmann · Linz (Schriftleiter)
J. B. Brückner · Berlin   M. Gemperle · Genève
W. F. Henschel · Bremen   O. Mayrhofer · Wien
K. Meßmer · Heidelberg   K. Peter · München

K. Reinhart

Zur Kombination von Periduralanalgesie und Allgemeinanaesthesie beim Risikopatienten

Auswirkungen der Sympathikusblockade auf Hämodynamik und Sauerstoffverbrauch

Mit 40 Abbildungen und 19 Tabellen

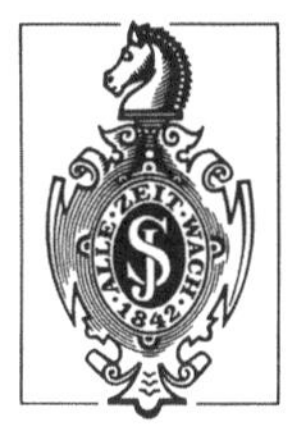

Springer-Verlag
Berlin Heidelberg New York
London Paris Tokyo

Priv.-Doz. Dr. med. Konrad Reinhart
Universitätsklinikum Steglitz,
Klinik für Anästhesiologie und Operative Intensivmedizin,
Hindenburgdamm 30, D-1000 Berlin 45

Habilitationsschrift
zur Erlangung der Venia legendi am Fachbereich Medizin
der Freien Universität Berlin

ISBN-13:978-3-540-16983-3   e-ISBN-13:978-3-642-71519-8
DOI: 10.1007/978-3-642-71519-8

CIP-Kurztitelaufnahme der Deutschen Bibliothek

Reinhart, Konrad: Zur Kombination von Periduralanalgesie und Allgemeinanaesthesie
beim Risikopatienten: Auswirkungen d. Sympathikusblockade auf Hämodynamik u.
Sauerstoffverbrauch / K. Reinhart.
Berlin; Heidelberg; New York; London; Paris; Tokyo: Springer, 1987.
(Anaesthesiologie und Intensivmedizin; 195)
ISBN-13:978-3-540-16983-3

NE: GT

2119/3140-543210

Geleitwort

Die Anaesthesiologie hat in Klinik und Wissenschaft in den vergangenen Jahren enorme Fortschritte gemacht. Eine zunehmende Zahl speziell für dieses Fach ausgebildeter Fachärzte, besser steuerbare Medikamente mit geringeren Nebenwirkungen, technisch immer ausgereiftere Narkosegeräte und schließlich immer ausgefeiltere Überwachungsmöglichkeiten haben dazu geführt, daß immer mehr Patienten in höherem Alter und mit zahlreichen Vor- oder Nebenerkrankungen immer größeren Eingriffen in den verschiedensten operativen Fächern unterzogen werden. Gleichzeitig wuchs die Sicherheit für den Patienten, Risikofaktoren können frühzeitig erkannt und in der perioperativen Phase in ihren verschiedenen, meist negativen Auswirkungen kompensiert werden.

Patienten, die sich gefäßsklerotisch bedingten Eingriffen an den großen Gefäßen unterziehen müssen, sind eine beispielhafte, risikobehaftete Gruppe. Koronare Herzkrankheit und eingeschränkte kardio-zirkulatorische Adaptationsfähigkeit, sklerosebedingte Gefahr der zerebralen Minderdurchblutung bei nicht ausreichend effizientem Kreislauf, Hypertonus oder Diabetes mellitus sind Faktoren, die neben einer oft vorbestehenden Lungenveränderung wie dem Emphysem des chronischen Rauchers in ihrer Multimorbidität den Patienten bedrohen.

Mein Mitarbeiter Priv.-Doz. Dr. Reinhart hat sich seit einigen Jahren mit Fragen der Reaktion von Herz und Kreislauf auf während der Anaesthesie zugeführte Medikamente und deren Auswirkungen auf die Sauerstoffversorgung der Organe beschäftigt. Vergleichende Untersuchungen führten zu zunehmend differenzierter Betrachtung der verschiedenen Narkoseformen und es war ein natürlicher, folgerichtiger Schritt, die Auswirkungen der in der Diskussion stehenden kontinuierlichen Periduralanalgesie insbesondere in höheren, thorakalen Segmentbereichen in die Untersuchungen einzubeziehen. Hierbei zeigte sich im Gegensatz zu einer verbreiteten Meinung, daß gerade bei einer Kombination dieses Verfahrens mit einer Allgemeinanaesthesie vor allem bei Patienten mit eingeschränkter Herzleistung nachteilige Auswirkungen zu erwarten sind.

Herr Reinhart hat seine Untersuchungen in einer Arbeit zusammengefaßt, die als Habilitationsleistung anerkannt und in der Zwischenzeit zusätzlich mit dem Carl-Ludwig-Schleich-Preis ausgezeichnet wurde und die nunmehr als Monographie publiziert wird.

Ich wünsche der Arbeit, für deren Publikation wir dem Springer-Verlag und den Herausgebern dieser Reihe sehr danken, die verdiente Verbreitung und den notwendigen Erfolg, zum Nutzen der betroffenen und davon profitierenden Patienten.

Berlin, im Januar 1987   K. Eyrich

Danksagung

Herrn Prof. Dr. K. Eyrich, dem Leiter der Klinik für Anästhesiologie und Operative Intensivmedizin im Klinikum Steglitz, bin ich zu besonderem Dank verpflichtet. Er hat mich in allen Phasen dieser Arbeit stets uneingeschränkt unterstützt. Er ermöglichte mir das Kennenlernen der erforderlichen Untersuchungstechniken bei Prof. J. Tarnow am Klinikum Westend und Prof. M. B. Laver am Kantonspital Basel und gewährleistete die apparativen Voraussetzungen für die Untersuchungen. Herrn Prof. Eyrich und Herrn Prof. R. Dennhardt danke ich auch für die kritische Durchsicht des Manuskripts und für wertvolle Anregungen.

Herrn Dr. Th. Kersting aus unserer Abteilung bzw. Arbeitsgruppe danke ich für die Unterstützung bei der Durchführung der Untersuchungen.

Herrn U. Föhring und Herrn M. Schäfer aus unserer Arbeitsgruppe gilt mein besonderer Dank für die Unterstützung bei der Datenerhebung, den statistischen Berechnungen und Auswertungen sowie bei der Organisation und Durchführung zahlreicher Laborbestimmungen. Den im Rahmen der Arbeitsgruppe geführten Diskussionen verdanke ich wichtige Anregungen und Hinweise.

Frau Köster und Frau Kynar danke ich für die Bestimmung der Blutgasanalysen. Frau Köster leistete zusätzlich unschätzbare Hilfe bei der Erstellung des Manuskripts.

Zu danken habe ich all den ärztlichen und pflegerischen Mitarbeitern unserer Klinik, die sowohl im Operationsbereich als auch auf der Operativen Intensivstation durch ihre Einsatzbereitschaft und Kooperationswilligkeit die Untersuchungen mit gewährleisteten.

Mein Dank gilt auch den Kollegen der Abteilung für Allgemein-, Thorax- und Gefäßchirurgie, v.a. dem Leiter dieser Abteilung, Herrn Prof. R. Häring und Herrn Prof. Dr. A. Hirner, für die Kooperation bei der Durchführung der Studie.

Herrn Prof. Dr. H. I. Dulce, Leiter des Instituts für Klinische Chemie im Klinikum Steglitz, und seinen Mitarbeitern danke ich für die Bestimmung zahlreicher zusätzlicher Laborproben.

Mein Dank gilt auch den Damen und Herren der Grafik und Fotoabteilung.

Nicht zuletzt danke ich Frau M. Stappenbeck für die Niederschrift des Manuskripts.

Inhaltsverzeichnis

1   Einleitung und Literaturübersicht   1

1.1   Anlaß für die vorliegende Untersuchung   1
1.2   Fragestellung   2
1.3   Literaturübersicht   2
1.3.1 Koronarsklerose bei Gefäßerkrankungen im
       Aortoiliakalbereich   2
1.3.2 Anforderungen an ein Narkoseverfahren für kardiale
       Risikopatienten   3
1.4   Sympathikoadrenerges System und
       Herz-Kreislauf-Regulation   4
1.4.1 Segmentale Sympathikusblockade und
       kardiozirkulatorisches System   5
1.4.2 Segmentale Sympathikusblockade und Addition von
       Allgemeinnarkose   6

2   Patienten und Methode   7

2.1   Gruppeneinteilung und Klassifizierung   7
2.2   Präoperative Medikation und Vorbereitung auf den
       Eingriff   7
2.3   Prämedikation   8
2.4   Meß- und Bestimmungsmethoden   8
2.4.1 Hämodynamisches Monitoring und Kapnometrie . .   8
2.4.2 Blutgasbestimmungen   9
2.4.3 Laborchemische Bestimmungen   9
2.4.4 Sonstige Untersuchungen   10
2.5   Narkoseverfahren   10
2.5.1 Neuroleptanalgesie   10
2.5.2 Halothananästhesie   11
2.5.3 Kombination von Peridural- und
       Allgemeinanästhesie   11
2.6   Beatmung   11
2.7   Operatives Vorgehen   12
2.8   Flüssigkeits- und Volumensubstitution   12
2.9   Zusatzmedikation   14
2.9.1 Sympathikomimetika   14
2.9.2 β-Blocker und Antiarrhythmika   14

2.9.3   Vasodilatatoren   14
2.9.4   Diuretika   15
2.9.5   Natriumbikarbonat   15
2.9.6   Analgetika und Sedativa   15
2.10   Untersuchungsablauf   15
2.10.1 Legen der Katheter   15
2.10.2 Meßpunkte   16
2.11   Erfaßte Parameter   17
2.11.1 Herzfrequenz und EKG   17
2.11.2 Arterielle Drücke   17
2.11.3 Niederdrucksystem   17
2.11.4 Berechnete Parameter   18
2.11.5 Beurteilung der Herzleistungsfähigkeit   19
2.12   Datenerfassung und statistische Auswertung   20

3   Ergebnisse   22

3.1   Vergleichbarkeit der Gruppen   22
3.1.1   Krankenhausletalität   22
3.2   Auswirkungen der segmentalen
        Sympathikusblockade und der Addition der
        Allgemeinanästhesie ohne operatives Trauma   23
3.2.1   Ausgangswerte   23
3.2.2   Flüssigkeits- und Volumenzufuhr   23
3.2.3   Kardiozirkulatorische Parameter   23
3.2.4 O_2-Transportvariable   27
3.2.5   Hämodynamische Veränderungen nach Volumengabe
        ohne und mit gleichzeitiger Periduralanästhesie . . .   27
3.3   Perioperativer Gesamtverlauf   27
3.3.1   Kardiozirkulatorische Parameter   27
3.3.2   Parameter zur kardialen Leistungsfähigkeit   34
3.3.3   Determinanten der myokardialen O_2-Bilanz   37
3.3.4 O_2-Transport und O_2-Aufnahme   40
3.3.5   Ventilation   43
3.3.6   Metabolik   44
3.4   Reaktionen auf das Abklemmen der Aorta   49
3.4.1   Hämodynamik   49
3.4.2 O_2-Transport   49

4   Diskussion   51

4.1   Patientengut   51
4.2   Kontrollmessungen   51
4.3   Narkoseunabhängige Einflußfaktoren auf die
        Kardiozirkulation   52

4.4 Periduralanalgesie ohne zusätzliche
Allgemeinnarkose 52
4.4.1 Herzfrequenz 53
4.4.2 Arterieller Mitteldruck 53
4.4.3 Systemischer peripherer Gefäßwiderstand 54
4.4.4 Herzleistung 54
4.4.5 Kapazitives Gefäßsystem 55
4.4.6 Myokardiale O_2-Bilanz 55
4.4.7 Gesamt-O_2-Verbrauch 55
4.4.8 Zusammenfassung 55
4.5 Addition der Allgemeinanästhesie 56
4.6 Kardiozirkulatorische Reaktionen auf das
Abklemmen der Aorta 57
4.6.1 Kardiale Belastung 57
4.6.2 Modifizierung der Abklemmreaktion durch das
Narkoseverfahren 61
4.7 Einfluß des Narkoseverfahrens auf die Reaktion bei
Freigabe der Aorta 62
4.8 Gesamtverlauf 66
4.8.1 Myokardiale O_2-Bilanz 66
4.8.2 Kardiozirkulatorische Leistungsfähigkeit 69
4.8.3 Verhältnis von Herzauswurfleistung zum
Gesamt-O_2-Verbrauch 72
4.8.4 Beurteilung der beiden Alternativverfahren 78

5 **Zusammenfassende Beurteilung** 83

5.1 Perioperative Letalität 83
5.2 Periduralanästhesie bei Patienten mit
Herzerkrankungen 84

6 **Klinische Schlußfolgerungen** 86

Anhang: Tabellen A1 – A11 89

Literaturverzeichnis 139

Sachverzeichnis 153

Abkürzungsverzeichnis

Allgemeine:

AVK	arterielle Verschlußkrankheit
Halo	Halothananästhesie
HÄS	Hydroxyäthylstärke
ITN	Intubation
KHK	koronare Herzkrankheit
KOF	Körperoberfläche
L	lumbal
NLA	Neurolcptanalgesie
PDA	Periduralanästhesie
Th	thorakal

Herz/Kreislauf:

C.I.	Herzindex
C.O., HMV	Herzminutenvolumen
C_aO_2	arterieller Sauerstoffgehalt
$C_{\bar{v}}O_2$	gemischtvenöser Sauerstoffgehalt
CPP	koronarer Perfusionsdruck
CVP	zentralvenöser Druck
DAP	diastolischer Blutdruck in der A. radialis
DO_2	Sauerstoffangebot
$D_{av}O_2$	arteriovenöse Sauerstoffgehaltsdifferenz
F_IO_2	Sauerstoffanteil in der Inspirationsluft
HF	Herzfrequenz
LVEDP	enddiastolischer Füllungsdruck des linken Ventrikels
LVSWI	Schlagarbeitsindex des linken Ventrikels
MAP	arterieller Mitteldruck in der A. radialis
MPAP	Mitteldruck in der A. pulmonalis
$O_{2\,ex.\,ratio}$	Sauerstoffextraktionsrate
PCWP	pulmokapillarer Verschlußdruck

p_aO_2	arterielle Sauerstoffspannung
$p_{\bar{v}}O_2$	gemischtvenöse Sauerstoffspannung
RPP	Produkt aus systolischem Blutdruck und Herzfrequenz (Druck-Frequenz-Produkt)
SAP	systolischer Blutdruck in der A. radialis
S_aO_2	arterielle Sauerstoffsättigung
$S_{\bar{v}}O_2$	pulmonalarterielle Sauerstoffsättigung (gemischtvenöse Sauerstoffsättigung)
S. I.	Schlagindex
SVR	systemischer peripherer Gesamtgefäßwiderstand

Stoffwechsel:

BE_a	arterieller Basenüberschuß
EL	Exzeßlaktat
KT	Körpertemperatur
L	Laktat
L/P	Laktat-Pyruvat-Quotient
P	Pyruvat
p_aCO_2	arterielle Kohlendioxidspannung
pH_a	arterieller pH-Wert
$\dot{V}O_2$	Sauerstoffverbrauch

1 Einleitung und Literaturübersicht

Die Narkoseführung und postoperative Nachsorge beim kardialen Risikopatienten ist für den Anästhesisten eine große Herausforderung. In verschiedenen Studien wurde ein erhöhtes perioperatives Infarkt- bzw. Reinfarktrisiko für Patienten mit koronarer Herzkrankheit nachgewiesen (Tarhan et al. 1972; Steen et al. 1978; Goldmann et al. 1978). Die Entwicklung des hämodynamischen Monitorings und die Verfügung über potente Pharmaka haben zusammen mit besseren Erkenntnissen über die Physiologie bzw. Pathophysiologie der perioperativen Phase Fortschritte in der Behandlung dieser Patienten gebracht.

Die verschiedenen Anästhetika bzw. Anästhesieverfahren beeinflussen vielfältig und unterschiedlich das kardiozirkulatorische System. Ein bestimmtes einheitliches Verfahren für diese Patientengruppe hat sich bisher aber nicht durchgesetzt. Dies und die Tatsache, daß immer wieder neue Anästhetika bzw. Verfahren propagiert werden, belegt, daß es ein ideales Verfahren bisher nicht gibt. Die Senkung der perioperativen Letalität z. B. im Rahmen der Koronarchirurgie auf Größenordnungen von 1–3% hat seine Ursache nicht nur in der Wahl bestimmter Anästhesietechniken, sondern auch in der präoperativen Diagnostik und Vorbereitung, einer ständigen Weiterentwicklung der operativen Verfahren und vor allem auch in der besseren postoperativen Betreuung.

Obwohl die im Rahmen der Kardioanästhesie gewonnenen Erkenntnisse auch Eingang in die Behandlung des kardialen Risikopatienten im Rahmen der Allgemeinchirurgie gefunden haben, ist davon auszugehen, daß dieses Patientengut – obwohl oft kardial nicht weniger gefährdet – nicht das gleiche Management erfährt, was die Vorbereitung, das intraoperative Monitoring und die postoperative Versorgung betrifft. Dies ist möglicherweise mit Ursache für die relativ hohe perioperative Letalität, die sich für Eingriffe an der abdominellen Aorta zwischen 1 und 16% bewegt.

1.1 Anlaß für die vorliegende Untersuchung

Die thorakale Periduralanalgesie mit oder ohne gleichzeitiger Allgemeinanästhesie wird in den letzten Jahren zunehmend auch für kardiale Risikopatienten propagiert (Ottensen 1978; Wüst 1980; Reiz et al. 1982). Die bis jetzt vorliegenden Studien zu den kardiozirkulatorischen Auswirkungen der PDA in Abhängigkeit von ihrer jeweiligen Ausdehnung wurden jedoch nahezu ausschließlich an gesunden unprämedizierten Probanden und Patienten ohne kardiale Begleiterkrankungen durchgeführt (Otton u. Wilson 1966; McLean et al. 1967; Stephen et al. 1969; Bonica et al. 1970, 1971, 1972; Germann et al. 1979) oder beschränkten sich primär auf die intraoperative Phase (Wüst 1980; Reiz et al. 1982). Zur Auswirkung der Addition einer leichten Form der Allgemeinanästhesie zunächst ohne operatives Trauma existieren nur Ergebnisse, die bei gesunden Frauen gewonnen wurden (Germann et al. 1979). Es erschien deshalb sinnvoll, die Frage zu klären, inwieweit bei diesem Verfahren, das sowohl eine segmentäre Symphathikusblockade bewirkt als auch durch die Allgemeinanästhesie den zentralen Sympathikotonus beeinflußt, die Integrität der lebensnotwendigen kardiozirkulatorischen Adaptationsmechanismen erhalten bleibt.

1.2 Fragestellung

1. Wie wirkt sich die thorakale PDA auf die Hämodynamik des Gefäßpatienten aus?
2. Wie beeinflußt die Addition von Sedativa und die Beatmung mit einem O_2-Lachgas-Gemisch bei bestehender hoher Periduralanalgesie die Herz-Kreislauf-Verhältnisse?
3. Werden die kardiozirkulatorischen Reaktionen auf das Abklemmen der Aorta günstig beeinflußt?
4. Bietet die PDA Vorteile für die myokardiale O_2-Bilanz im Vergleich zur Neuroleptanalgesie bzw. Halothannarkose?
5. Beeinträchtigt die weitgehende Sympathikusblockade zusammen mit den zusätzlich nötigen Anästhetika die integrativen kardiozirkulatorischen Reaktionsmöglichkeiten des Patienten auf die Erfordernisse der perioperativen Phase so stark, daß es unter bestimmten Bedingungen zu Mißverhältnissen zwischen O_2-Angebot und O_2-Verbrauch im Organismus kommen kann?
6. Senkt die segmentale Sympathikusblockade den O_2-Verbrauch des Gesamtorganismus stärker als die beiden Vergleichsverfahren?

1.3 Literaturübersicht

1.3.1 Koronarsklerose bei Gefäßerkrankungen im Aortoiliakalbereich

Patienten, die wegen arterieller Verschlußkrankheit im Aortoiliakalbereich oder abdominellem Aortenaneurysma operiert werden, haben in der Regel eine oder mehrere Begleiterkrankungen. Diabetes mellitus, Hyperurikämie, Hyperlipidämie und Hypertonie kommen bei diesen Patienten nicht selten vor (Rosen et al. 1973). Im Vordergrund stehen jedoch die Organerkrankungen, die ihre Ursache in der meist generalisierten Arteriosklerose dieser Patienten haben. Die häufige Koinzidenz von peripherer arterieller Verschlußkrankheit bzw. Aortenaneurysma und koronarer Herzkrankheit wurde von vielen Autoren beschrieben (De Bakey et al. 1964; Tomatis et al. 1972; Yaslar et al. 1972; Kramer u. Hertzer 1981).

Der intra- bzw. postoperative Myokardinfarkt erwies sich als die Haupttodesursache bzw. -komplikation nach operativen Gefäßeingriffen (De Bakey et al. 1964; Lutz u. Müller 1967; Becker et al. 1973; Stokes u. Butcher 1973; Althaus 1976; Gooding et al. 1980; Kramer u. Hertzer 1981; Brown et al. 1981; Reinhart et al. 1983 a, b). Die perioperative Letalität bewegt sich bei diesen Autoren zwischen 1 und 16% und liegt damit deutlich über der für koronarchirurgische Operationen (Varnauskas et al. 1980).

1.3.2 Anforderungen an ein Narkoseverfahren für kardiale Risikopatienten

Zwei Probleme stehen bei diesen Patienten in der Regel in jeweils unterschiedlicher Ausprägung im Vordergrund: die Gefahr einer Myokardischämie und/oder einer Myokardinsuffizienz, wobei sich beide Phänomene gegenseitig bedingen bzw. potenzieren können.

Ideal wäre das Narkoseverfahren, welches:

1. das Verhältnis von O_2-Angebot und O_2-Verbrauch des Herzens günstig beeinflußt;
2. die Leistungsfähigkeit des Herzens nicht beeinträchtigt und damit die Adaptation des kardiozirkulatorischen Systems an die jeweiligen Stoffwechselbedürfnisse des Gesamtorganismus gewährleistet;
3. gleichzeitig vor exzessiven sympathikoadrenalen Reaktionen durch ausreichende analgetische und hypnotisch-sedative Wirkungen schützt.

Myokardiale O_2-Bilanz. Zu Myokardischämien kommt es beim Mißverhältnis zwischen O_2-Angebot und O_2-Verbrauch des Herzens. Wesentlich für das O_2-Angebot sind der arterielle O_2-Gehalt, die Koronardurchblutung und ihre intramyokardiale Distribution, wobei die Steigerung des koronaren Blutflusses den zentralen Adaptationsmechanismus an einen erhöhten O_2-Verbrauch des Myokards darstellt (Sonnenblick et al. 1968; Weber u. Janicki 1978). Eine Erhöhung der O_2-Ausschöpfung des Blutes aus den Koronararterien ist dagegen nur in geringem Maße möglich (Weber u. Janicki 1978). Bei eingeschränkter koronarer Autoregulation infolge einer Koronarsklerose ist die Koronardurchblutung entscheidend von der Höhe des koronaren Perfusionsdrucks abhängig, welcher durch die Differenz aus diastolischem Aortendruck und den rechts- bzw. linksventrikulären Füllungsdrücken in der Diastole bestimmt wird (Epstein 1973; Schenk et al. 1973; Hoffmann 1978; Laver u. Lowenstein 1980). Perioperativ sind folglich diese Patienten durch ausgeprägte Erniedrigungen der diastolischen Aortendrücke und/oder Erhöhungen der ventrikulären Füllungsdrücke in Hinsicht auf Myokardischämien gefährdet. Da durch eine Zunahme der Herzfrequenz und der myokardialen Wandspannung der O_2-Verbrauch des Herzens steigt (Sonnenblick et al. 1968; Braunwald 1971 a), können Situationen, die mit Blutdruckanstiegen und Herzfrequenzsteigerungen einhergehen, zu Mißverhältnissen zwischen myokardialem O_2-Angebot und O_2-Verbrauch führen (Wynands et al. 1970; Lowenstein 1976; Roy et al. 1979; Laver 1980).

Kardiozirkulatorische Leistungsfähigkeit. Das kardiovaskuläre System dient im wesentlichen dem Transport von Substraten und Metaboliten für die Stoffwechselvorgänge auf zellulärer Ebene. Die Regelmechanismen des Systems sind dahingehend ausgerichtet, einen dafür adäquaten Blutfluß durch die kapillare Strombahn zu gewährleisten. Bei der Koordination von kardialen und peripher vaskulären Aktivitäten zur Adaptation an die jeweiligen metabolischen Erfordernisse in den einzelnen Organgebieten kommt es zu einem komplexen Zusammenspiel von lokalen Faktoren (Crawford et al. 1959; Johnson 1964; Guyton 1977) und Einflüssen auf die Herzleistung und den Gefäßtonus, die durch das autonome Nervensystem vermittelt werden (Abrahams et al. 1960).

Dabei spielt der O_2-Verbrauch des Organismus als Stellgröße eine entscheidende Rolle, da der Körper über keine relevanten O_2-Speicher verfügt (Guyton et al. 1964).

In der perioperativen Phase kann es durch verschiedene Ursachen zu Mißverhältnissen zwischen O_2-Angebot und O_2-Verbrauch des Organismus kommen (Bendixen u. Laver 1965; Bay et al. 1968).

Bei Verringerung des verfügbaren arteriellen O_2-Gehalts (Bryan-Brown et al. 1973) etwa durch Hypoxie, Anämie oder Linksverschiebungen der O_2-Bindungskurve (Finch u. Lenfant 1972; Bowan u. Fleming 1972) stehen dem Organismus folgende Kompensationsmechanismen zur Verfügung:

1. Steigerung des Herzauswurfvolumens pro Zeiteinheit und/oder Zunahme der Ausschöpfung des arteriellen Oxyhämoglobins (van Liere u. Stickney 1963; Duke u. Abelmann 1969; Messmer et al. 1972; Watkins et al. 1974; Heistad u. Abboud 1980);
2. Umverteilung der einzelnen Organblutflüsse zugunsten unmittelbar lebenswichtiger Organe wie Hirn und Herz (Chien 1967; Zelis et al. 1973; Vatner 1974);
3. Rechtsverschiebung der O_2-Bindungskurve bei mittel- und langfristigen Verringerungen des O_2-Angebots. Dies ermöglicht eine vermehrte O_2-Abgabe an das Gewebe bei gleichbleibenden O_2-Partialdrücken (Rodman et al. 1960; Finch u. Lenfant 1972; Woodson 1979).

Die gleichen Kompensationsmechanismen sind auch im Falle eines gesteigerten O_2-Verbrauchs des Organismus wirksam. Perioperativ kann v. a. durch Schmerzreaktionen und Kältezittern eine Steigerung des O_2-Verbrauchs eintreten, der dann den Basal-O_2-Verbrauch um mehr als das Doppelte übersteigen kann (Bay et al. 1968; Turner et al. 1982, Rodriguez et al. 1983). Bei unzureichender Adaptation der Zirkulation kommt es zu anaeroben Stoffwechselverhältnissen mit der Bildung von Laktat (Huckabee 1958; Broder u. Weil 1964; Seibert u. Ebaugh 1967; Kreisberg 1980).

1.4 Sympathikoadrenerges System und Herz-Kreislauf-Regulation

Das autonome Nervensystem beeinflußt vielfältig das kardio-vaskuläre System. In kritischen Kreislaufsituationen, die mit einem ungünstigen Verhältnis von O_2-Angebot und O_2-Verbrauch im peripheren Gewebe einhergehen, ist seine gegenregulatorische Bedeutung am größten (Mason 1968).

Bei einer Steigerung des Sympathikotonus kommt es zu positiv inotropen und chronotropen Auswirkungen am Herzen und einer Modulierung des Gefäßtonus im arteriellen und venösen Gefäßbett (Anzola u. Rushmer 1956; Randall 1976). Die Folge ist eine Zunahme des venösen Rückstroms zum Herzen (Guyton et al. 1954; Braunwald et al. 1963; Richardson u. Fermijoso 1964) und/oder eine Umverteilung des Herzauswurfvolumens zugunsten aktiver bzw. lebenswichtiger Organe (Mason 1968; Zelis et al. 1973; Vatner 1974). Bei der Kreislaufregulation kommt nicht nur die sympathische Innervation der Gefäße und des Herzens zum Tragen, sondern es spielt auch die Katecholaminfreisetzung aus dem Nebennierenmark in das Blut eine zusätzliche Rolle (Celander 1954; Braunwald u. Ross 1979). Des weiteren wirken parasympathische Einflüsse modifizierend und in der Regel antagonistisch zum sympathischen System (Levy 1971; Schwegler 1974). So ist z.B. eine Steigerung der Herzfrequenz auch bei totaler sympathischer Blockade durch eine Minderung des Vagotonus möglich (Robinson et al. 1966).

Bei mäßigen und mittleren Imbalanzen zwischen O_2-Angebot und O_2-Bedarf reicht die Frequenzsteigerung und die Ausschöpfung des Frank-Starling-Mechanismus – d.h. Erhöhung des enddiastolischen Ventrikelvolumens – zur Anpassung der Herzauswurf-leistung aus. Bei starker Erniedrigung des O_2-Angebots bzw. maximal gesteigertem O_2-Verbrauch ist die sympathikoadrenerge Reaktion zur Adaptation unerläßlich (Rushmer et al. 1959; Kahler et al. 1962; Glick et al. 1964; Braunwald u. Ross 1979). So ist z.B. für den Patienten mit kongestiver Herzinsuffizienz ein gesteigerter Sympathikotonus anhand von erhöhten zirkulierenden Katecholaminen und kompensatorischer Vasokonstriktion in einzelnen Organgebieten nachgewiesen (Chidsey et al. 1965; Braunwald et al. 1966).

In zahlreichen tierexperimentellen und klinischen Studien zeigte sich nach Durchtrennung der sympathischen Nerven zum Herzen oder β-Rezeptorenblockade eine verminderte Leistungsfähigkeit bzw. Toleranz des Organismus gegenüber Einschränkungen des O_2-Angebots (Epstein et al. 1965; Vogel u. Chidsey 1969; Nordenfelt 1971; Vatner et al. 1972; Horwitz et al. 1974).

1.4.1 Segmentale Sympathikusblockade und kardiozirkulatorisches System

Nur kurz nach der Einführung der Spinalanästhesie durch Bier (1899) stellten Tuffier u. Hallion (1900) Untersuchungen über die möglichen Ursachen der Beeinträchtigung der kardiozirkulatorischen Funktionen durch dieses Verfahren an, da es bei einigen Patienten zu tödlichen Komplikationen gekommen war. Diese Untersucher kamen zu dem Schluß, daß die Kreislaufreaktionen eine Folge der Unterbrechung von sympathischen Nervenfasern ist, die in den Rami anteriores der Spinalwurzel verlaufen. Diese Theorie wurde in der Folge von Smith u. Porter (1915) sowie Ferguson u. North (1932) bestätigt. Sie unterliegt heute keinem Zweifel mehr (Bromage 1967; Bonica et al. 1970; Stanton-Hicks 1975).

Obwohl behauptet wurde, daß die Periduralanästhesie mit einer geringeren Sympathikusblockade und damit einer besseren hämodynamischen Stabilität einhergeht als die Spinalanästhesie (Dogliotti 1939; Dawkins 1945), sprechen andere Studien gegen diese Behauptung (Denecke 1937; Goepel 1943; Bromage 1951).

In einigen klassischen Arbeiten wurden die hämodynamischen Auswirkungen der Periduralanästhesie an Probanden bzw. unprämedizierten Patienten untersucht (Bonica et al. 1970, 1971, 1972; Otton u. Wilson 1966; McLean et al. 1967; Sjögren u. Wright 1972). Die Ergebnisse dieser Autoren bestätigen die Abhängigkeit der Art und des Ausmaßes der hämodynamischen Veränderungen von der Zahl der betroffenen Segmente bzw. der Lokalisation der jeweiligen Blockade.

Drei Qualitäten des Verlustes des Sympathikotonus können unterschieden werden:

1. periphere Blockierung (Th_{10}–L_2) mit Abnahme des peripheren Gefäßwiderstands und Erweiterung des kapazitiven, venösen Gefäßbetts in den blockierten bzw. umgekehrtes Verhalten in den unblockierten Gefäßgebieten;

2. zusätzliche Blockierung der Nervi splanchnici (Th_5–L_2) mit einer verminderten Ausschüttung der Nebennierenhormone (Bromage u. Millar 1958; Cousins u. Rubin 1974);
3. Blockierung der Nervi accelerantes des Herzens (Th_1–$Th_{4/5}$) mit einem Wegfall bzw. Minderung von sympathischen Efferenzen und der Beeinträchtigung von sympathikusvermittelten Reflexen auf der spinalen Ebene (Malliani et al. 1972) mit der Folge einer Dominanz von vagalen Efferenzen (Levy 1971).

Die Bedeutung bzw. die Gefährlichkeit einer ausgedehnten Sympathikusblockade, die auch höhere thorakale Segmente einschließt, wird unterschiedlich beurteilt. McLean et al. (1967), Bonica et al. (1970) sowie Otton u. Wilson (1966) kommen anhand ihrer Ergebnisse zu dem Schluß, daß von gesunden, unprämedizierten Probanden bzw. Patienten die Auswirkungen der Sympathikusblockierung ausreichend kompensiert werden können, selbst wenn sie höhere thorakale Segmente umfaßt. Bonica et al. (1972) sah sich jedoch gezwungen, Versuche mit Probanden im Alter von 21 bis 40 Jahren unter periduraler Blockierung bis Th_5, denen er 13% des Blutvolumens entzog, abzubrechen, weil sich bei 5 von 7 Untersuchten lebensbedrohliche Zeichen des Kreislaufversagens einstellten. Ottensen (1978) sieht nach eigenen Untersuchungen mit gesunden Probanden unter Belastung dagegen die thorakale Periduralanästhesie selbst für Patienten mit Herzerkrankungen als geeignet an.

1.4.2 Segmentale Sympathikusblockade und Addition von Allgemeinnarkose

Die ersten Angaben zur Kombination von Periduralanästhesie und Allgemeinnarkose stammen von Bromage (1951, 1954). Er fand eine lineare Beziehung zwischen der Erniedrigung des arteriellen Blutdrucks und der Höhe der segmentalen Blockade über einen Bereich von Th_1 bis Th_{10}. Stephen et al. (1969) berichten nach der Kombination bei einigen der untersuchten gesunden Patienten über ausgeprägte Hypotensionen. Germann et al. (1979) kommen zum Schluß, daß bei gesunden Patienten ohne Volumenmangel die Addition von Allgemeinnarkose zur Periduralanästhesie vertretbar ist. Inzwischen wird dieses Verfahren auch für kardiale Risikopatienten propagiert (Wüst 1980; Reiz et al. 1982). Die Nachlastreduzierung durch die Widerstandserniedrigung im Bereich des arteriellen Gefäßbetts bzw. die Minderung der sympathikoadrenergen Reaktion auf das operative Trauma werden als besondere Vorteile dieses Verfahrens genannt (Wüst 1980; Reiz et al. 1982). Diese Untersuchungen beschränken sich aber bezüglich der Hämodynamik auf den intraoperativen Verlauf und schließen damit Situationen weitgehend aus, die mit starken Anforderungen an die Leistungsfähigkeit des kardiozirkulatorischen Systems einhergehen, wie dies z. B. in der postoperativen Phase der Fall ist. Durch Allgemeinanästhetika kommt es zu einer zusätzlichen Beeinträchtigung zentraler sympathischer Aktivitäten (Havers 1962; Bristow et al. 1969; Dalen et al. 1969; Skovsted et al. 1969; Tauberger et al. 1975, Vatner u. Braunwald 1975; Bromage 1978). Ob und unter welchen Bedingungen bei der Kombination beider Verfahren die Integrität der kardiozirkulatorischen Adaptionsmechanismen für Risikopatienten noch ausreichend gegeben ist, scheint durch die bisher vorliegenden Untersuchungen noch unzureichend belegt.

2 Patienten und Methode

Untersucht wurden 105 Patienten, die sich wegen arterieller Verschlußkrankheit vom Beckentyp oder infrarenalem Aortenaneurysma elektiven operativen Eingriffen im Universitätsklinikum Steglitz der FU Berlin unterziehen mußten. Der Untersuchungszeitraum erstreckte sich vom 10. 01. 81 bis 21. 12. 83.

2.1 Gruppeneinteilung und Klassifizierung der Patienten

Die Patienten wurden prospektiv nach dem Zufallsprinzip den folgenden Narkoseverfahren zugeteilt: Halothan, Neuroleptanalgesie und thorakale Periduralanästhesie mit Sedierung und O_2-Lachgas-Beatmung. Ausgeschlossen aus der Untersuchung wurden Patienten der Risikoklasse IV und V nach der Klassifikation der American Society of Anesthesiologists. Patienten, die relative oder absolute Kontraindikationen für eines der gewählten Narkoseverfahren hatten, wie z. B. manifeste Leberschäden (Halothan) oder aktuelle Gerinnungsstörungen bzw. neurologische Vorerkrankungen (Periduralanästhesie), wurden nicht in die Studie aufgenommen.

Die ursprüngliche Randomisierung war auf 90 Patienten ausgelegt. Ab Patient 45 wurde es jedoch als sinnvoll erachtet, in die Untersuchung die Bestimmung von Laktat und Pyruvat aufzunehmen. Da zu diesem Zeitpunkt aber keine gleiche Verteilung zwischen den 3 Gruppen bestand, mußte eine neue Randomisierung erfolgen, die 60 weitere Patienten umfaßte. Aus diesem Grund ergab sich für das Gesamtkollektiv eine zahlenmäßig ungleiche Verteilung.

Die präoperativen Daten und ihre Verteilung auf die einzelnen Narkoseverfahren gehen aus der Tabelle 1 hervor.

2.2 Präoperative Medikation und Vorbereitung auf den Eingriff

Präoperativ erfolgten übliche laborchemische Bestimmungen sowie eine Stellungnahme des Internisten zu der bestehenden Medikation und zum Operationsrisiko aus internistischer Sicht. Antihypertensiva und β-Blocker wurden bis zum Morgen des Operationstages verabreicht. Alle Patienten wurden einige Tage präoperativ und am Tag vor dem Eingriff vom Untersucher besucht. Diese Besuche dienten neben Vorschlägen zur präoperativen Vorbereitung zur Herstellung eines Vertrauensverhältnisses zwischen dem Anästhesisten und den Patienten. Dabei wurde den Patienten der Ablauf der hämodynamischen Überwachungsverfahren und der Charakter der Untersuchung erklärt und das Einverständnis erbeten.

Tabelle 1. Präoperative Daten der Patienten (MW ± SD)

		Narkoseverfahren		
		Halo	NLA	PDA + ITN
Zahl der Patienten		30	40	35
Geschlecht	(♂ / ♀)	22/8	30/10	25/20
Alter	(Jhr.)	61 ± 11	60 ± 10	63 ± 11
Gewicht	(kg)	67,8 ± 12,4	70,3 ± 12,1	68 ± 15
Größe	(cm)	170 ± 10	171 ± 9,5	169 ± 9,5
Körperoberfläche	(m²)	1,81	1,82	1,78
ASA-Klassifizierung	I	1	–	1
	II	11	16	12
	III	18	24	22
Hb-Gehalt	(g/dl)	14,2 ± 1,5	14,3 ± 1,6	14,4 ± 1,7
Hämatokrit	(%)	42,6 ± 4,4	42,6 ± 5,1	43,1 ± 4,6
Leukozyten	($\cdot 10^3$/mm³)	9,1 ± 2,3	7,9 ± 1,6	8,6 ± 2
GOT	(U/l)	12,6 ± 7	12,5 ± 9	12,5 ± 8
Kreatinin	(µmol/l)	86,2 ± 33	93,9 ± 34	93,6 ± 24,8
Blutzucker	(mmol/l)	5,89 ± 2,5	5,09 ± 1,6	5,61 ± 1,89

2.3 Prämedikation

Am Vorabend des Eingriffs erhielten alle Patienten 10 mg Diazepam oral und 30 min vor der Ankunft im Vorbereitungsraum am Op.-Tag 1 mg/kg KG Pethidin bis maximal 75 mg i.m. sowie 50 mg Promethazin i.m. Einige Patienten, die während der Vorbereitungen im Einleitungsraum unzureichend sediert schienen, erhielten zusätzlich 0,1 mg/kg KG Diazepam i.v.

2.4 Meß- und Bestimmungsmethoden

2.4.1 Hämodynamisches Monitoring und Kapnometrie

Die arteriellen Drücke wurden über eine 20-gg.-Teflonkanüle der Firma Abbott in der A. radialis gemessen. Der zentralvenöse und der pulmonalarterielle Druck wurden mit einem Swan-Ganz-Thermodilutionskatheter der Größe 7 Fr (Edwards Laboratories, LA, USA) aufgenommen. Als Druckwandler wurde das Modell 1290 A der Firma Hewlett Packard verwendet. Die Kalibirierung der Transducer erfolgte mit einem Gauer-Quecksilbermanometer. Der Null-Referenzpunkt wurde 5 cm unterhalb des Sternalwinkels gewählt.

Die V_5-Ableitung des EKGs wurde zusammen mit den intravasalen Drücken über die Meßeinheit 1064 C der Firma Hewlett Packard auf einem Oszilloskop dargestellt und auf einem 8-Kanal-Thermoschreiber (Modell 7758 A der gleichen Firma) registriert. Zu den jeweiligen Zeitpunkten erfolgte eine kontinuierliche Aufzeichnung mit einer Papiervorschubgeschwindigkeit von 25 mm/s. Die Herzfrequenz wurde ständig digital angezeigt und ebenfalls kontinuierlich auf dem Schreiber festgehalten.

Zur Herzminutenvolumenbestimmung fand die Thermodilutionsmethode (Ganz et al. 1971) mit dem Cardiac-Output-Computer H-6943-9520 A der Firma Edwards Laboratories LA, USA, Verwendung. Als Injektat wurden 10 ml 0,9%ige NaCl-Lösung mit einer Temperatur zwischen 0 und 3°C verwendet. Die Bestimmungen erfolgten jeweils am Ende der Exspiration bzw. in der daran anschließenden Pause. Die Thermodilutionskurven wurden auf dem Schreiber festgehalten und der Mittelwert aus 2 bzw. 3 Bestimmungen zur Auswertung herangezogen.

Die endexspiratorische CO_2-Spannung wurde über ein Kapnometer Modell 47210 der Fa. Hewlett Packard kontinuierlich gemessen und aufgezeichnet. Für den Lachgasbzw. den jeweiligen O_2-Anteil in der Inspirationsluft wurde ein entsprechender Korrekturfaktor berücksichtigt.

2.4.2 Blutgasbestimmungen

Arterielle, zentral- und gemischtvenöse Blutproben wurden in heparinisierten Plastikspritzen entnommen, in Eiswasser gekühlt und unmittelbar bestimmt; pO_2, pH, pCO_2 und der Basenüberschuß wurden über den ABL 2 der Fa. Radiometer Kopenhagen analysiert. Die Proben aus der Pulmonalarterie wurden langsam abgezogen, um eine Beimischung von pulmokapillärem Blut zu vermeiden (Shapiro et al. 1974). Es erfolgte eine Temperaturkorrektur sämtlicher Blutgaswerte anhand der jeweiligen über den Thermodilutionskatheter in der Pulmonalarterie gemessenen Patiententemperatur (Kelmann u. Nunn 1966).

Der Anteil des mit O_2 gesättigten Hämoglobins und der Hämoglobingehalt wurden photometrisch am CO-Oximeter 282 der Fa. Instrumentation Laboratories, Mass., USA, gemessen.

2.4.3 Laborchemische Bestimmungen

Für Laktat und Pyruvat wurde das Blut aus der Pulmonalarterie entnommen. In Hinblick auf die hohe extravasale Umsetzgeschwindigkeit des Pyruvats wurden die Proben sofort nach Entnahme denaturiert und eisgekühlt. Die Bestimmung von Pyruvat erfolgte mittels eines UV-Tests der Fa. Boehringer, Mannheim, nach Czok u. Lamprecht (1974), für das Laktat fand ein enzymatischer UV-Test nach Noll (1974) der gleichen Firma Verwendung. Die zusätzliche Bestimmung von Pyruvat zum Laktat erfolgte, da hiermit die Berechnung des aus dem anaeroben Stoffwechsel entstandenen Laktat (Exzeßlaktat) ermöglicht wird (Huckabee 1958).

Die Blutentnahmen für die Bestimmung der Enzyme CK-NAC und CK-MB erfolgten unmittelbar postoperativ und am folgenden postoperativen Tag, um potentielle intraoperative Myokardnekrosen zu erfassen. Letztere Bestimmungen wurden durch das Zentrallabor des Klinikums Steglitz durchgeführt.

2.4.4 Sonstige Untersuchungen

Zwei bis 6 h nach Operationsende sowie im Laufe des 1. postoperativen Tages wurde zusätzlich zur kontinuierlichen Aufzeichnung der V_5-Ableitung des EKGs eine Registrierung aller Extremitäten- und Brustwandableitungen durchgeführt.

Während des bei unkompliziertem postoperativen Verlauf ca. 3 Tage dauernden Aufenthaltes auf der Intensivstation wurde bei den Patienten im Rahmen der üblichen klinischen Untersuchung 2mal täglich ein orientierender neurologischer Status erhoben.

2.5 Narkoseverfahren

2.5.1 Neuroleptanalgesie

Narkoseeinleitung. Nach 3 bis 5minütiger Präoxigenierung mit 100% O_2 über eine vorgehaltene Maske wurden 1–2 mg Pancuronium injiziert, gefolgt von 0,3–0,5 mg Fentanyl und 4–5 mg/kg KG Thiopental. Nach Erlöschen des Lidreflexes erfolgte eine kurzzeitige manuelle Zwischenbeatmung über eine Maske und die Intubation nach Relaxierung mit 1,5 mg/kg KG Suxamethoniumchlorid. Im Anschluß daran wurden 10–20 mg Droperidol verabreicht. Bei der Dosierung der Substanzen zur Narkoseeinleitung wurde neben dem Gewicht der Allgemeinzustand der Patienten berücksichtigt.

Aufrechterhaltung der Narkose. Vor dem Hautschnitt wurden weitere 0,2 mg Fentanyl gegeben, die weiteren Nachinjektionen erfolgten in ca. 30minütigen Abständen mit 0,1–0,2 mg Fentanyl bzw. zusätzlich bei den üblichen klinischen Anzeichen für nachlassende Analgesie. Nach ca. 2 h wurde Droperidol in der Höhe der Hälfte der Einleitungsdosis nachgegeben. Bei unzureichender Schlaftiefe wurden auch zwischenzeitlich 2,5–5 mg Droperidol verabfolgt. Gegen Op.-Ende erfolgte die Gabe von 0,2–0,3 mg Fentanyl für die Umlagerung und den Transport auf die Intensivstation. Die intraoperative Relaxierung erfolgte mit Pancuronium 0,1 mg/kg KG bei Op.-Beginn und Repetitionsdosen von 1–2 mg bei Bedarf. Die mittleren Werte der verwendeten Substanzen gehen aus der Tabelle 2 hervor.

Tabelle 2. Im Rahmen der Narkose intraoperativ verwendete Substanzen (MW ± SD)

Substanzen	Narkoseverfahren		
	Halo	NLA	PDA + ITN
Pancuronium (mg)	7,25 ± 3,3	9,55 ± 4,7	5,7 ± 4,0
Fentanyl (mg)	–	1,9 ± 0,7	–
Droperidol (mg)	–	22,2 ± 11,4	–
Diazepam (mg)	–	–	21,8 ± 6,8
Bupivacain 0,5%	–	–	155 ± 22

2.5.2 Halothananästhesie

Narkoseeinleitung. Die Patienten wurden ebenfalls präoxigeniert und nach der Vorgabe von 1–2 mg Pancuronium mit 4–5 mg/kg KG Thiopental und 1,5 mg/kg KG Suxamethonium intubiert. Halothan wurde über den Vapor 19.1 der Fa. Dräger in einem O_2-Lachgas-Gemisch im Verhältnis 1:2 in steigender Dosierung bis maximal 1,5 Vol.-% zugeführt.

Aufrechterhaltung der Narkose. Halothan wurde in der Dosierung gegeben, die mit den Reaktionen der Patienten hinsichtlich des Eingriffs vertretbar war, im Mittel zwischen 0,8 und 1 Vol.-%. Die intraoperative Halothandosierung blieb bis zum Ablegen des Patienten vom Operationstisch aufrechterhalten. Die Relaxierung erfolgte in gleicher Weise wie bei den Patienten unter Neuroleptanalgesie mit Pancuronium.

2.5.3 Kombination von Peridural- und Allgemeinanästhesie

Das Aufsuchen des Epiduralraums erfolgte zwischen dem 8. und 9. oder dem 7. und 8. thorakalen Dornfortsatz in der Medianlinie mit einer 16-gg.-Tuohy-Nadel unter Zuhilfenahme der Widerstandsverlusttechnik. Ein Epiduralkatheter mit einem Durchmesser von 0,5 × 1 mm der Fa. Vygon wurde ca. 3–5 cm nach kranial vorgeschoben (Bonica 1956). Zum Ausschluß einer intrathekalen Katheterlage wurden zunächst 3 ml Bupivacain 0,5% ohne Adrenalinzusatz verwendet. Bei korrekter Lage wurden in Abhängigkeit von Alter und Gewicht der Patienten weitere 8–10 ml Bupivacain-HCl 0,5% nachinjiziert. In der Regel war nach 25–30 min ein sensibles Niveau zwischen Th_3–Th_5 und L_2–L_3 erreicht. Repetitionsdosen wurden nach 90 min und bei Schmerzreaktionen in Höhe der halben Initialdosis gegeben. Nach Stabilisierung des sensiblen Niveaus und Austestung erfolgte die Intubation der Patienten nach Präoxigenierung und Vorgabe von 1–2 mg Pancuronium unter 4–5 mg/kg KG Thiopental und 1,5 mg/kg KG Suxamethoniumhydrochlorid. Vor Einführung des Tubus wurde der Larynx und der obere Trachealabschnitt mit 2–3 ml 4%igem Xylocain oberflächenanästhesiert (Laryng-O-Jet Kit, Fa. Internationale Medikament-Systeme Frankfurt).

Im Gegensatz zu den Patienten der anderen Narkosegruppen erhielten die Patienten mit Periduralanästhesie bis zur Intubation 5–10 mg Diazepam intravenös. Intraoperativ wurde weiter kontinuierlich Diazepam (10 mg in 500 ml NaCl 0,9% zugeführt). Bei ungenügender Schlaftiefe erfolgten zusätzliche Gaben in Dosierungen von 5–10 mg i.v. Eine weitere Relaxierung während des Eingriffs war nur in Einzelfällen nötig.

2.6 Beatmung

Nach der Intubation wurden alle Patienten mit einem O_2-Lachgas-Gemisch im Verhältnis 1:2 kontrolliert mit einem Narkosespiromat der Firma Dräger zum Zweck einer Normoventilation beatmet. Bei einer Atemfrequenz von 10/min und einem Atemzeitverhältnis von 1:2 inspiratorisch/exspiratorisch wurde der endexspiratorische CO_2-Partialdruck zur Anpassung des Atemzugvolumens herangezogen. Die weitere Einstellung der Beatmung erfolgte anhand des arteriellen pCO_2. Die inspiratorische

O_2-Konzentration wurde beim Unterschreiten von 12 kPa bzw. 90 mm Hg (arteriell) entsprechend erhöht. Intraoperativ erfolgte zeitweise eine manuelle Blähung der Lungen, um eventuelle Atelektasen zu öffnen.

Bei Operationsende wurde die Lachgaszufuhr unterbrochen. Die Patienten wurden auf der Intensivstation weiter mit einem Raumluft-O_2-Gemisch normoventiliert und ein arterieller pO_2 von über 90 mm Hg angestrebt. Die Dauer der Nachbeatmung bestimmte sich durch den Grad der Hypothermie und die Narkosenachwirkung. Die Extubation erfolgte anhand der klinischen Beurteilung und der hämodynamischen Situation bei adäquaten Blutgaswerten. Nach der Extubation wurde die Inspirationsluft über eine nasopharyngeale Sonde mit 2 l O_2 angereichert.

2.7 Operatives Vorgehen

Die Eingriffe wurden durch die zuständigen Kollegen der Abt. für Allgemein-, Thorax- und Gefäßchirurgie des Klinikums Steglitz der FU Berlin durchgeführt. Der Zugang erfolgte mehrheitlich durch einen Mittelbauchquer- bzw. -längsschnitt transperitoneal. Bis 1981 wurde in Einzelfällen bei aortofemoralen Bypassprothesen auch ein retroperitoneales Vorgehen gewählt. Die Aorta wurde infrarenal und stets komplett abgeklemmt. Als Prothesenmaterial fand Dacron Verwendung. Vor dem Abklemmen der Aorta wurden 3000–5000 I.E. Heparin i.v. gegeben und die Gerinnung sofort anhand der aktivierten Gerinnungszeit mit dem Hemochron 400 der Fa. International Technidyne Corporation kontrolliert.

Die obere Anastomose erfolgte End-zu-Seit bei arterieller Verschlußkrankheit und End-zu-End bei Patienten mit Aortenaneurysma. Dies hatte zur Folge, daß im ersten Fall bei Wiederfreigabe der Aorta, bis zum Anschluß der einzelnen Prothesenschenkel, die gleichen Perfusionsverhältnisse wie vor dem Abklemmen der Aorta gegeben waren. Im Fall einer End-zu-End-Anastomose waren beim Freigeben der oberen Anastomose hingegen keine hämodynamischen Veränderungen zu erwarten, weil damit lediglich der obere Prothesenstumpf gefüllt wurde, ein Abfluß in die Peripherie also nicht erfolgte. Dieses unterschiedliche Vorgehen wurde im Untersuchungsprotokoll entsprechend berücksichtigt.

Die Freigabe der Aorta geschah stets vollständig und nicht partiell, ebenso wie das Öffnen der unteren Anastomosenschenkel.

Nach Beendigung der letzten Gefäßanastomose wurde das Heparin mit Protaminhydrochlorid unter Bezugnahme auf die aktivierte Gerinnungszeit wieder neutralisiert.

2.8 Flüssigkeits- und Volumensubstitution

Die perioperative Volumen- und Flüssigkeitssubstitution wurde nach den zentralvenösen Drücken und pulmokapillären Verschlußdrücken sowie den geschätzten Blutverlusten gesteuert. Die zu den jeweiligen Abschnitten gegebenen Mengen sind in Tabelle 3 aufgeführt. Vor Narkoseeinleitung bzw. Applikation des Lokalanästhetikums über den Periduralkatheter wurden für den PCWP bzw. CVP Werte im Normbereich angestrebt.

Tabelle 3. Flüssigkeits- und Volumenzufuhr bis zum Operationsende (MW ± SD)

Art des Flüssigkeits- bzw. Volumen- ersatzes	bis Narkoseeinleitung			Meßpunkte vor Freigabe der Aorta			Op.-Ende		
	Halo	NLA	PDA+ITN	Halo	NLA	PDA+ITN	Halo	NLA	PDA+ITN
Kristalloide	534 ± 285	623 ± 321	703 ± 408	1195 ± 470	1421 ± 722	1604 ± 738	2245 ± 948	2456 ± 651	2523 ± 904
Halo vs. NLA		n.s.			$p < 0{,}05$			n.s.	
Halo vs. PDA		n.s.			n.s.			n.s.	
PDA vs. NLA		n.s.			n.s.			n.s.	
Kolloidale	342 ± 181	429 ± 145	496 ± 174	764 ± 253	822 ± 219	793 ± 215	942 ± 387	1283 ± 477	1102 ± 523
Halo vs. NLA		n.s.			n.s.			n.s.	
Halo vs. PDA		$p < 0{,}05$			n.s.			n.s.	
PDA vs. NLA		n.s.			n.s.			n.s.	
Blut	–	–	–	607 ± 470	800 ± 1194	603 ± 468	2350 ± 1152	2322 ± 1033	2164 ± 1094
Halo vs. NLA					n.s.			n.s.	
Halo vs. PDA					n.s.			n.s.	
PDA vs. NLA					n.s.			n.s.	

Vor dem Öffnen der Aorta bzw. dem Freigeben der unteren Prothesenschenkel war es unser Ziel, Werte für den PCWP leicht oberhalb des Normbereiches zu erreichen.

Im Untersuchungszeitraum gab es hinsichtlich der Art der verwendeten Lösungen eine Modifikation, nachdem bei einer Zwischenauswertung festgestellt wurde, daß unter Verwendung einer Lösung mit 5%igem Glukoseanteil (Normofundin der Firma Braun, Melsungen) stark erhöhte intraoperative Blutzuckerspiegel auftraten. Ab Patient Nr. 55 wurde deshalb wie bisher die Hälfte der kristalloiden Lösungen als NaCl 0,9% und die andere Hälfte als glukosefreie 2/3-Elektrolytlösung mit Azetat als Anion (Tutofusin K 10 Pfrimmer, Erlangen) gegeben. Ab Patient Nr. 66 wurde bei allen Patienten unabhängig vom Narkoseverfahren eine 2. Kontrollmessung nach einheitlicher Volumengabe von 450 bis 550 ml HÄS 10% durchgeführt. Der Zeitabstand zwischen Messung 1 und 2 lag für alle Patienten bei 25–30 min. Ziel dieser Messung war es, die hämodynamischen Auswirkungen der PDA von den Einflüssen einer alleinigen Volumengabe differenzieren zu können.

2.9 Zusatzmedikation

2.9.1 Sympathikomimetika

Falls es unter der Anästhesie zu ausgeprägten, längeranhaltenden Abfällen des arteriellen Blutdrucks kam (in Abhängigkeit von den Ausgangsblutdruckwerten systolische Blutdrücke unter 90–100 mm Hg), die durch eine Abflachung der Narkose- bzw. Volumenzufuhr nicht rasch zu beheben waren, wurden Dopamin bzw. Noradrenalin eingesetzt. Noradrenalin wurde dann gewählt, wenn als Ursache eine ausgeprägte Erniedrigung des totalen peripheren Gefäßwiderstands im Vordergrund stand.

2.9.2 β-Blocker und Antiarrhythmika

Acebutolol 2,5–5 mg wurde intra- und postoperativ bei Tachykardien und hypertensiven Phasen gegeben, wenn es trotz adäquater Narkosetiefe bzw. Analgesie zu deutlichen Erhöhungen des Produkts von systolischem Blutdruck und Herzfrequenz bzw. Ischämiezeichen im EKG kam. Atropin erhielten die Patienten bei Bradykardien in einer Dosierung von 0,5 mg i.v. Bei ausgeprägten ventrikulären Herzrhythmusstörungen wurde Xylocain 1% in Einzeldosen von je 50 mg i.v. injiziert.

2.9.3 Vasodilatatoren

Bei überhöhten Pulmonalarterien- und pulmokapillären Verschlußdrücken sowie bei arteriellen Hypertensionen wurde Nitroglyzerin in einer Dosierung von 30–300 µg/min kontinuierlich über Perfusor zugeführt, falls durch Vertiefung der Anästhesie bzw. Analgesie keine ausreichende Blutdruckkontrolle zu erzielen war. Postoperativ wurde zusätzlich bei Hypertensionen, falls nötig, Hydralazin in 12,5-mg-Portionen eingesetzt.

2.9.4 Diuretika

Furosemid in 10-mg-Dosierungen wurde bei länger andauernden Verminderungen der Urinproduktion unter 0,5 ml/kg KG/h verabreicht, besonders dann, wenn nach Freigabe der Aorta keine Besserung der Urinausscheidung eintrat.

2.9.5 Natriumbikarbonat

Da das Basendefizit selten Werte von 7–8 mmol/l überschritt, und sich die zeitweiligen Anstiege, zu denen es nach Freigabe der Aorta bzw. der unteren Gefäßschenkel kam, schnell zurückbildeten, hielten wir eine Korrektur mit Natriumbikarbonat nicht für sinnvoll und beließen sie deshalb, ohne negative Folgeerscheinungen beobachten zu müssen.

2.9.6 Analgetika und Sedativa

In der Halothan- und Neuroleptanalgesiegruppe wurde zur postoperativen Schmerztherapie Piritramid 7,5 mg i.v. verwendet. Im weiteren Verlauf der Studie haben einzelne Patienten auch Buprenorphin 0,3 mg i.v. bzw. i.m. erhalten.

Die Patienten mit Periduralanästhesie erhielten intermittierend Bupivacain 0,25% nach Kontrolle des sensiblen Niveaus, mit dem Ziel, dieses nicht unter Th_5 absinken zu lassen. Bei den zuletzt untersuchten 6 Patienten mit PDA-Katheter erfolgte eine kontinuierliche Zuführung des Lokalanästhetikums (6–10 ml/h) in der gleichen Konzentration über Perfusor (Fa. Braun, Melsungen). Die Analgesie über den PDA-Katheter lief in der Regel bis zum 3. postoperativen Tag.

Kam es bei den Patienten in der Aufwachphase zu Kältezittern, so wurden unabhängig von der Gruppenzugehörigkeit 25–50 mg Pethidin i.v. injiziert. Bei Unruhezuständen unter der Nachbeatmung erhielten einige Patienten 5–10 mg Diazepam i.v., wenn eine Extubation zu diesem Zeitpunkt noch nicht sinnvoll erschien.

2.10 Untersuchungsablauf

2.10.1 Legen der Katheter

Die intravasalen Katheter wurden ca. 30 min nach Erhalt der Prämedikation in Lokalanästhesie (Xylocain 1%) im Anästhesievorbereitungsraum gelegt. Der Swan-Ganz-Katheter wurde nach Punktion der rechten V. jugularis durch ein 8-French-Introducer-System (Fa. Cordis, Miami, Florida, USA) unter kontinuierlicher Beobachtung der Druckkurven, in die Pulmonalarterie vorgeschoben. Die Katheterlage galt als korrekt, falls mit 1,5 ml Luft im Ballon des Katheters eine pulmokapillare Verschlußkurve zu erzielen war.

2.10.2 Meßpunkte

Der Ablauf der Untersuchung geht aus Abb. 1 hervor. Er umfaßt 16 perioperative Einzelmessungen.

1) Vor der Narkoseeinleitung bzw. vor der Verabreichung des Lokalanästhetikums über den Periduralkatheter bei den Patienten mit PDA erfolgte die Kontrollmessung mindestens 10 min nach dem Legen der intravasalen Katheter.
2) Diese Messung wurde bei den Patienten mit PDA nach Ausbreitung und Austestung des sensiblen Niveaus durchgeführt. Ab Patient Nr. 66 erfolgte sie auch bei den Patienten ohne PDA, mit der gleichen Volumengabe bis zu diesem Meßpunkt wie bei den Patienten mit PDA.
3) 3–5 min nach Intubation unter kontrollierter Beatmung mit einem O_2-Lachgas-Gemisch im Verhältnis von 1:2.
4) 3–5 min nach Hautschnitt.
5) 3–5 min vor Abklemmen der Aorta.
6) Während, bzw. 1–5 min nach dem Abklemmen der Aorta.
7) 3–5 min vor der Freigabe der Aorta.
8) 3–5 min nach der Freigabe der Aorta.
9) Nach der Freigabe des 1. Prothesenschenkels.
10) Nach der Freigabe des 2. Prothesenschenkels.
11) Bei Operationsende, während der Hautnaht.
12) Nach Ankunft auf der Intensivstation, ca. 20–30 min nach Operationsende.
13) Nach 1 h auf der Intensivstation.
14) Nach 2 h auf der Intensivstation.
15) Nach 8 h auf der Intensivstation.
16) 24 h nach Operationsende.

Dieses Meßschema wurde entsprechend modifiziert, falls es nicht zum Anlegen einer Bifurkationsprothese kam, sondern nur ein einschenkliger Bypass bzw. ein Aorteninterponat implantiert wurden. Bei Patienten mit Aortenaneurysma fiel die Messung 8 mit Messung 9 zusammen, da hier die obere Anastomose End-zu-End erfolgte und somit die Freigabe dieser Anastomose hämodynamisch nicht wirksam wurde.

Bei den Meßpunkten 2, 4, 6, 15 und 16 wurde auf die Entnahme von Blut für die Bestimmung von Laktat und Pyruvat verzichtet.

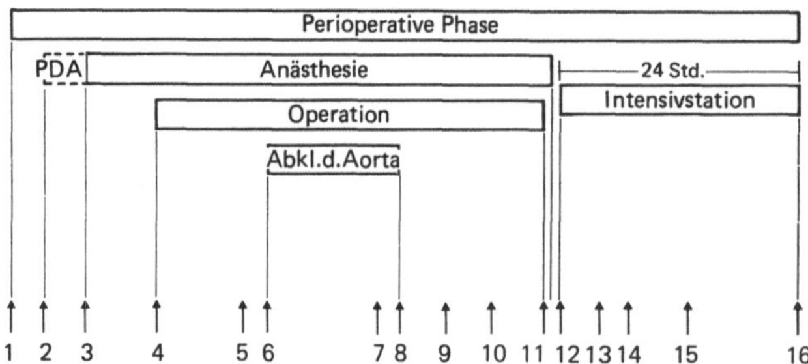

Abb. 1. Meßpunkte über den gesamten Untersuchungszeitraum

2.11 Erfaßte Parameter

2.11.1 Herzfrequenz und EKG

Tachykardien, Tachyarrhythmien sowie der Übergang von Sinusrhythmus auf AV-Knotenrhythmus können besonders bei Patienten mit kardialer Vorschädigung zu unerwünschten hämodynamischen Auswirkungen führen (Corday u. Lang 1974; Rahimtoola et al. 1975; Goldreyer et al. 1976). Zusätzlich führen Steigerungen der Herzfrequenz zur Erhöhung des myokardialen Stoffwechselumsatzes bei gleichzeitiger Verringerung des koronaren Blutflusses durch die Verkürzung der Diastolendauer (Neil et al. 1973; Braunwald u. Ross 1979). Die V_5-Ableitung des EKG wurde gewählt, weil sich in den linkspräkordialen Brustwandableitungen die meist den linken Ventrikel betreffenden Myokardischämien besser erfassen lassen als in den Standardableitungen (J. E. Mueller et al. 1975; Dalton 1976; Kaplan et al. 1978a).

2.11.2 Arterielle Drücke

Die einzelnen Organe regulieren innerhalb bestimmter Grenzen des Perfusionsdrucks ihre Eigendurchblutung über auroregulatorische Mechanismen. Beim Abfall des Perfusionsdrucks unter diese Grenzen erfolgt die jeweilige Durchblutung der Organe blutdruckabhängig. Patienten mit Gefäßsklerose leiden unter einer Beeinträchtigung dieser Autoregulationsmechanismen, zusätzlich erfordert die adäquate Versorgung poststenotischer Areale erhöhte Perfusionsdrücke, um gleiche Durchflußraten wie bei unverändertem Gefäßsystem zu erzielen (M. Mueller et al. 1971; Wyatt et al. 1975; Schwartz et al. 1980). Andererseits führen Steigerungen des arteriellen Blutdrucks durch die Erhöhung der Auswurfimpedanz für den linken Ventrikel zur Zunahme des myokardialen O_2-Verbrauchs, sie sollten deshalb in engen Grenzen gehalten werden (Braunwald 1971a). In der vorgelegten Studie wurden deshalb sowohl Abweichungen der perioperativen Blutdruckwerte von den Ausgangswerten, als auch das Unterschreiten gewisser unterer Grenzen erfaßt.

Die Messung der Drücke in der A. radialis stellt einen Kompromiß dar, der Mitteldruck und der diastolische Druck weichen dort zwar nur wenig vom zentral in der Aorta gemessenen Druck ab, aber der Spitzendruck kann deutlich höher als in der Aorta liegen (Mendler 1983).

2.11.3 Niederdrucksystem

Die Erfassung des zentralvenösen Drucks ermöglicht die Beurteilung des kapazitiven Gefäßsystems, bzw. des Füllungszustands des rechten Ventrikels. Bei Patienten mit kardialen Erkrankungen kann jedoch eine Disparität in der Funktion zwischen rechtem und linkem Ventrikel bestehen, so daß vom CVP nicht auf den Druck im linken Vorhof geschlossen werden kann (Forrester et al. 1971; Civetta et al. 1971). Der pulmokapillare Verschlußdruck korreliert eng mit dem Druck im linken Vorhof (Swan et al. 1970; Lappas et al. 1973) und läßt mit gewissen Einschränkungen (s. unten) Rückschlüsse auf die diastolischen Füllungsdrücke des linken Ventrikels zu. Unabhängig von diesen Einschränkungen ist er der beste Indikator für ein drohendes Lungenödem.

2.11.4 Berechnete Parameter

Druck und flußbezogene Meßgrößen. Von den meisten Autoren wird das Herzminutenauswurfvolumen und das Schlagvolumen durch die Körperoberfläche geteilt und dann als „Index" benannt. Obwohl von einigen Untersuchern (Tanner 1949; Schröder et al. 1966) dies als nicht sinnvoll erachtet wird, wurden in der vorliegenden Studie aus Gründen der Vergleichbarkeit folgende Parameter auf Quadratmeter Körperoberfläche bezogen:

$$Herzindex: \quad C.I. = \frac{C.O.}{KOF} \quad (l/min/m^2)$$

$$Schlagindex: \quad S.I. = \frac{C.I.}{HF} \quad (ml/m^2/s)$$

Schlagarbeitsindex des linken Ventrikels:
$$LVSWI = C.I. \cdot (MAP - PCWP)\, 0{,}0136 \quad (g \cdot m/m^2)$$

Da die Mehrzahl der Autoren den peripheren Gefäßgesamtwiderstand ohne Berücksichtigung der Körperoberfläche verwendet, wurde dieser nach folgender Formel berechnet:

Systemischer peripherer Gesamtwidestand:

$$SVR = 80 \cdot \frac{(MAP - CVP)}{C.O.} \quad dyn \cdot s \cdot cm^{-5}$$

Der myokardiale O_2-Verbrauch wird wesentlich durch die hämodynamischen Parameter wie Herzfrequenz, systolische Drücke, Herzgröße und Kontraktilität des Herzmuskels bestimmt. Von Bretschneider u. Hellige (1976) wurden 5 komplexe Formeln angegeben, die alle energieverbrauchende Prozesse des Herzens berücksichtigen und den tatsächlichen O_2-Verbrauch des Herzens von allen indirekten Parametern am besten widerspiegeln. Von den unter klinischen Bedingungen leicht erfaßbaren Parametern hat sich unter verschiedenen Untersuchungsbedingungen das Produkt aus systolischem Blutdruck und der Herzfrequenz als bester Anhalt für den myokardialen O_2-Verbrauch erwiesen (Kitamura et al. 1972; Wilkinson et al. 1979; Kaplan 1979; Baller et al. 1980).

Druck-Frequenz-Produkt: $\quad RPP = SAP \cdot HF \quad (mm\,Hg \cdot s/min)$

Koronarer Perfusionsdruck: $CPP = DAP - PCWP \quad (mm\,Hg)$

O₂-Transport- und stoffwechselbezogene Meßgrößen

Arterieller O₂-Gehalt: $C_aO_2 = S_aO_2 \cdot 1{,}36^* \cdot Hb + p_aO_2 \cdot 0{,}0031$ (ml/dl)

Arteriovenöse O₂-Gehaltsdifferenz:
$D_{av}O_2 = (S_aO_2 - S_{\bar{v}}O_2) \cdot 1{,}36^* \cdot Hb + (p_aO_2 - p_vO_2) \cdot 0{,}0031$ (ml/dl)

O₂-Angebot: $DO_2 = (S_aO_2 \cdot 1{,}36^* \cdot Hb) + (p_aO_2 \cdot 0{,}0031) \cdot C.I. \cdot 10$ (ml/m²/min)

O₂-Verbrauch: $\dot{V}O_2 = D_{av}O_2 \cdot C.I. \cdot 10$ (ml/m²/min)

O₂-Extraktionsrate: $O_{2\,ex.\,ratio} = \dfrac{C_aO_2 - S_{\bar{v}}O_2}{C_aO_2}$ (%)

2.11.5 Beurteilung der Herzleistungsfähigkeit

Die Schwierigkeit, die Leistungsfähigkeit des Herzens zu erfassen, drückt sich in der Vielzahl der Indikatoren aus, die zur Beschreibung vorgeschlagen werden (Foex 1981). Hinzu kommt, daß unter perioperativen Bedingungen die Linksherzkatheterisierung zur direkten Erfassung der ventrikulären Drücke und der daraus ableitenden Kontraktilitätsindizes schwer vertretbar bzw. nicht möglich ist.

Beim Rückschluß vom Herzauswurfvolumen auf die Kontraktilität des Herzmuskels müssen folgende Faktoren berücksichtigt werden:

1. die Vordehnung des Herzmuskels, die sich aus dem enddistolischen Volumen der Ventrikel ergibt;
2. die Nachlast, die wesentlich aus der Auswurfimpedanz für den betreffenden Ventrikel resultiert und in enger Beziehung zur intramyokardialen Wandspannung in der Systole steht;
3. die Herzfrequenz.

Diese Faktoren einschließlich der Kontraktilität bestimmen die Größe des Herzminutenvolumens (Braunwald 1971 a).

Bei der Erstellung von „Ventrikelfunktionskurven" wurde eine Modifizierung der Frank-Starling-Beziehung gewählt, wie sie von Sarnoff u. Berglund (1954) vorgeschlagen wurde und seitdem unter unterschiedlichen klinischen und experimentellen Bedingungen Verwendung findet (Sarnoff u. Mitchell 1961; Ross u. Braunwald 1964; Calvin et al. 1981). Dabei wird die äußere Herzarbeit als Schlagarbeitsindex des linken bzw. rechten Ventrikels gegen die enddiastolische ventrikulären Füllungsdrücke aufgetragen.

Da eine direkte Messung der linksventrikulären Drücke nicht vogenommen werden konnte, fand der pulmokapillare Verschlußdruck Verwendung. Lappas et al. (1973) registrierten zwar auch bei kardiochirurgischen Patienten nur geringe Abweichungen des PCWP vom linken Vorhofdruck, jedoch zeigten sich in Untersuchungen von Rahimtoola et al. (1972) sowie Fisher et al. (1975) Differenzen von mehreren mm Hg zwischen PCWP und enddiastolischen linksventrikulären Drücken. Dies war bei solchen Patienten der Fall, die auf Grund von starken Ventrikeldysfunktionen entscheidend

---

* Nach Dijkhuizen et al. (1977) wurde nicht der Hüfner-Faktor 1,39 gewählt, da hiermit unberücksichtigt bleibt, daß nicht das gesamte Hämoglobin zur Bindung von O₂ zur Verfügung steht.

auf den Beitrag der Vorhofkontraktion zur Ventrikelfüllung angewiesen waren. Der PCWP reflektiert somit die myokardiale Muskelfaservordehnung sicherlich weniger exakt als der direkt im Ventrikel gemessene Druck. Dies muß bei der Beurteilung von so erstellten Ventrikelfunktionskurven berücksichtigt werden. Rückschlüsse von kardialen Füllungsdrücken auf das Ventrikelvolumen werden grundsätzlich durch Situationen erschwert, die zu Veränderungen der Compliance des Herzmuskels führen (Rahimtoola et al. 1972; Grossmann u. McLaurin 1976; Pace 1977; Ellis et al. 1979).

Trotz dieser Einschränkungen wird der PCWP für die Erstellung von Ventrikelfunktionskurven propagiert (Del Guerico 1979; Ayres 1980; Grenvik 1982).

Eine weitere wichtige Determinante des Herzauswurfvolumens, die ebenfalls nicht direkt gemessen werden kann, stellt die Nachlast der (Sonnenblick u. Dowing 1963). Diese wird jedoch wesentlich von der Auswurfimpedanz bestimmt, gegen die der linke Ventrikel sein Schlagvolumen entleeren muß. Da nach Gersh et al. (1972) die Auswurfimpedanz zu 93% durch den mittleren peripheren Gefäßwiderstand bestimmt wird, wurde dieser Parameter berechnet.

2.12 Datenerfassung und statistische Auswertung

Die Erfassung und Verarbeitung der erhobenen Daten erfolgte über das Dialog-System-Süd der Zentralen Datenverarbeitung der Freien Universität Berlin (ZEDAT) auf der Großrechneranlage der Fa. Siemens. Die Auswertungen und statistischen Tests wurden mit der Version 9 des „Statistical Package for the Social Sciences" (SPSS) durchgeführt (Nie et al. 1975; Beutel u. Schubö 1983).

Zur statistischen Bewertung wurde der Wilcoxon-Test für gepaarte und ungepaarte Stichproben verwendet, der weniger starke Anforderungen an die Normalverteilung der Varianz stellt (Glantz 1980; Wallenstein et al. 1980).

In den graphischen Darstellungen wurden jeweils die Mittelwerte und der Standardfehler des Mittelwertes (SEM) aufgetragen. In den Tabellen im Anhang sind für die entsprechenden Variablen nochmals über die SPSS-Funktion „Report" zusätzlich zu den Mittelwerten (Mean) noch die Standardabweichung (STDEV) sowie die Minima (Min) und Maxima (Max) zusammen mit der Anzahl der am jeweiligen Meßpunkt in die Berechnung eingegangene Anzahl von Fällen (VALID N.) zusammengestellt.

Unterschiede zwischen den Fallzahlen an einzelnen Meßpunkten und der Gesamtzahl der untersuchten Patienten resultieren aus meßtechnischen Problemen, zu denen es bei der Vielzahl der Messungen unter klinischen Bedingungen unvermeidlich kommt. Auch Fehler bei der Datenerhebung bzw. Übertragung haben zum Ausschluß einiger Messungen für die Auswertung geführt. Dies geschah dann, falls bei der Überprüfung der erfaßten Parameter festgelegte Plausibilitätsgrenzen über- bzw. unterschritten wurden.

Im Text, in den Abbildungen und den Tabellen sind Signifikanzunterschiede jeweils mit den folgenden Symbolen ausgedrückt:

- oder n. s. $p > 0,05$
   * $p < 0,05$
  ** $p < 0,01$
 *** $p < 0,001$

Die Angaben zur Signifikanz in den Abb. 6, 7, 35, 37 und 38 beziehen sich auf die Veränderungen gegenüber den jeweiligen Ausgangswerten. In Abb. 4, 8, 19, 36 und 39 wurde aus Gründen der Übersichtlichkeit auf die Angabe der Standardabweichungen verzichtet. Sie gehen aus den entsprechenden Tabellen im Anhang hervor.

Bei den Abb. 9–18 sowie 20–30 handelt es sich jeweils um das Verhalten der entsprechenden Parameter innerhalb der 3 Narkoseverfahren über den gesamten Untersuchungszeitraum unter Ausschluß der Messung 2. In den Abb. 31–33 fehlen die Meßpunkte 2, 4, 6, 15 und 16, da zu diesen Zeitpunkten auf die Bestimmung der betreffenden Laborparameter verzichtet wurde. Bei der Abb. 34 fehlt zusätzlich die Messung 1, weil definitionsgemäß das Exzeßlaktat erst aus der Differenz zur jeweiligen Kontrollmessung berechnet wird.

In den Tabellen im Anhang bedeutet der Strich in Klammern, daß zwischen diesen beiden Meßpunkten keine statistische Berechnung stattgefunden hat. Die grafischen Darstellungen und Tabellen im Text wurden in der Abteilung für wissenschaftliche Grafik des Klinikums Steglitz erstellt.

3 Ergebnisse

3.1 Vergleichbarkeit der Gruppen

Die biometrischen Daten, die Diagnosen, Art und Dauer der Eingriffe gehen aus den Tabellen 1 bzw. 4 hervor. Es bestätigt sich, daß sich durch die Zufallsverteilung der Patienten in die einzelnen Narkosegruppen keine statistisch signifikanten Unterschiede bezüglich der einzelnen Parameter ergaben. Dies galt auch für die Kollektive, die durch die 2. Randomisierung zustande kamen.

3.1.1 Krankenhausletalität

Die Gesamtletalität der in die Studie einbezogenen Patienten betrug 9,5%. Nähere Angaben zu diesen Patienten finden sich in Tabelle A 1 im Anhang. Die Letalität ist bei Patienten mit alleiniger chronischer arterieller Verschlußkranakheit mit 3,9% am geringsten und bei den Patienten mit begleitenden Nierenarterienstenosen bzw. Schrumpfnieren mit 33% am höchsten. Für Patienten mit Aortenaneurysma liegt sie bei 13%.

Tabelle 4. Operationsindikation, Dauer der Operation, operativer Zugangsweg, Narkosedauer

		Narkoseverfahren		
		Halo	NLA	PDA+ITN
Verteilung der Erkrankung[a]	Arterielle Verschlußkrankheit	22 (73,3%)	31 (77,5%)	26 (74,2%)
	Infrarenales Aortenaneurysma	6 (20%)	10 (25%)	7 (20%)
	Nierenarterienstenose	3 (10%)	4 (10%)	2 (5,7%)
Operativer Zugang	Transperitoneal	27 (90%)	35 (87,5%)	28 (80%)
	Retroperitoneal	3 (10%)	5 (12,5%)	7 (20%)
Operationsart	Aortobifemoral	20 (66,6%)	28 (70%)	24 (68,5%)
	Aortofemoral	5 (16,6%)	5 (12,5%)	5 (14,2%)
	Aortoiliakal	2 (6,6%)	1 (2,5%)	1 (2,85%)
	Aorteninterponat	4 (13,3%)	2 (5%)	3 (8,5%)
	TEA-Aorta	–	2 (5%)	2 (5,7%)
	Nierenarterienplastik	1 (3,3%)	2 (5%)	1 (2,85%)
Operationsdauer	MW+SD in min	229±74	238±87,9	234±92

[a] Die im Vergleich zu der Zahl der Patienten größere Häufigkeit der Operationsindikationen bzw. Operationsarten erklärt sich aus dem gelegentlichen Auftreten von Mehrfachdiagnosen.

Insgesamt mußten 15 Patienten aus dem Untersuchungskollektiv revidiert werden, von diesen Patienten verstarben 10. Somit überlebten alle Patienten, die nicht noch einmal kurzfristig im Anschluß an den 1. Eingriff erneut operiert werden mußten. In 6 Fällen war die Ursache für die Revision eine Nachblutung, bei 3 Patienten ein postoperativ auftretendes Ischämiesyndrom an einer der unteren Extremitäten. Einer dieser 3 Patienten hatte gleichzeitig einen paralytischen Ileus, der eine Dekompression des Darmes erforderlich machte.

Lediglich einer der verstorbenen Patienten – er mußte am Operationstag nochmal reoperiert werden – zeigte Hinweise auf einen frischen Myokardinfarkt. Ein weiterer Patient mit mehreren postoperativen Revisionen verstarb am 20. postoperativen Tag unter den Symptomen eines akuten Reinfarktes. Alle 9 Patienten, die den ersten postoperativen Tag überlebten, entwickelten in der Folge ein akutes, dialysepflichtiges Nierenversagen. Septische Zeichen traten im weiteren postoperativen Verlauf bei 5 Patienten auf.

3.2 Auswirkungen der segmentalen Sympathikusblockade und der Addition der Allgemeinanästhesie ohne operatives Trauma

3.2.1 Ausgangswerte

Die Mittelwerte der nach dem Legen der Katheter erhobenen Parameter gehen aus den Tabellen A 4–A 8 im Anhang hervor. Zwischen den einzelnen Narkosegruppen ergab sich bezüglich der Ausgangswerte kein statistisch signifikanter Unterschied.

3.2.2 Flüssigkeits- und Volumenzufuhr

Die mittlere Zufuhr bei Messung 2 betrug 375 ± 80 ml Hydroxyäthylstärkelösung 10% und 325 ± 65 ml Kristalloidlösung. Wie bereits ausgeführt, erhielten ab Patient 66 alle Patienten bis Messung 2 450–550 ml HÄS 10% ohne zusätzliche Kristalloidlösungen.

3.2.3 Kardiozirkulatorische Parameter

Herzfrequenz. Die Veränderungen der Herzfrequenz werden aus der Abb. 2 a und der Tabelle A 2 im Anhang ersichtlich. Unter der PDA trat ein signifikanter Abfall ($p < 0,001$) von 13% gegenüber dem Ausgangswert ein. Im Zusammenhang mit der Addition der Allgemeinnarkose und der Intubation kam es zu keiner relevanten Veränderung gegenüber dem Meßpunkt 2.

Arterielle Drücke im großen Kreislauf. Durch die PDA fielen der systolische, der diastolische und der arterielle Mittelpunkt deutlich ab ($p < 0,05$ bzw. $p < 0,01$) (Abb. 2 b, Tabelle A 2 im Anhang). Die prozentuale Veränderung war beim systolischen Druck mit fast 10% am deutlichsten. Nach der Narkoseeinleitung und Intubation sanken die arteriellen Drücke weiter. Diese Erniedrigung war jedoch nur für den SAP signifikant ($p < 0,05$).

Drücke im kleinen Kreislauf. Unter der Flüssigkeits- bzw. Volumensubstitution während der Ausbreitung der PDA veränderten sich der zentralvenöse und pulmokapillare Verschlußdruck nicht signifikant. Im Zusammenhang mit der Narkoseeinleitung und Intubation stiegen der CVP und PCWP statistisch signifikant an und lagen dann über dem jeweiligen Ausgangswert (Abb. 2 d und 2 e sowie Tabelle A 2 im Anhang).

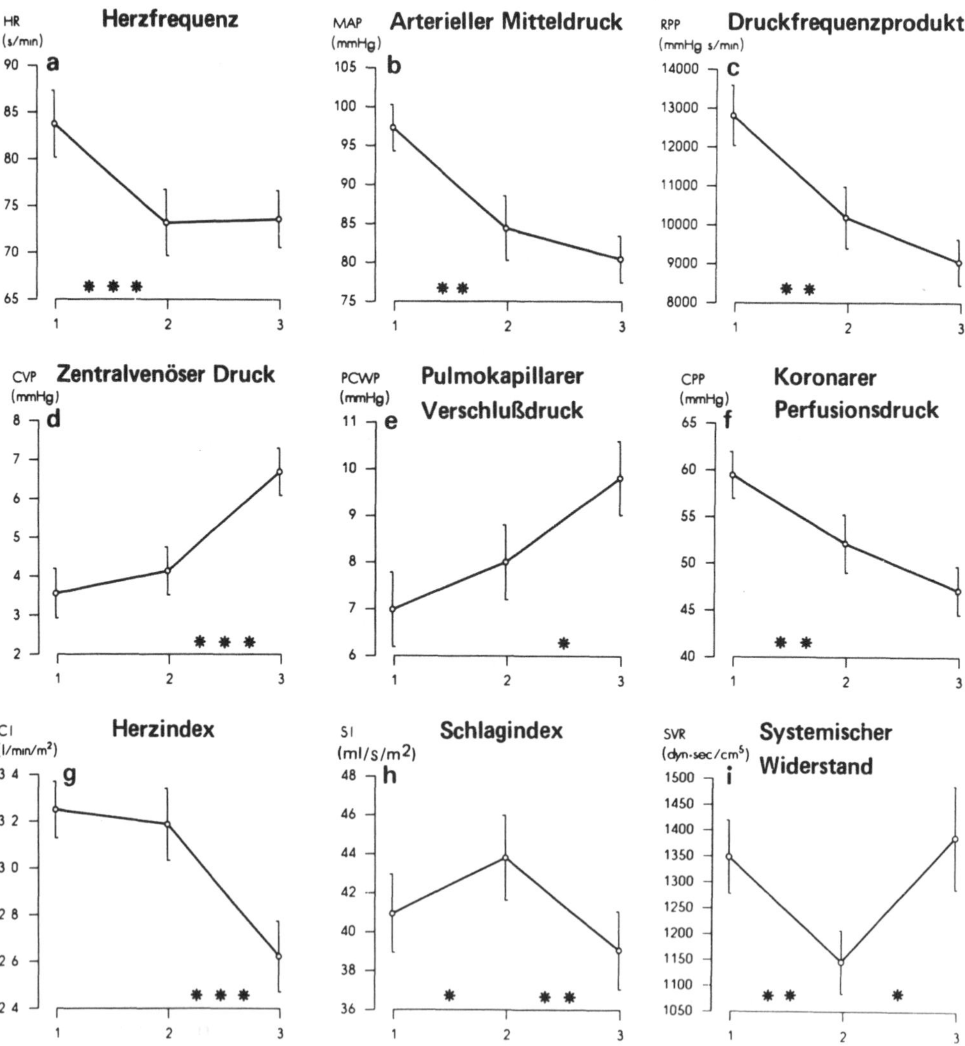

Abb. 2a–i. Veränderung der gemessenen und berechneten hämodynamischen Parameter. *1* Ausgangsmessung, *2* nach Ausbreitung der PDA (sensibles Niveau Th$_3$/Th$_5$–L$_2$/L$_3$), *3* nach Addition der Allgemeinanästhesie. MW ± SEM.
*p < 0,05 **p < 0,01 ***p < 0,001

Herzleistung. Unter der ausgedehnten Sympathikusblockade kam es nur zu einer unwesentlichen Verringerung des Herzindex. Der Schlagindex stieg an ($p < 0.05$) (Abb. 2 g und 2 h sowie Tabelle A 2 im Anhang). Durch die zusätzliche Allgemeinnarkose und Beatmung verringerte sich der Herzindex gegenüber dem Meßpunkt 2 hochsignifikant um weitere 19% gegenüber dem Ausgangswert. Die Betrachtung der Ventrikelfunktionskurve für den linken Ventrikel (Abb. 3) zeigt bei 2 eine leichte Verminderung des Schlagarbeitsindex trotz einer geringen Erhöhung des PCWP. Durch die Addition der Allgemeinnarkose kam es zu einer weiteren deutlicheren Rechts- und Abwärtsverschiebung auf der Ventrikelfunktionskurve.

Systemischer peripherer Gesamtgefäßwiderstand. Mit der Ausbreitung der PDA trat eine signifikante Verringerung des Widerstands im arteriellen Gefäßbett um 14,6% ein (Abb. 2 i und Tabelle A 2 im Anhang). Nach Narkoseeinleitung und Intubation bei 3 zeigte sich ein Wiederanstieg des SVR, der den Ausgangswert leicht überstieg.

Aus Abb. 2 und 4 geht hervor, daß es nach Ausbreitung der PDA trotz einer Erniedrigung des SVR bzw. der Druckarbeit für den linken Ventrikel zu keiner Zunahme des Herzindex kam.

Druck-Frequenz-Produkt. Die Mittelwerte des Produkts von systolischem Blutdruck und Herzfrequenz fielen infolge der Periduralanästhesie deutlich gegenüber dem Ausgangswert ab ($p < 0,01$). Die Narkoseeinleitung und Intubation rief keine signifikante Änderung dieses Parameters hervor (Abb. 2 c, Tabelle A 2 im Anhang).

Koronarer Perfusionsdruck. Für den koronaren Perfusionsdruck war der Verlauf ebenfalls durch einen signifikanten Abfall von 1 nach 2 bei geringen Veränderungen von 2 nach 3 gekennzeichnet (Abb. 2 f, Tabelle A 2 im Anhang).

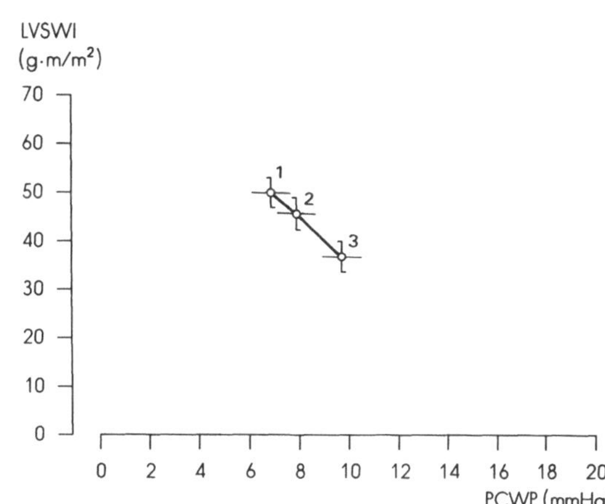

Abb. 3. Veränderung der Ventrikelfunktion durch die PDA (sensibles Niveau Th_3/Th_5–L_2/L_3) und die Addition der Allgemeinnarkose. *1* Kontrollmessung, *2* nach PDA, *3* nach Addition der Allgemeinanästhesie

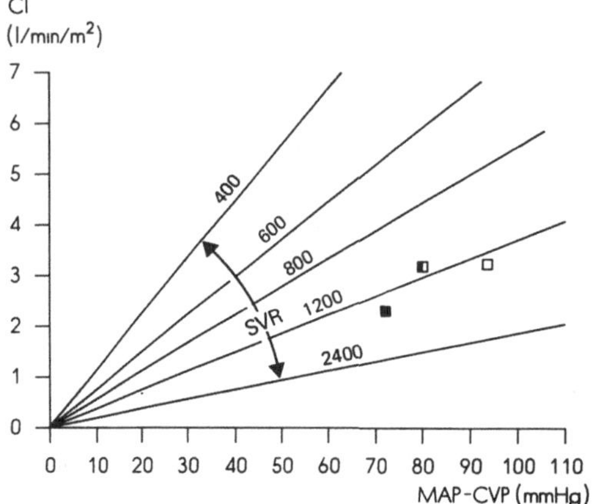

Abb. 4. Darstellung des systemischen Gefäßwiderstandes (SVR) als Funktion des Herzindex und der Druckarbeit für den linken Ventrikel (MAP–CVP). Die vom Nullpunkt ausgehenden Linien stellen jeweils Punkte gleichen Widerstands (Isowiderstandslinien) dar.
□ Kontrollmessung, ▣ nach PDA und ■ nach Addition der Allgemeinnarkose (MW)

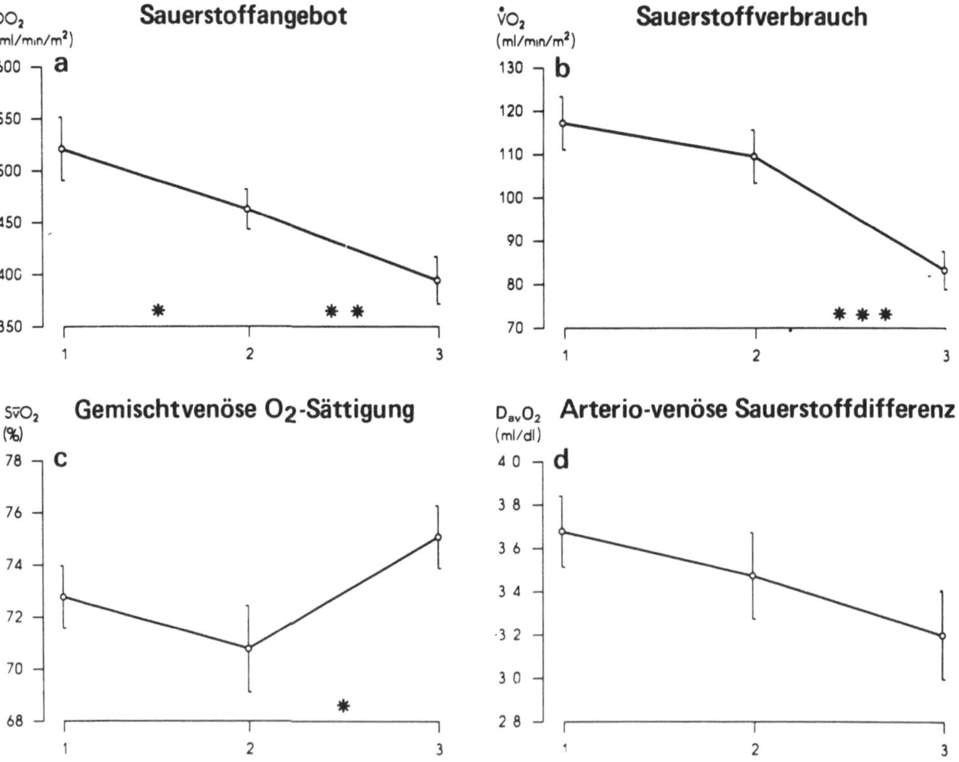

Abb. 5a–d. Veränderungen der O$_2$-Transportvariablen. *1* Ausgangsmessung, *2* nach Ausbreitung der PDA (sensibles Niveau Th$_3$/Th$_5$–L$_2$/L$_3$), *3* nach Addition der Allgemeinanästhesie. MW ± SEM.
*p < 0,05 **p < 0,01 ***p < 0,001

3.2.4 O_2-Transportvariable

O_2-Angebot und O_2-Verbrauch. Der O_2-Verbrauch verringerte sich durch die Sympathikusblockade nur gering, während das O_2-Angebot abfiel. Die Narkoseeinleitung und die Beatmung führten zu ausgeprägteren Veränderungen mit einem Abfall des $\dot{V}O_2$ um 23% und einer weiteren Minderung des O_2-Angebotes um 10% (Abb. 5 a, b, Tabelle A 3 im Anhang).

O_2-Ausschöpfung. Die gemischtvenöse O_2-Sättigung des Hämoglobins verringerte sich in der Folge der PDA leicht und stieg nach der Addition der Allgemeinanästhesie signifikant an ($p < 0,05$). Die arteriovenöse O_2-Differenz verringerte sich nur von 2 nach 3 signifikant (Abb. 5 c, d und Tabelle A 3 im Anhang).

3.2.5 Hämodynamische Veränderungen nach Volumengabe ohne und mit gleichzeitiger Periduralanästhesie

Für diesen Vergleich, der ab Patient 66 durchgeführt wurde, konnten 11 Patienten unter PDA nach 450 bis 550 ml HÄS 10% mit 18 Patienten ohne PDA mit der gleichen Volumengabe verglichen werden (Tabellen A 9 a, b und A 10 a, b im Anhang).

In Abb. 6 und 7 sind die jeweiligen Änderungen gegenüber den Ausgangswerten dargestellt. Die Herzfrequenz verringerte sich unter Volumensubstitution nur unwesentlich. Der arterielle Mitteldruck stieg leicht, jedoch nicht signifikant an. Im Gegensatz zu den Patienten mit PDA erhöhten sich der SAP und DAP im Mittel um 11 bzw. 3 mm Hg signifikant ($p < 0,05$). Die Unterschiede zwischen den beiden Gruppen waren für die kardiale Füllungsdrücke besonders deutlich. Mit einem hochsignifikanten Anstieg des CVP und des PCWP bei den Patienten ohne PDA am Meßpunkt 2 ($p < 0,001$), zeigte sich auch bezüglich des MPAP ein gleiches Verhalten. Der Herzindex stieg, einhergehend mit einer gleichzeitigen Erniedrigung des SVR um 170 $dyn \cdot s \cdot cm^{-5}$, bei den Patienten ohne PDA um 0,7 $1/min/m^2$ an ($p < 0,001$). Das in der Folge erhöhte O_2-Angebot an den Organismus – bei unverändertem O_2-Verbrauch – resultierte in einer signifikanten Verringerung der arteriovenösen O_2-Differenz. Der koronare Perfusionsdruck fiel ohne PDA weniger stark ab. Das Druck-Frequenz-Produkt erhöht sich leicht, aber nicht signifikant. Bei der Betrachtung der Ventrikelfunktionskurve wird deutlich, daß es unter der alleinigen Volumengabe über den Frank-Starling-Mechanismus zu einer Steigerung der Herzarbeit kam, während mit PDA der LVSWI trotz einer leichten Zunahme des PCWP abfiel (Abb. 8).

3.3 Perioperativer Gesamtverlauf

3.3.1 Kardiozirkulatorische Parameter

Herzfrequenz. Das Verhalten der Herzfrequenz während der perioperativen Untersuchungsphase (Messung 1–16) geht aus Abb. 9 und Tabelle A 4 a im Anhang vor. Nach Narkoseeinleitung lag die Herzfrequenz bei den Patienten mit NLA bzw. der Kombination unter dem Ausgangswert, jedoch nur bei den Patienten mit PDA war der Abfall

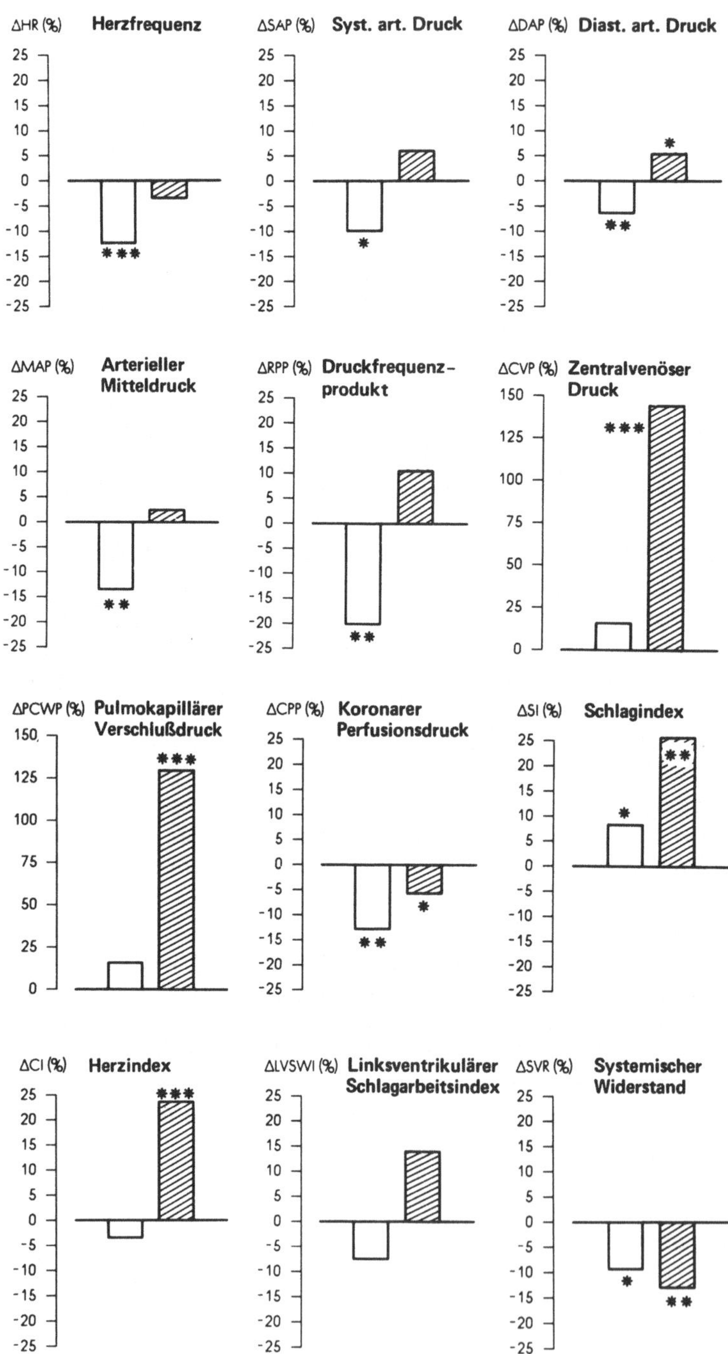

Abb. 6. Hämodynamische Veränderungen durch Volumengabe mit und ohne gleichzeitige Periduralanästhesie. In Prozent von den Werten vor Volumengabe.
□ PDA (sensibles Niveau $Th_3/Th_5-L_2/L_3$), ▨ Volumenzufuhr ohne gleichzeitige PDA.
*p < 0,05 **p < 0,01 ***p < 0,001

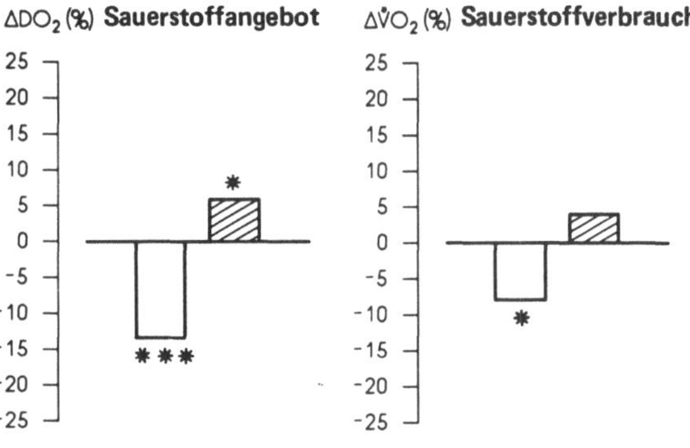

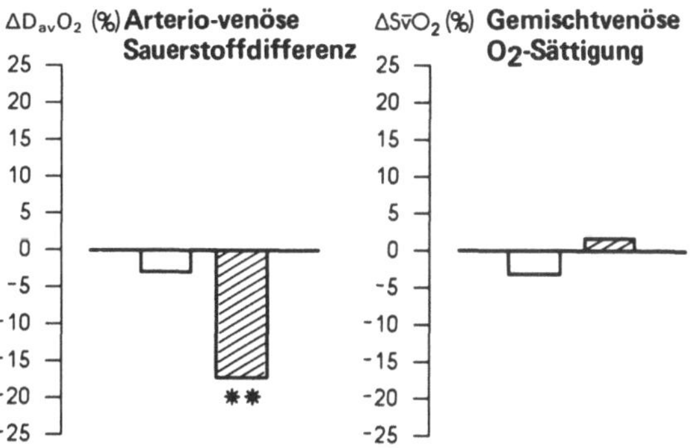

Abb. 7. Veränderungen der O_2-Utilisation durch Volumengabe mit und ohne gleichzeitige Periduralanästhesie. In Prozent von den Werten vor Freigabe.
□ PDA (sensibles Niveau $Th_3/Th_5–L_2/L_3$), ▨ Volumenzufuhr ohne gleichzeitige PDA.
*p < 0,05 **p < 0,01 ***p < 0,001

mit p < 0,01 statistisch signifikant. In der Halothangruppe kam es zu einem signifikanten Anstieg gegenüber dem Ausgangswert (p < 0,01). Intraoperativ blieb die HF in dieser Gruppe an allen Meßpunkten statistisch signifikant über der Frequenz der Patienten mit PDA und ITN. Die Frequenz der NLA-Patienten lag in dieser Phase im Mittel meist zwischen der der beiden anderen Gruppen. Mit Beginn der postoperativen Phase trat eine Verschiebung des Herzfrequenzverhaltens auf. In allen Gruppen stieg mit der Ankunft auf der Intensivstation die Herzfrequenz an. Auffallend war der abrupte postoperative Anstieg von Meßpunkt 11 und 12 bei den Patienten mit NLA (p < 0,01). Die Häufigkeit des Überschreitens potentiell kritischer Grenzen der Herzfrequenz geht aus Tabelle 5 hervor. Die Inzidenz von starken Tachykardien lag in allen Gruppen unter 1%. Ein Überschreiten von 110 S/min trat bei den Patienten mit PDA am seltensten auf. In der NLA-Gruppe kam es am häufigsten zur Überschreitung dieses Wertes.

Arterielle Drücke im großen Kreislauf. Mit der Narkoseeinleitung fiel der arterielle Druck in allen 3 Gruppen, am ausgeprägtesten aber bei den Patienten mit NLA bzw. PDA (p jeweils < 0,001). Im weiteren intraoperativen Verlauf lagen sowohl der MAP als auch der SAP und DAP für die Patienten mit NLA an den meisten Meßpunkten

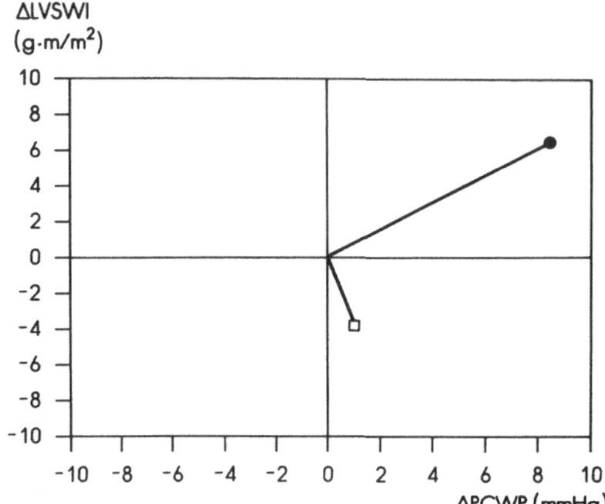

Abb. 8. Veränderungen der Ventrikelfunktion gegenüber den Kontrollwerten durch Volumengabe.
● ohne gleichzeitige Periduralanalgesie, □ mit Periduralanalgesie (sensibles Niveau Th$_3$/Th$_5$-L$_2$/L$_3$)
(MW)

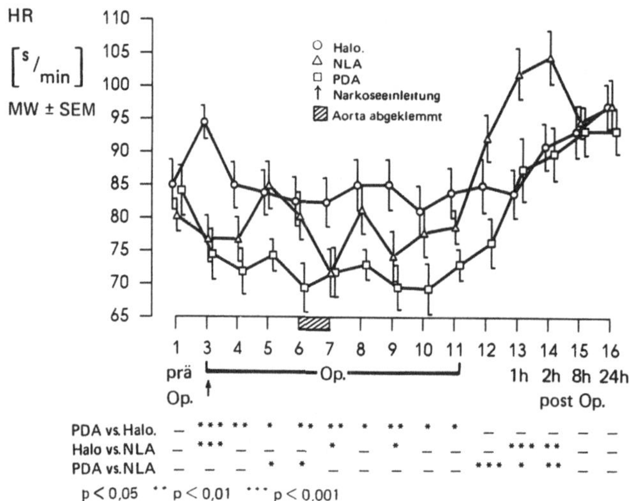

Abb. 9. Herzfrequenz

signifikant über denen der anderen Gruppen (Abb. 10, Tabellen A 4 b–d im Anhang).
Mit Ausnahme des Meßpunktes vor dem Öffnen der Aorta wiesen die Patienten mit
PDA bis 1 h nach Ankunft auf der Intensivstation stets die niedrigsten arteriellen
Drücke auf. Ab diesem Zeitpunkt war kein Unterschied mehr zwischen den 3 Narko-
segruppen feststellbar. Auffällig war der Druckanstieg bei allen Patienten zwischen
Operationsende und Ankunft auf der Intensivstation. Für die NLA-Gruppe fiel der
Anstieg am höchsten aus (p < 0,001).

Tabelle 5. Häufigkeit des Überschreitens von kritischen Grenzen der Herzfrequenz und des Druck-Frequenz-Produkts innerhalb der einzelnen Narkosegruppen. In %-Anteilen bezogen auf alle bei der jeweiligen Narkosegruppe durchgeführten Messungen, bei denen keine positiv inotropen Substanzen oder β-Blocker verabreicht wurden.

Kritische Obergenzen und Signifikanzunterschiede	Halo n	(%)	NLA n	(%)	PDA + ITN n	(%)
RPP > 12000 PDA vs. Halo p < 0,001 Halo vs. NLA n.s. PDA vs. NLA p < 0,001	184	(12,2)	259	(17,1)	140	(9,3)
110 < HF < 130 S/min PDA vs. Halo p < 0,01 Halo vs. NLA n.s. PDA vs. NLA p < 0,001	41	(2,6)	54	(3,8)	23	(1,5)
HF > 130 S/min PDA vs. Halo n.s. Halo vs. NLA n.s. PDA vs. NLA n.s.	2	(0,1)	9	(0,6)	3	(0,2)

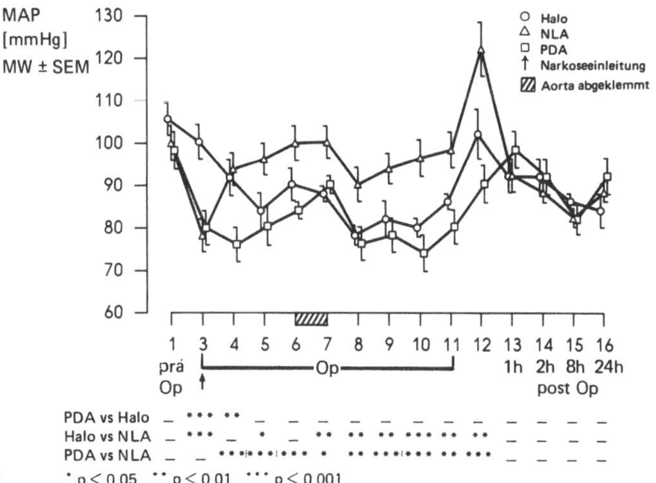

Abb. 10. Arterieller Mitteldruck

Die prozentuale Häufigkeit des Unterschreitens der für die Durchblutung wichtiger Organe erforderlichen Blutdruckwerte geht aus Tabelle 6 hervor. Es zeigt sich, daß Patienten mit PDA relativ häufiger diese Untergrenzen unterschritten.

Drücke im kleinen Kreislauf. Für das Verhalten des zentralvenösen Drucks, des pulmokapillaren Verschlußdrucks und des Pulmonalarterienmitteldrucks ist ein annähernd paralleler Verlauf sowohl innerhalb dieser Parameter als auch zwischen den 3

Tabelle 6. Häufigkeit des Unterschreitens von für die Organperfusion kritischen Blutdruckwerten innerhalb der 3 Narkosegruppen. In %-Anteilen bezogen auf alle bei der jeweiligen Narkosegruppe durchgeführten Messungen, bei denen keine positiv inotropen Substanzen oder β-Blocker verabreicht wurden.

Kritische Obergenzen und Signifikanzunterschiede	Halo n	(%)	NLA n	(%)	PDA+ITN n	(%)
CPP < 55 mm Hg PDA vs. Halo n.s. Halo vs. NLA n.s. PDA vs. NLA n.s.	259	(15,4)	325	(19,3)	313	(18,6)
MAP < 50 mm Hg PDA vs. Halo n.s. Halo vs. NLA n.s. PDA vs. NLA p < 0,01	1	(0,1)	1	(0,1)	9	(0,6)
MAP < 70 mm Hg PDA vs. Halo p < 0,01 Halo vs. NLA n.s. PDA vs. NLA p < 0,01	41	(2,7)	58	(3,8)	90	(6,0)
DAP < 60 mm Hg PDA vs. Halo n.s. Halo vs. NLA p < 0,001 PDA vs. NLA p < 0,001	148	(9,8)	198	(13,1)	206	(13,6)

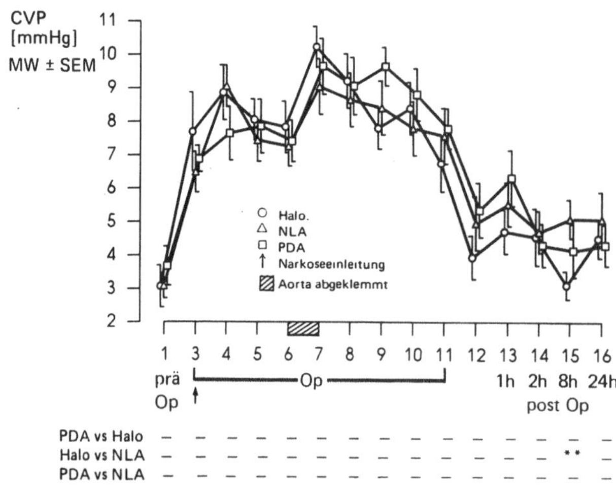

Abb. 11. Zentralvenöser Druck

Narkosegruppen feststellbar (Abb. 11, 12, 13, Tabellen A 4 e–g im Anhang). An nahezu allen intraoperativen Meßpunkten lassen sich keine statistisch signifikanten Unterschiede zwischen den einzelnen Narkosegruppen nachweisen. Der CVP, der PCWP und der MPAP stiegen von 1 nach 3 signifikant an. Auffällig ist, daß bei der Kontrollmessung alle Mittelwerte im unteren Bereich der jeweiligen Normalwerte lagen. Intraoperativ blieben alle Werte gegenüber den Ausgangswerten erhöht und fielen von Operationsende bis zur Ankunft auf der Intensivstation erneut signifikant ab.

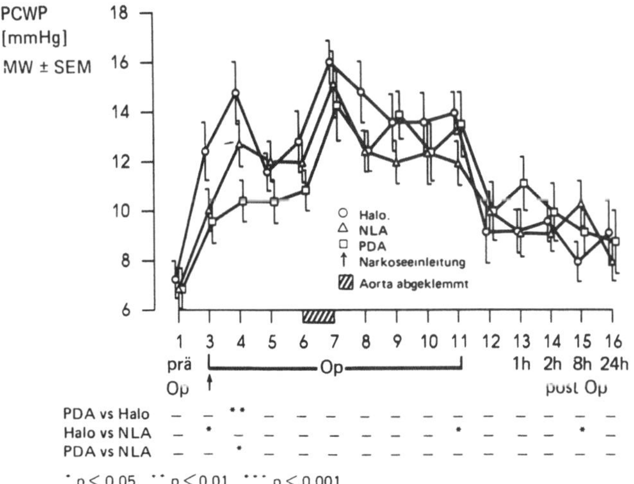

Abb. 12. Pulmokapillarer Verschlußdruck

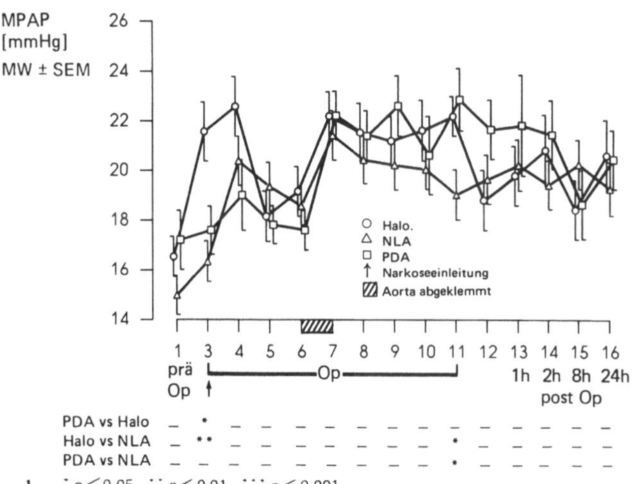

Abb. 13. Pulmonalarterienmitteldruck

3.3.2 Parameter zur kardialen Leistungsfähigkeit

Herzindex. Nach der Narkoseeinleitung lag der Herzindex in allen Gruppen statistisch hochsignifikant unterhalb des Ausgangswerts (Abb. 14, Tabelle A 4 h im Anhang). Während des operativen Eingriffs blieb es bis kurz vor Narkoseende bei erniedrigten Werten gegenüber den Kontrollmessungen. Bei den Patienten mit PDA und ITN waren bei den Messungen 4–9 stets die tiefsten und bei den Patienten mit NLA jeweils die höchsten Herzindices zu messen. Ab Hautschnitt einschließlich der Messung nach Öffnen der Aortenklemme ist dieser Unterschied auch statistisch signifikant. Signifikante Unterschiede zwischen den Patienten mit PDA und Halothan ergaben sich lediglich nach der Freigabe der Aorta. Postoperativ kam es in allen Gruppen zum Anstieg der Mittelwerte. Doch nur für die NLA war der Anstieg in dieser Phase mit $p < 0{,}001$ auch signifikant.

Schlagindex. Auch der Schlagindex fiel im Mittel mit Narkoseinduktion bei allen Patienten ab. Die deutlichsten Erniedrigungen zeigten die NLA-Patienten, $p < 0{,}001$ im Vergleich zu Halothan $p < 0{,}01$ bzw. PDA und ITN $p < 0{,}05$. Erst mit Operationsende erreichten die Werte aller Gruppen wieder das Ausgangsniveau.

Am deutlichsten machte sich die narkosebedingte Erniedrigung des S.I. bei den Patienten mit Halothan bemerkbar, die an den Meßpunkten 3, 4 und 11 gegenüber der PDA-Gruppe und bei 3, 4, 5, 7, 8 auch im Vergleich zur NLA-Gruppe statistisch abzusichern war (Abb. 15 und Tabelle A 4 c im Anhang).

Schlagarbeitsindex des linken Ventrikels. Deutliche Differenzen bezüglich dieses Parameters traten in der intraoperativen Phase zwischen den Patienten mit NLA und jenen mit Halothan bzw. Kombinationsnarkosen auf. In allen Gruppen kam es nach der Narkoseinduktion mit Thiopental zu einer drastischen Reduzierung des LVSWI ge-

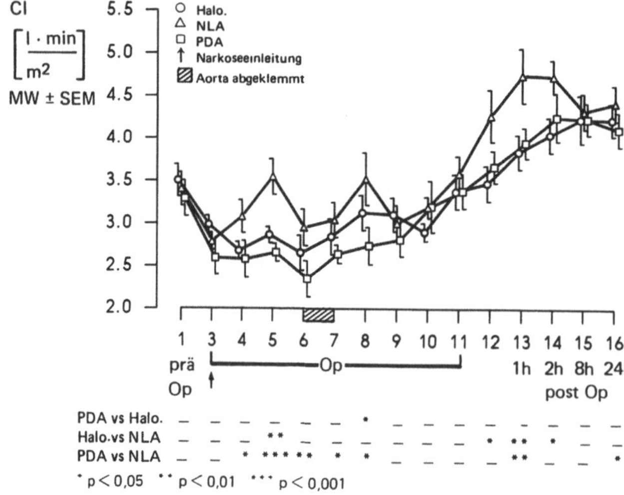

Abb. 14. Herzindex

genüber dem Ausgangswert (p < 0,001) (Abb. 16, Tabelle A 4 j im Anhang). Während für die Patienten mit Halothan und PDA die Arbeit des linken Ventrikels fast bis zum Ende der Operation auf diesem Niveau reduziert blieb, stieg sie bei den Patienten mit NLA zu Operationsbeginn wieder statistisch signifikant an (p < 0,001) und blieb in der Folge nur ca. 10 bis 15% unterhalb des Ausgangswerts. In allen Gruppen erholte sich der Arbeitsindex mit Beendigung der operativen Phase und stieg von Meßpunkt 11 nach 12 jeweils eindeutig an. Die Verminderung des LVSWI war bei den Patienten mit PDA und Halothan vergleichbar stark ausgeprägt und lediglich bei der Messung 7

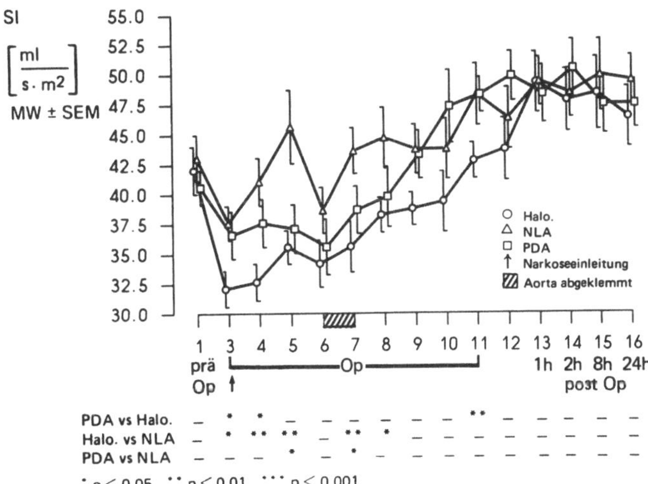

Abb. 15. Schlagindex

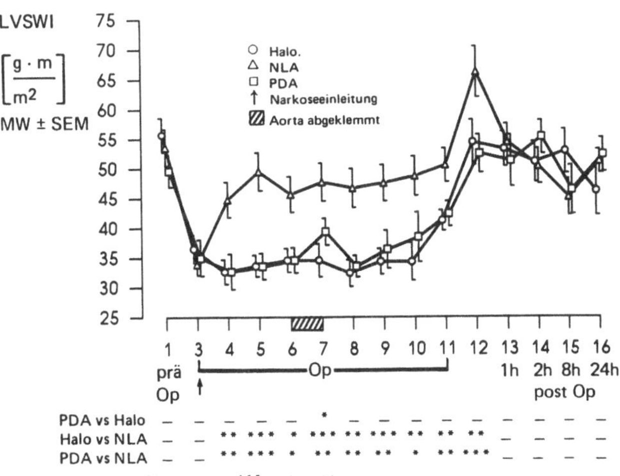

Abb. 16. Schlagarbeitsindex des linken Ventrikels

signifikant voneinander unterscheidbar. Die Mittelwerte von PDA- und NLA-Patienten bzw. Halothan- und NLA-Patienten differierten an allen intraoperativen Meßpunkten signifikant voneinander.

Systemischer peripherer Gesamtgefäßwiderstand. Die Narkoseeinleitung hatte bei den Patienten mit NLA einen Abfall (p < 0,01) und bei den Patienten mit Halothan und PDA einen leichten, aber nicht signifikanten Anstieg des SVR zur Folge (Abb. 17, Tabelle A 4 k im Anhang). Bedingt durch das Abklemmen der Aorta erhöhte sich der SVR in allen Gruppen abrupt und signifikant. Das Wiederfreigeben der Aorta resultierte in einem ebenso akuten Abfall des SVR, der bei den Patienten unter Halothannarkose mit 23,3% am deutlichsten ausgeprägt war (p < 0,001). Der Abfall zwischen der Messung vor und nach Freigabe der Aorta bei den anderen Gruppen betrug 14,8% (NLA) bzw. 18,3% (PDA und ITN) (p jeweils < 0,01). Nach Ankunft auf der Intensivstation erhöhte sich bei der Halothangruppe dieser Parameter erneut signifikant gegenüber dem Operationsende (p < 0,01).

Quotient aus Schlagarbeitsindex des linken Ventrikels und pulmokapillarem Verschlußdruck. Aus Abb. 18 und Tabelle A 4 l im Anhang wird deutlich, daß es in der Folge der Narkoseinduktion in allen Gruppen zu einer ausgeprägten Verringerung (p < 0,001) dieses Quotienten auf nahezu ⅓ der jeweiligen Ausgangswerte kam. Intraoperativ blieb dieser Parameter erniedrigt. Er erhöhte sich mit der Ankunft auf der Intensivstation wieder deutlich. Innerhalb von 24 h nach der Operation waren die Ausgangswerte aber noch nicht erreicht. Die geringste Abwärts- bzw. Rechtsverschiebung auf der modifizierten Frank-Starling-Kurve, die dieser Quotient ausdrückt, zeigten die Patienten unter NLA. Signifikante Gruppenunterschiede zwischen Halothan und PDA waren nur bei Messung 4 und 7 nachzuweisen.

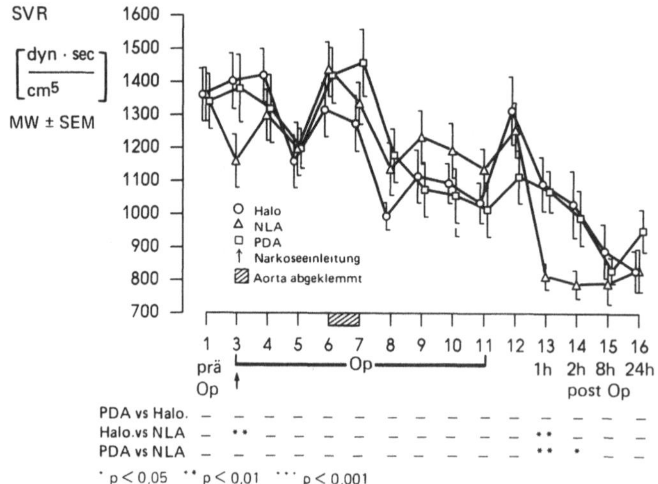

Abb. 17. Systemischer peripherer Gefäßwiderstand

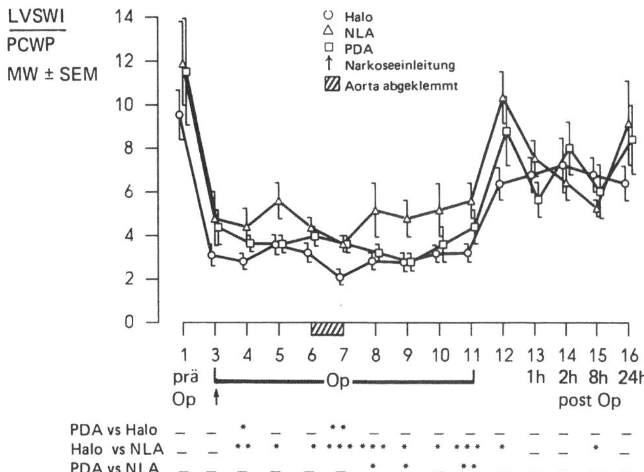

Abb. 18. Quotient aus linksventrikulärer Schlagarbeit und pulmokapillarem Verschlußdruck

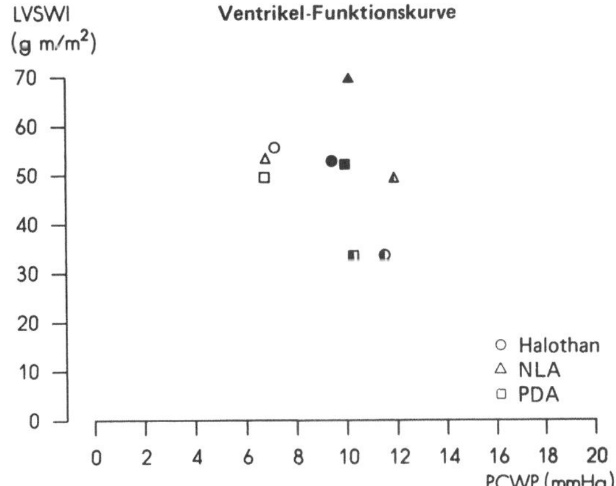

Abb. 19. Perioperative Veränderungen der Ventrikelfunktion in Abhängigkeit vom Narkoseverfahren.
○ △ □ Kontrollmessung, ◐ ▲ ◨ vor Abklemmen der Aorta, ● ▲ ■ nach Ankunft auf der Intensivstation

Ventrikelfunktionskurven. Aus der Darstellungsform der Abb. 19 geht hervor, daß intraoperativ Patienten mit NLA bei vergleichbaren kardialen Füllungsdrücken und wesentlich höhere Herzarbeit gegenüber den Patienten unter PDA und Halothan leisteten. Postoperativ, nach Ankunft auf der Intensivstation, war die Herzarbeit der Patienten mit NLA noch deutlich erhöht; 1 h später lag sie für alle Gruppen ähnlich hoch.

3.3.3 Determinanten der myokardialen O_2-Bilanz

Druck-Frequenz-Produkt. Von einem relativ hohen Ausgangswert fiel dieser Parameter vor allem in der PDA und NLA-Gruppe nach Narkoseeinleitung deutlich ab ($p < 0{,}001$), während die Patienten mit Halothan zu diesem Zeitpunkt keine statistisch signifikante Veränderung gegenüber dem Ausgangswert aufwiesen (Abb. 20, Tabelle A 5 a im Anhang).

Intraoperativ blieb das RPP für die Patienten mit der Kombination von PDA und Allgemeinnarkose erniedrigt. Im Gegensatz dazu stieg der Mittelwert bei den NLA-Patienten wieder in die Höhe der oberen Normgrenze an. Mit Verlassen des Operationssaals kam es in allen Gruppen zu einem erneuten Anstieg, der für die Patienten mit NLA mit 43% gegenüber Messung 11 am stärksten und für die Patienten mit PDA und ITN mit 16% am schwächsten ausgeprägt war. Der Anstieg des RPP zwischen Operationssaal und Ankunft auf der Intensivstation für die Halothanpatienten betrug im Mittel 26%. Die prozentuale Häufigkeit des Überschreitens eines RPP von 12000 über die Meßunkte 1 bis 16 geht aus Tabelle 5 hervor.

Koronarer Perfusionsdruck. Die Narkoseeinleitung war bei allen Gruppen durch einen Abfall des CPP gekennzeichnet, der bei der PDA- und NLA-Patienten mit $p < 0{,}001$ signifikanter war als bei den Patienten mit Halothan ($p < 0{,}05$). Ab Meßpunkt 8 (Freigabe der Aorta) bis Ankunft auf der Intensivstation lag der CPP bei den Patienten mit PDA im Mittel unter dem der anderen Narkosegruppen (Abb. 21, Tabelle A 5 b im Anhang). Sieht man von den Meßpunkten 3 und 4 ab, lagen die Werte in der NLA-Gruppe eindeutig höher als bei den anderen Patienten. Der postoperative Anstieg von Messung 11 nach 12 war bei allen Gruppen hochsignifikant ($p < 0{,}001$). Insgesamt kam es in der NLA-Gruppe bei 19,3%, bei der Halothangruppe bei 15,4% und bei den Patienten mit PDA und ITN bei 18,6% der Meßpunkte zur Unterschreitung der potentiell für die Koronardurchblutung kritischen Grenze von 55 mm Hg (Tabelle 6).

Arterieller O$_2$-Gehalt. Zwischen den 3 Narkosegruppen trat über den gesamten prä- und intraoperativen Verlauf im arteriellen O$_2$-Gehalt (C$_a$O$_2$) lediglich 1 h nach Ankunft auf der Intensivstation eine Differenz auf. Hier hatten die Patienten mit NLA einen gegenüber den Halothanpatienten erhöhten C$_a$O$_2$ ($p < 0{,}05$; Abb. 22).

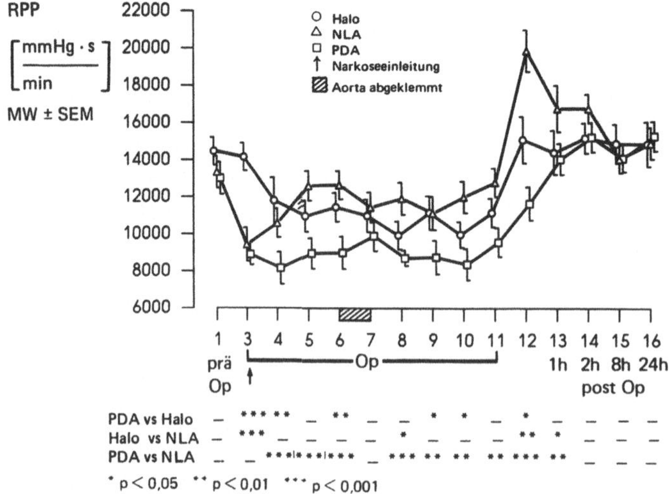

Abb. 20. Druck-Frequenz-Produkt

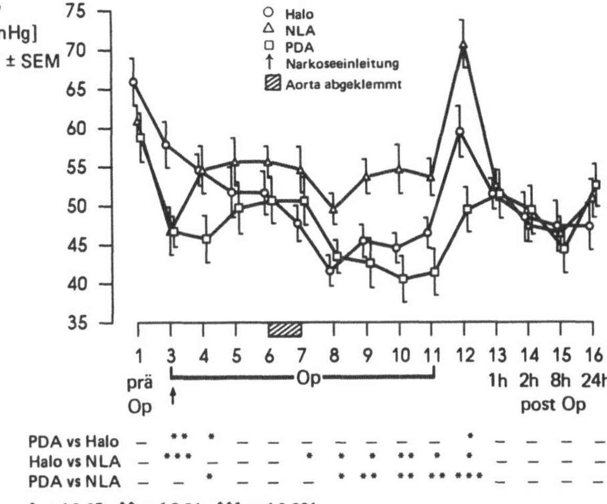

Abb. 21. Koronarer Perfusionsdruck

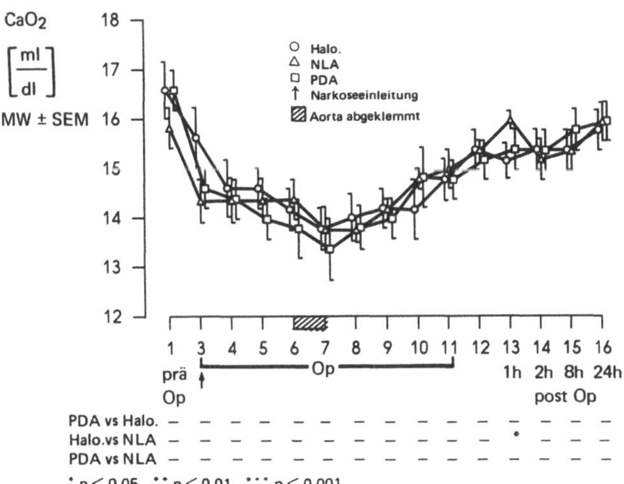

Abb. 22. Arterieller O_2-Gehalt

Bis zur Narkoseeinleitung fiel innerhalb der Gruppen der arterielle O_2-Gehalt um 1–2 Vol.-% statistisch signifikant ab und blieb bis Operationsende auf diesem gegenüber dem Ausgangswert leicht erniedrigten Wert. Innerhalb 24 h postoperativ waren in allen Gruppen die Ausgangswerte nahezu wieder erreicht (Tabelle A 5 c im Anhang).

3.3.4 O_2-Transport und O_2-Aufnahme

O_2-Angebot. Das Verhalten dieses berechneten Parameters zeigt für alle Gruppen 3 unterschiedliche Phasen, mit einem Abfall durch die Narkoseeinleitung, einer intraoperativ weiter bestehenden Erniedrigung, sowie einem steilen, über den Ausgangswert hinaus gehenden Anstieg mit dem Übergang auf die Intensivstation (Abb. 23, Tabelle A 6 a im Anhang). Intraoperativ lag das O_2-Angebot bei den Patienten mit PDA an allen Punkten bis zum Öffnen des 1. Beins unterhalb dessen der anderen Gruppen, während NLA-Patienten das höchste DO_2 aufwiesen. Die Unterschiede zwischen diesen beiden Kollektiven sind an den Meßpunkten 4, 5, 6, 8 und 13 auch statistisch signifikant. Relevante Unterschiede zwischen der Halothangruppe und den PDA-Patienten fanden sich nur nach Narkoseinduktion und nach dem Abklemmen der Aorta. Bei diesen Meßpunkten war das mittlere O_2-Angebot an den Gesamtorganismus bei den Patienten mit PDA und ITN am geringsten. Auffallend in der NLA-Gruppe war die im Vergleich zu den anderen Gruppen deutlich steilere Zunahme des DO_2 nach Operationsende ($p < 0{,}001$).

O_2-Verbrauch. Der O_2-Verbrauch wies über die prä-, intra- und postoperativen Phase einen ähnlichen Verlauf auf wie das O_2-Angebot. Nahezu einheitlich war bei allen Gruppen der signifikante Abfall ($p < 0{,}001$) durch die Narkoseeinleitung (Abb. 24 und Tabelle A 6 b im Anhang). Innerhalb der Gruppen kam es jedoch zu Unterschieden. Die Halothanpatienten zeigten an allen Meßpunkten den niedrigsten $\dot{V}O_2$. Die NLA-Patienten verbrauchten intraoperativ bis zum Öffnen der 1. Extremität im Durchschnitt am meisten O_2. Signifikante Unterschiede ergaben sich jedoch nur gegenüber der Halothangruppe bei Messung 5, 7, 8, 10 und 13. Postoperativ stieg der O_2-Verbrauch unter allen Narkoseformen deutlich an, dies galt besonders für die NLA- und PDA-Patienten, die nach einer Stunde auf der Intensivstation eine deutlich höhere O_2-Konsumption aufwiesen.

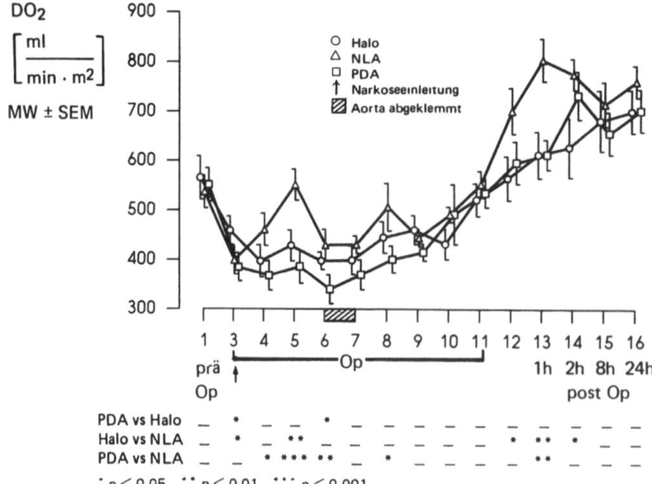

Abb. 23. O_2-Angebot

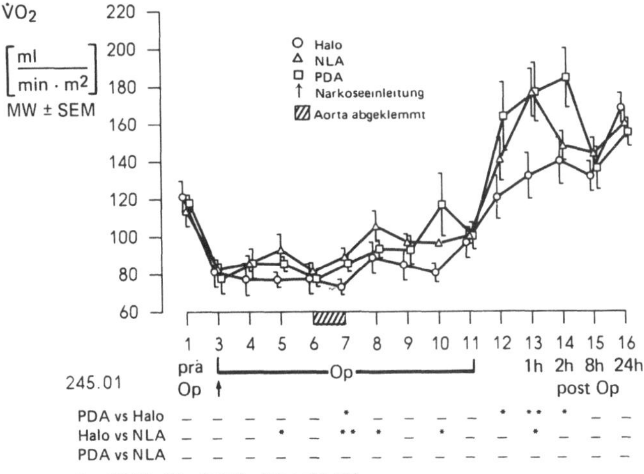

Abb. 24. O_2-Verbrauch

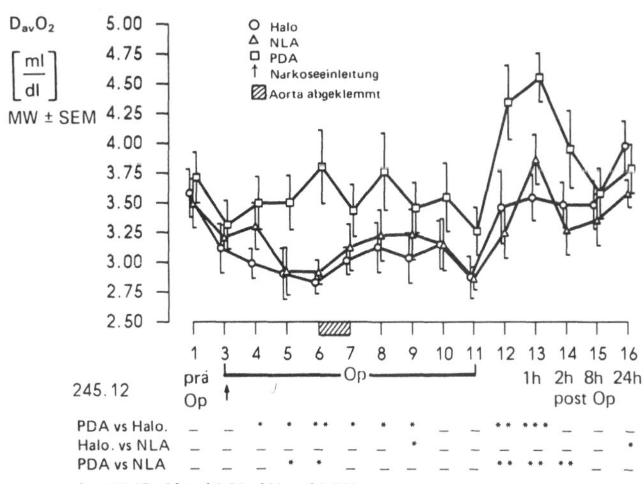

Abb. 25. Arteriovenöse
O_2-Gehaltsdifferenz

Arteriovenöse O_2-Gehaltsdifferenz und O_2-Extraktionsrate. In der D_{avO_2} und der O_2-Extraktionsrate spiegelt sich das Verhältnis von O_2-Verbrauch und O_2-Angebot innerhalb der einzelnen Gruppen gut wider. Für die Patienten mit PDA lagen entsprechend beide Parameter bis 24 h postoperativ oberhalb derer der anderen Patienten, während die Patienten mit Halothan an nahezu allen Meßpunkten die niedrigste D_{avO_2}- bzw. O_2-Extraktionsrate aufwiesen (Abb. 25 und 26, Tabellen A 6 c und d im Anhang). Die Unterschiede zwischen PDA und Halothan sind vom Hautschnitt bis zu den ersten postoperativen Stunden an den meisten Meßpunkten signifikant. Unterschiede für Halothan- und NLA-Patienten ergaben sich nicht.

Postoperativ stiegen die $D_{av}O_2$- und die O_2-Extraktionsrate an und lagen dann für NLA- und Halothanpatienten wieder in der Höhe des Ausgangswerts. Bei den Patienten mit der segmentalen Sympathikusblockade durch die PDA waren beide Werte in den ersten postoperativen Stunden auffallend stark gegenüber den Kontrollmessungen erhöht.

Gemischtvenöse O_2-Sättigung. Die Narkoseeinleitung führte bei allen Patienten zu einer leichten Zunahme der $S_{\bar{v}}O_2$ (Abb. 27, Tabelle A 6 e im Anhang). Für die Patienten mit Halothan lagen intraoperativ die Werte am höchsten und für die Patienten mit PDA am niedrigsten. Postoperativ fiel vor allem für diese Patienten die $S_{\bar{v}}O_2$ gegenüber dem Ausgangswert ab. Aus Tabelle 7 geht hervor, daß es bei Patienten mit PDA am häufigsten zur Unterschreitung der potentiell kritischen Werte für die gemischtvenöse Sättigung kam.

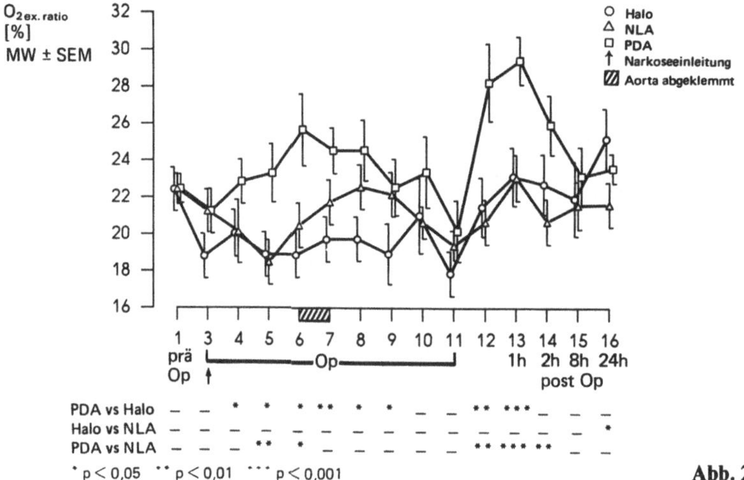

Abb. 26. O_2-Extraktionsrate

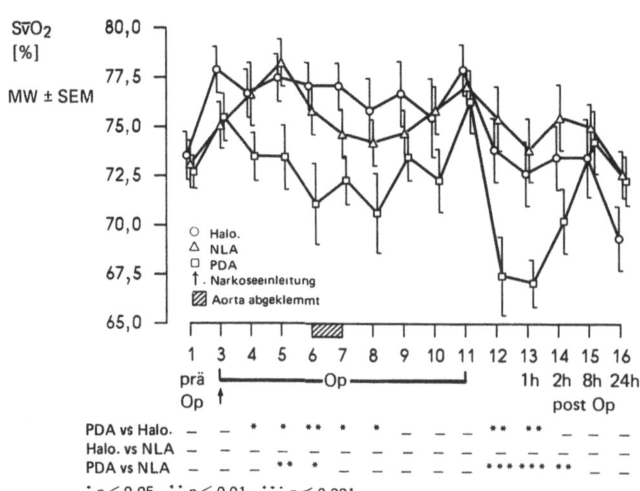

Abb. 27. Gemischtvenöse O_2-Sättigung

Tabelle 7. Häufigkeit des Unterschreitens von kritischen Grenzen bei den O_2-Transportvariablen innerhalb der einzelnen Narkosegruppen. Bezogen auf die Meßpunkte 1–16[a]

Parameter	Narkoseverfahren					
	Halothan		Neuroleptanalgesie		PDA + ITN	
	n	(%)	n	(%)	n	(%)
$S_{\bar{v}}O_2 < 50\%$ PDA vs. Halo n.s. Halo vs. NLA n.s. PDA vs. NLA $p < 0{,}05$	2	(0,2)	–	(0)	4	(0,2)
$50\% < S_{\bar{v}}O_2 < 60\%$ PDA vs. Halo n.s. Halo vs. NLA n.s. PDA vs. NLA $p < 0{,}01$	3	(0,2)	5	(0,3)	15	(1,0)
$60\% < S_{\bar{v}}O_2 < 70\%$ PDA vs. Halo $p < 0{,}001$ Halo vs. NLA n.s. PDA vs. NLA $p < 0{,}001$	57	(3,8)	84	(5,4)	107	(7,1)
$DO_2 < 330$ ml/min·m² PDA vs. Halo $p < 0{,}05$ Halo vs. NLA n.s. PDA vs. NLA $p < 0{,}01$	33	(2,2)	49	(3,2)	62	(4,1)
$DO_2 < 9$ ml·kg^{-1} PDA vs. Halo $p < 0{,}05$ Halo vs. NLA n.s. PDA vs. NLA $p < 0{,}001$	46	(3,0)	59	(3,9)	81	(5,4)

[a] Es wurden nur Meßpunkte berücksichtigt, bei denen keine positiv inotropen Substanzen und β-Blocker verabreicht wurden.

3.3.5 Ventilation

Quotient aus arteriellem O_2-Partialdruck und inspiratorischer O_2-Konzentration. Das Verhältnis zwischen arterieller O_2-Spannung und dem Anteil von O_2 in der Inspirationsluft erhöhte sich im Rahmen der Narkoseeinleitung und Beatmung in allen Gruppen einheitlich. Im weiteren intraoperativen Verlauf hielt sich der durchschnittliche Wert um den jeweiligen Ausgangsquotienten. Unterschiede zwischen den einzelnen Narkoseverfahren machten sich nach Ankunft auf der Intensivstation und auch noch 1 h danach bemerkbar. Die Halothan- und PDA-Patienten boten eine Erniedrigung gegenüber den Ausgangswerten und lagen bei Messung 12 und 13 signifikant unter der NLA-Gruppe (Abb. 28, Tabelle A 7 a im Anhang).

Arterieller CO_2-Partialdruck. Durch die Beatmung der Patienten fiel der arterielle pCO_2 zunächst in allen 3 Kollektiven mäßig ab, im weiteren Verlauf konnte jedoch im Durchschnitt eine Normventilation erzielt werden. Mit der Freigabe der Aorta erhöhte sich der arterielle pCO_2 in allen Gruppen hochsignifikant (Tabelle A 7 b im Anhang).

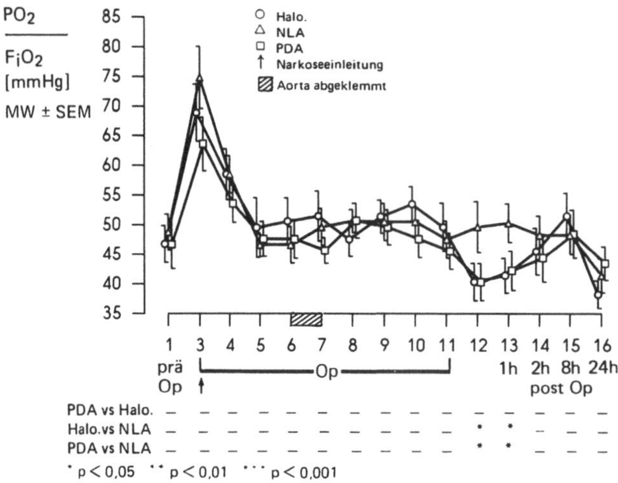

Abb. 28. Quotient O$_2$-Partialdruck/inspiratorische O$_2$-Konzentration

3.3.6 Metabolik

Arterieller pH-Wert. Bis zum Abklemmen der Aorta kam es zu keinen relevanten Veränderungen des pH-Werts. Während der Abklemmphase erniedrigte sich der pH-Wert in allen Narkosegruppen. Vor der Wiederfreigabe der infraarenalen Aortenstrombahn lag der mittlere Wert für Halothanpatienten mit pH 7,34 am niedrigsten. Zu diesem Meßpunkt ergab sich ein signifikanter Unterschied zu den Patienten mit PDA und ITN. Nach der Freigabe fiel dieser Parameter signifikant in allen Gruppen weiter ab, er unterschritt jedoch nur in Einzelfällen den Wert von pH 7,30. Bis zum Operationsende trat bei allen Patienten eine Wiederannäherung an die Ausgangswerte ein. Die Freigabe der einzelnen Prothesenschenkel beeinträchtigte in der Regel den Erholungsvorgang des pH-Werts nicht (Abb. 29, Tabelle A 8 a im Anhang).

Arterieller Basenüberschuß. Mit Ausnahme der Patienten unter NLA stellte sich mit Narkose- und Operationsbeginn eine mäßige, jedoch statistisch signifikante Erniedrigung des Basenüberschusses ein. Die Freigabe der Aorta führte in keiner Gruppe zu einem weiteren signifikanten Bikarbonatabfall. Im weiteren Verlauf bis zum Op.-Ende erreichte auch dieser Parameter weitgehend wieder die Ausgangswerte (Abb. 30, Tabelle A 8 b im Anhang).

Laktat. Die Narkoseeinleitung und Intubation führte bei den Patienten mit Halothan zu einem signifikanten Laktatanstieg (p < 0,001). Mit Operationsbeginn stieg auch in den anderen Gruppen das Laktat kontinuierlich und signifikant an und blieb nach Freigabe der Aorta bis 2 h nach Operationsende mit Mittelwerten um 2 mmol stets über dem Ausgangswert erhöht. Statistische Unterschiede zwischen den Gruppen ergaben sich nicht (Abb. 31, Tabelle A 8 c im Anhang).

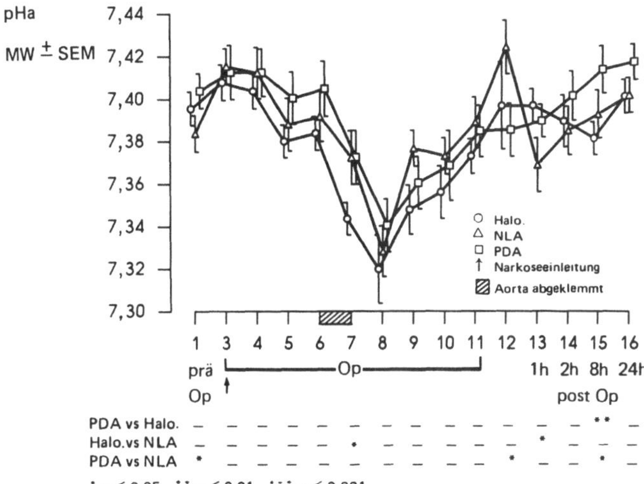

Abb. 29. Arterieller pH-Wert

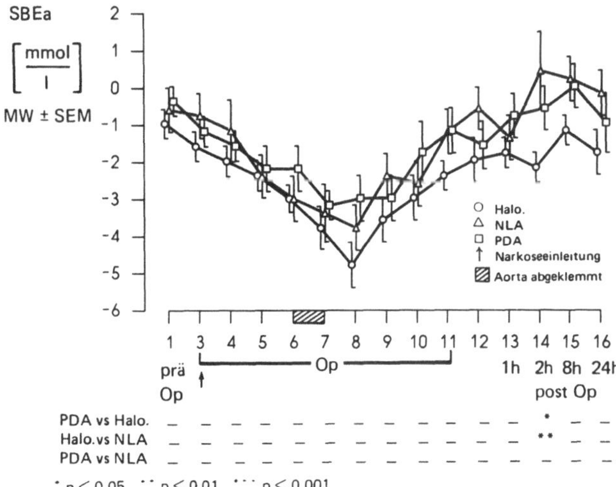

Abb. 30. Arterieller Standard-
basenüberschuß

Pyruvat. Die Pyruvatspiegel waren geringeren Schwankungen unterworfen. Lediglich in der Abklemmzeit kam es für die NLA-Patienten zu einer signifikanten Pyruvaterhöhung. In der unmittelbar postoperativen Phase steigen die Werte gegenüber den vor Narkoseeinleitung gemessenen an. Guppenunterschiede zeigten sich an keinem Meßpunkt (Abb. 32, Tabelle A 8 d im Anhang).

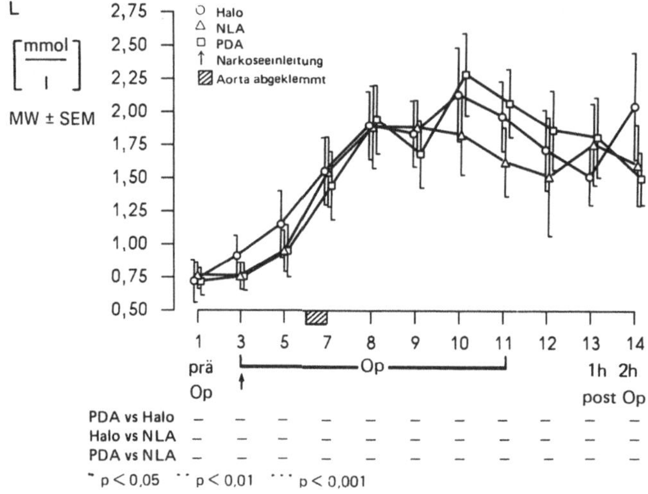

Abb. 31. Laktat

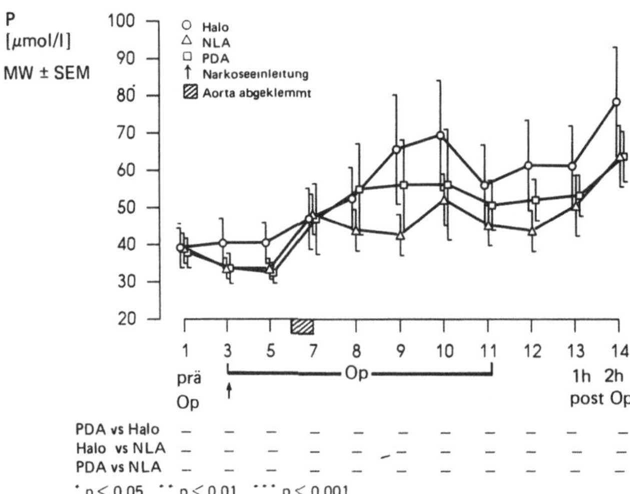

Abb. 32. Pyruvat

Laktat-Pyruvat-Quotient. Im Rahmen der Narkoseinduktion erhöhte sich dieser Wert in der Halothangruppe signifikant ($p < 0,01$). Bis zum Abklemmen der Aorta gab es in dieser und in der PDA-Gruppe keine signifikanten Änderungen mehr. In diesem Operationsabschnitt erhöhte sich der Quotient lediglich für die NLA-Patienten ($p < 0,05$). Unter der Abklemmung stieg dieser Parameter nur in der Halothangruppe an ($p < 0,05$). Durch die Freigabe der Aorta wurde allein in der PDA-Gruppe vermehrt Laktat im Verhältnis zum Pyruvat freigesetzt ($p < 0,001$). Signifikante Gruppenunterschiede traten jedoch im gesamten Untersuchungszeitraum nicht auf (Abb. 33, Tabelle A 8 e im Anhang).

Exzeßlaktat. Nach Narkoseeinleitung zeigten die Patienten mit Halothan im Mittel die höchsten Exzeßlaktatwerte. Bis zum Abklemmen der Aorta erhöhte sich das EL lediglich in der NLA-Gruppe signifikant ($p < 0,05$). Nach diesem Zeitpunkt bis zur Wiederfreigabe kam es nur bei den Halothanpatienten zu einer signifikanten Bildung von Laktat aus dem anaeroben Stoffwechsel ($p < 0,05$). Bei der Freigabe der Aorta ergaben sich relevante Änderungen nur für die PDA-Patienten ($p < 0,001$). Bis zur 2. postoperativen Stunde blieb es bei einer mäßigen Erhöhung des Exzeßlaktat in allen Gruppen. Gruppenunterschiede zeigten sich nur vor der Freigabe der Aorta zwischen der Halothan- und der PDA-Gruppe (Abb. 34, Tabelle A 8 f im Anhang).

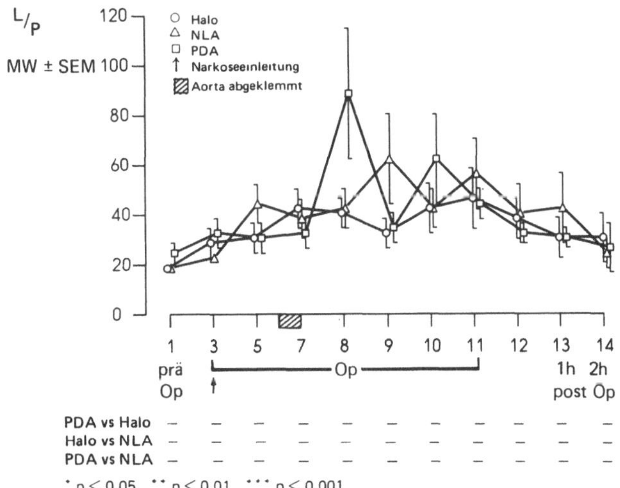

Abb. 33. Laktat-Pyruvat-Quotient

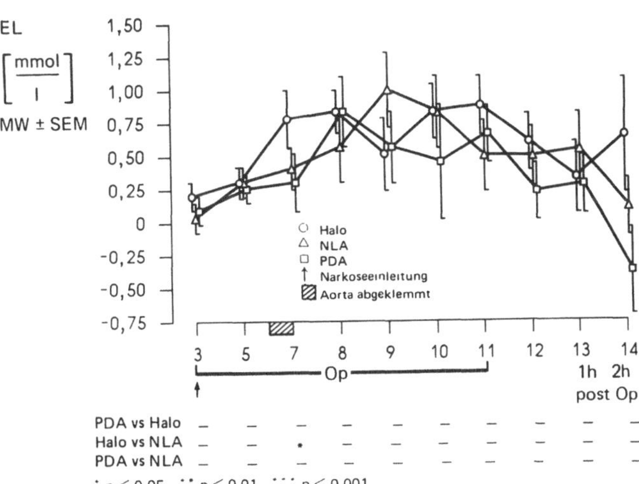

Abb. 34. Exzeßlaktat

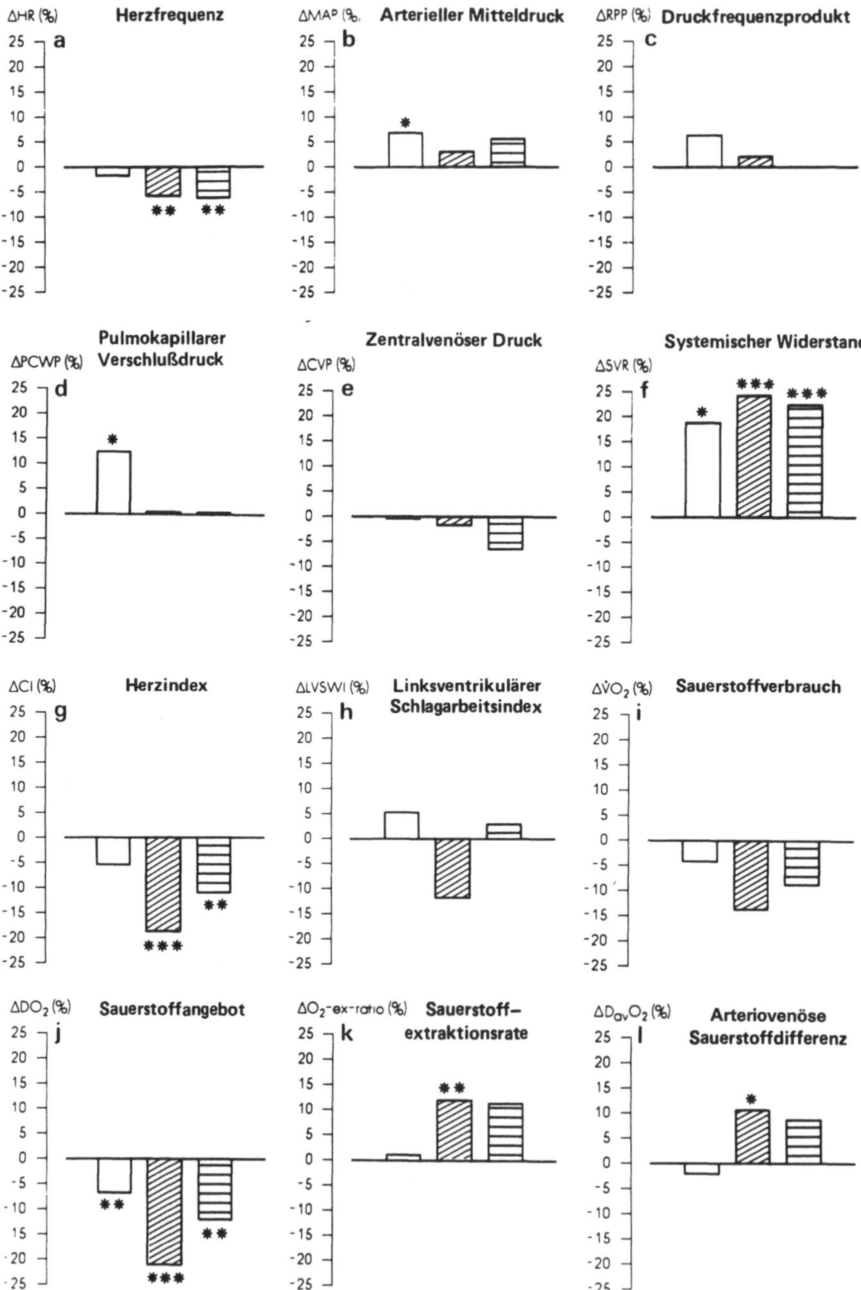

Abb. 35a–l. Veränderungen der Hämodynamik und der O_2-Transportvariablen durch das Abklemmen der Aorta. In Prozent von den Werten vor Abklemmen.
□ Halothan, ▨ NLA, ▤ PDA±ITN (MW);
*p<0,05 **p<0,01 ***p<0,001

3.4 Reaktionen auf das Abklemmen der Aorta

3.4.1 Hämodynamik

In der NLA- und PDA-Gruppe erniedrigte sich die Herzfrequenz im Zusammenhang mit dem Abklemmen der Aorta signifikant ($p < 0,01$). Die Patienten unter Halothan zeigten im Mittel keine signifikante Änderung dieses Parameters. Der arterielle Mitteldruck stieg nur in dieser Gruppe signifikant an. Das Druck-Frequenz-Produkt erhöhte sich in allen Gruppen nur sehr geringfügig und nicht signifikant. Der CVP fiel in allen Kollektiven unbedeutend, dies war im Mittel auch für den PCWP bei den Patienten mit PDA und NLA der Fall. Bei den Halothanpatienten trat hingegen eine leichte Erhöhung des pulmokapillaren Verschlußdrucks ein ($p < 0,05$). Der mittlere Herzindex fiel nur bei den Patienten mit NLA und PDA signifikant ab. Der totale periphere Gefäßwiderstand stieg durch das Abklemmen bei den Patienten unter Halothan mit 17,9% am geringsten an. Die Erhöhungen für die NLA- und PDA-Gruppe betrugen 24 bzw. 22% (Abb. 35 a–c).

3.4.2 O_2-Transport

Durch das Abklemmen im Bereich der infrarenalen Aorta reduzierte sich in allen Gruppen das O_2-Angebot signifikant. Der ebenfalls gleichzeitig zu beobachtende Abfall des O_2-Verbrauchs war jedoch bei Beachtung der 5%-Grenze für die Irrtumswahr-

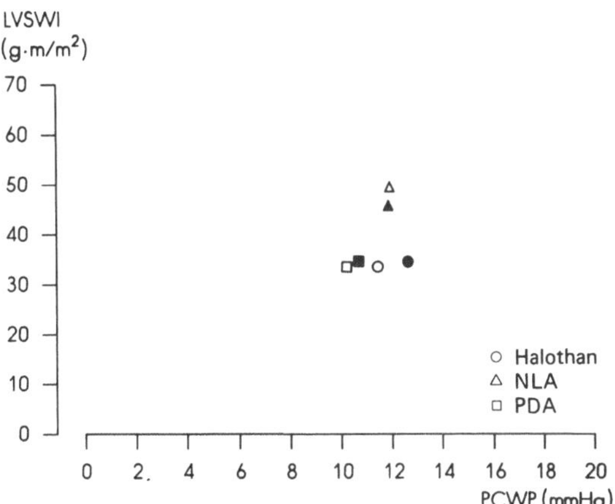

Abb. 36. Veränderungen der Ventrikelfunktion durch das Abklemmen der Aorta. ○ △ □ vor Abklemmen, ● ▲ ■ nach Abklemmen der Aorta

scheinlichkeit nicht statistisch sicher zu belegen. Die $D_{av}O_2$ und die O_2-Extraktionsrate nahmen nur in der NLA-Gruppe zu (p < 0,05 bzw. p < 0,01).

Aus den Ventrikelfunktionskurven vor bzw. nach dem Abklemmen der Aorta wird deutlich, daß diese Maßnahme in keiner Gruppe zu ausgeprägten Änderungen der Ventrikelfunktion führte (Abb. 36).

4 Diskussion

4.1 Patientengut

Die in die Studie einbezogenen Patienten hatten etweder eine chronische arterielle Verschlußkrankheit oder ein infrarenales Aortenaneurysma. In beiden Fällen ergab sich die Notwendigkeit eines rekonstruktiven Gefäßeingriffs unter Einschluß der abdominellen Aorta. Patienten mit diesen Diagnosen leiden in der Regel an einer allgemeinen Gefäßsklerose unter Einschluß der Koronararterien. Sie sind deshalb perioperativ kardial besonders gefährdet (DeBakey et al. 1964; Lutz u. Müller 1967; Gooding et al. 1980). Dies war einer der wesentlichen Gründe, warum dieses Patientengut für den Vergleich unterschiedlicher Anästhesieverfahren herangezogen wurde. Voraussetzung für die Vergleichbarkeit der erhobenen Befunde bzw. Parameter ist eine annähernd gleiche Verteilung bezüglich Alter, Diagnosen, Risikofaktoren etc. Die Patienten wurden deshalb nach dem Zufallsprinzip den einzelnen Verfahren zugeordnet. Die so zustandegekommene Verteilung auf die 3 Gruppen entsprach den gestellten Anforderungen, so daß Unterschiede im hämodynamischen und metabolischen Verhalten der Patienten sinnvoll und unmittelbar im Zusammenhang mit dem jeweils gewählten Narkoseverfahren diskutiert werden können.

4.2 Kontrollmessungen

Die Ausgangsmessungen wurden unter Prämedikation ca. 10 min nach Legen der intravasalen Katheter durchgeführt. Bei den so erhobenen Parametern muß sicherlich berücksichtigt werden, daß die Maßnahmen im Vorbereitungsraum und die Angst vor dem Eingriff aktivierend auf das kardiozirkulatorische System wirken, während die Prämedikation einen eher dämpfenden Einfluß hat. Es ergibt sich somit die Problematik, inwieweit die so gewonnenen Referenzwerte den Normalwerten dieser Patienten entsprechen. Mit dieser Einschränkung kann festgestellt werden, daß sich für alle wesentlichen hämodynamischen Parameter und die O_2-Transportvariablen keine signifikanten Gruppenunterschiede bei Messung 1 ergaben. Das gilt ähnlich für die respiratorischen und metabolischen Parameter, bei denen sich lediglich für den $PaCO_2$ und den arteriellen pH-Wert leichte Unterschiede zwischen der NLA- sowie PDA- und ITN-Gruppe zeigten. Alle Parameter lagen jedoch innerhalb physiologischer Grenzen. Der MAP und die HF lagen jeweils im oberen Normbereich, während der SAP und das RPP in allen Gruppen den Normwert leicht überschritten. Dies kann Ausdruck einer situationsbedingten sympathikotonen Reaktionslage sein. Bei der Messung der Drücke in der A. radialis muß zusätzlich berücksichtigt werden, daß schon bei Gefäßgesunden im Vergleich zu den direkt in der Aorta gemessenen Drücken falsch-hohe systolische Drücke registriert werden. Dieser Effekt kann sich bei gefäßsklerotischen

Patienten noch verstärken (Mendler 1983). Die im kleinen Kreislauf registrierten Drücke befanden sich im unteren Normbereich, was sicherlich Ausdruck der präoperativen Nahrungs- und Flüssigkeitskarenz war. C.I., S.I., VO_2 und DO_2 lagen im Normbereich. Der SVR lag an der oberen Grenze der Norm. Grund dafür könnte die allgemeine Arteriensklerose bzw. eine gesteigerte sympathikotone Reaktionslage der Patienten gewesen sein.

4.3 Narkoseunabhängige Einflußfaktoren auf die Kardiozirkulation

Hypoxie, Hypo- und/oder Hyperkapnie beeinflussen unabhängig von der Art des Narkoseverfahrens durch Rückwirkung auf das sympathikoadrenerge System das Kreislaufverhalten (Tenny 1960; Rowe et al. 1962; Dowing 1966). Das angestrebte Ziel, die Patienten in allen Gruppen gleich zu ventilieren und bezüglich des O_2-Angebots hypoxische Zustände zu vermeiden, wurde erreicht (Tabelle A 7 a im Anhang). Der arterielle pCO_2 schwankte perioperativ nur mäßig um den Normalbereich. Relevante Gruppenunterschiede bezüglich der respiratorischen Parameter ergaben sich nicht. Dies gilt auch für das parallele intraoperative Temperaturverhalten aller Gruppen. Hypothermie modifiziert bekanntlich ebenfalls die Herz-Kreislauf-Verhältnisse über den Einfluß auf die Stoffwechselrate des Organismus (Roe et al. 1966; Michenfelder u. Theye 1968; Tyden 1979). Die über den Pulmonalarterienkatheter im kleinen Kreislauf registrierten Temperaturen zeigten in allen Gruppen einen kontinuierlichen Abfall ausgehend von im Mittel 36,5°C präoperativ. Das Minimum wurde vor dem Verschluß des Abdomens mit ca. 34,5°C erreicht. Mit Ankunft auf der Intensivstation setzte die Wiedererwärmung ein; nach ca. 2 h waren die Ausgangstemperaturen überschritten. Das Maximum wurde in der Regel in den folgenden Stunden erreicht und lag zwischen 38 und 39°C.

Neben den bereits aufgeführten Einflußgrößen spielt für die Beurteilung der im Rahmen dieser Untersuchung erhobenen hämodynamischen Befunde eine wichtige Rolle, inwieweit mit der perioperativ durchgeführten Flüssigkeits- und Volumensubstitution in allen Gruppen vergleichbare kardiale Füllungsdrücke erzielt werden konnten. Die myokardiale Vordehnung stellt bekanntlich eine wesentliche Determinante der Herzleistung dar (Guyton et al. 1973). Sowohl der CVP als auch der PCWP waren an nahezu allen Meßpunkten nicht sifnifikant verschieden. Es ergibt sich durch das oben beschriebene Verhalten der narkoseunabhängigen Einflußfaktoren auf die Hämodynamik somit die Voraussetzung bzw. Notwendigkeit, die beobachteten Unterschiede zwischen den untersuchten Narkoseverfahren als für die einzelne Narkoseform spezifisch zu diskutieren.

4.4 Periduralanalgesie ohne zusätzliche Allgemeinnarkose

Im Gegensatz zu den bereits vorliegenden Studien, die gesunde Probanden bzw. kardial nicht gefährdete Patienten umfaßten (Otton u. Wilson 1966; McLean et al. 1967; Bonica et al. 1970, 1971, 1972; Sjögren u. Wright 1972; Ottensen 1978), war es bei den eigenen Untersuchungen nicht vertretbar, die Auswirkungen der segmentalen Blokkade von $Th_{3/5}-L_{2/3}$ ohne gleichzeitige Volumen- bzw. Flüssigkeitssubstitution durchzuführen. Reiz (1979 b) fand bei einem vergleichbaren Krankengut unter PDA mit sensiblem Niveau bis Th_1 mittlere Abfälle des MAP von 98 mm Hg auf 58 mm Hg, einhergehend mit einer signifikanten Verringerung des C.I. um 0,5 l. Adäquate Kreislaufverhältnisse konnten bei seinen Patienten nur durch den Einsatz eines β_1-Agonisten aufrechterhalten werden.

Mit der vorgenommenen Volumenzufuhr wurde erreicht, daß sich die kardialen Füllungsdrücke von 1 nach 2 nicht signifikant veränderten. Dies erleichtert zwar einerseits die Interpretation der hämodynamischen Befunde, da von einer annähernd vergleichbaren myokardialen Vordehnung ausgegangen werden kann, andererseits darf jedoch nicht übersehen werden, daß es mit der Zufuhr von Kristalloiden und Plasmaexpandern zu einer Hämodilution kommt, die zu einer Viskositätsänderung führt, welche ihrerseits spezifisch die Kardiozirkulation beeinflußt (Messmer et al. 1972).

4.4.1 Herzfrequenz

Bei der Diskussion der Folgen der segmentalen Sympathikusblockade auf das Herz muß berücksichtigt werden, daß auch der Parasympathikus an der Kontrolle der Herzfunktion beteiligt ist (Mason 1968; Higgins et al. 1973; Schwegler 1974). Entgegen der lange vorherrschenden Auffassung betreffen die vorwiegend antagonistischen Aktionen des Sympathikus bzw. Parasympathikus nicht nur die Vorhöfe und den AV-Knoten, sondern erstrecken sich auch auf die Ventrikel (DeGeest et al. 1965). In der Regel ist der Einfluß des Vagus auf die Herzfrequenz dominierend, so daß eine komplette Sympathikusblockade über eine Verminderung des Vagotonus ohne Herzfrequenzabfall kompensiert werden kann (Levy 1971). Der Einfluß von β-adrenerger Blockade auf die AV-Überleitung ist um so größer, je höher der vorherrschende Sympathikotonus ist (Wallace et al. 1966, 1967; Schwegler 1974). Die beobachtete Reduzierung der Herzfrequenz um 13% ist wahrscheinlich Ausdruck der Blockade sympathischer Efferenzen zum Herzen und Folge einer fehlenden Gegenregulation über den Vagus, da durch die Prämedikation mit 0,5 mg Atropin bereits eine gewisse Vagolyse bestand. Bei dem registrierten Blutdruckabfall wäre ohne eine Beeinträchtigung des autonomen Nervensystems ein Anstieg der Herzfrequenz zu erwarten gewesen (Robinson et al. 1966). Die Beobachtungen anderer Untersucher sind unterschiedlich. McLean et al. (1967) beobachteten bei Blockade von C_5 bis S_5 einen Abfall der HF um 8,2%, während Bonica et al. (1970) bei ihren Probanden einen Anstieg der Herzfrequenz von 21,5% registrierten.

4.4.2 Arterieller Mitteldruck

Trotz der Volumensubstitution reduzierte sich der MAP der Patienten signifikant um 13%. Dieser Abfall bewegt sich in der gleichen Größenordnung, wie sie auch bei den oben zitierten Studien an unprämedizierten Probanden bzw. Patienten festzustellen war, die kein Volumen unter der Ausbreitung der PDA erhalten hatten. Im Gegensatz zu diesen Studien fiel der Herzindex und der Schlagindex im Mittel bei den Patienten in der vorgelegten Studie nicht signifikant ab. Der MAP-Abfall bei unverändertem C.I. resultiert offensichtlich aus der Erniedrigung des SVR um 14,6% am Meßpunkt 2.

4.4.3 Systemischer peripherer Gefäßwiderstand

Zwei Faktoren kommen für die Verringerung des Auswurfwiderstands in Frage:

1. die Abnahme des Gefäßtonus der Widerstandsgefäße in den blockierten Arealen (A. C. Guyton et al. 1959);
2. die Viskositätsabnahme infolge der Hämatokriterniedrigung durch die Volumenzufuhr (Murray et al. 1969; Messmer et al. 1972).

Liegt keine totale Sympathikusblockade vor, kann es zu einer reflektorischen Vasokonstriktion in den unbeteiligten Körperarealen kommen (Neumann et al. 1945; Bonica et al. 1970; Sivarajan et al. 1976). Das Ergebnis kann ein unveränderter bzw. sogar erhöhter Gesamtgefäßwiderstand sein. Sjögren u. Wright (1972) fanden bei einer sensiblen Ausdehnung von Th_4 bis L_4 eine Erniedrigung des SVR um 9%, Otton und Wilson bei einem sensiblen Niveau von C_5 bis Th_4 eine Erhöhung um 7,7%. Welche der einzelnen Faktoren in der vorgelegten Arbeit für die Reduzierung des SVR verantwortlich sind, kann nicht sicher entschieden werden. Es ist darauf hinzuweisen, daß die gleiche Volumenzufuhr bei dem Vergleichskollektiv ohne PDA zu einer Erniedrigung des SVR um 13% führte (Abb. 6 a).

4.4.4 Herzleistung

Die Reduzierung der Auswurfimpedanz für den linken Ventrikel unter den beschriebenen Bedingungen (Volumenzufuhr und/oder PDA) sollte bei gleichbleibenden kardialen Füllungsdrücken, wie sie mit der Volumengabe erzielt wurden, zu einer Steigerung des Herzauswurfvolumens führen (Ross u. Braunwald 1964; Braunwald 1971 b; Cohn 1973; Cohn u. Franciosa 1977). Da dies nicht der Fall war, muß eine verminderte Kontraktilität des Myokards unterstellt werden (Sarnoff u. Mitchell 1961). Es muß jedoch berücksichtigt werden, daß sich der O_2-Verbrauch unter der Ausbreitung der PDA nicht veränderte und damit die metabolisch bedingten Anforderungen an die Kardiozirkulation konstant blieben (Guyton et al. 1964).

Der leichte Anstieg des Schlagindex ist Ausdruck einer kompensatorischen Inanspruchnahme des Frank-Starling-Mechanismus. Segel et al. (1964) fanden bei Patienten mit blockiertem Herzleitungssystem unter Belastung einen weit geringeren Anstieg des Herzminutenvolumens als bei Normalpersonen. Die erzielten Erhöhungen der Herzauswurfleistung waren primär durch eine Erhöhung des Schlagvolumens bedingt. Aus anderen Untersuchungen ist bekannt, daß die C.O.-Steigerungen unter starker körperlicher Belastung oder Hypoxie wesentlich durch einen starken Herzfrequenzanstieg bedingt sind. Unter Sympathikusblockade sind sie beeinträchtigt, da die Hemmung der Herzfrequenz nur partiell durch eine Steigerung des Schlagindex bzw. Ventrikelvolumens kompensiert werden kann (Epstein et al. 1965; Kontos u. Lower 1969; Vatner et al. 1972). Sowohl die direkte Blockade sympathischer Efferenzen, als auch eine Verminderung zirkulierender Katecholamine aus dem Nebennierenmark kommen für eine verminderte kardiale Adaptationsfähigkeit als ursächlich in Frage (Celander 1954; Guyton et al. 1972; Donald 1974; Randall 1976).

4.4.5 Kapazitives Gefäßsystem

Daß es unter der Volumenzufuhr nicht zu einer Erhöhung des CVP und PCWP kam, ist dadurch zu erklären, daß die Sympathikolyse auch zu einer Gefäßerweiterung im Bereich des kapazitiven Gefäßsystems führt. Dies hat ein vermehrtes venöses Pooling zur Folge (Adriani u. Rovenstine 1940; Braunwald et al. 1963; Melander u. Johansson 1968; Shimosato u. Esten 1969; Bonica et al. 1972).

4.4.6 Myokardiale O_2-Bilanz

Die zu den Determinanten der myokardialen O_2-Bilanz zählenden Parameter CPP und RPP fielen beide unter der Ausbreitung der PDA signifikant ab, so daß davon ausgegangen werden kann, daß es durch die PDA nicht zu Imbalanzen zwischen O_2-Angebot und O_2-Verbrauch kam. Weder in der V_5-Ableitung des EKGs noch durch subjektive Beschwerden seitens der Patienten ergaben sich in dieser Phase Hinweise auf Myokardischämien.

4.4.7 Gesamt-O_2-Verbrauch

Während sich der O_2-Verbrauch des Gesamtorganismus durch die PDA nicht veränderte, kam es zu einer signifikanten Verminderung im O_2-Angebot.

Die arteriovenöse O_2-Differenz und die gemischtvenöse O_2-Sättigung des Hämoglobins veränderten sich jedoch nicht signifikant. Es kann somit unterstellt werden, daß die beobachteten hämodynamischen Veränderungen infolge der PDA unter den genannten Bedingungen zu keiner entscheidenden Beeinträchtigung des kardiozirkulatorischen System geführt haben. Dabei ist zu beachten, daß es sich um alte, gefäßsklerotische Patienten mit einem Durchschnittsalter um 65 Jahre handelte, die unter Prämedikation standen. Eine Verminderung der Vigilanz und die Anxiolyse durch die Prämedikation haben sicherlich in der Regel eine Herabsetzung des zentralen Sympathikotonus zur Folge. Unter den Bedingungen einer subtotalen peripheren Sympathikusblockade stellen die von zentral kommenden Efferenzen einen wichtigen Kompensationsmechanismus dar, da durch eine Erhöhung des Sympathikotonus in den höheren Zentren eine verstärkte Aktivierung von noch unblockierten bzw. nur teilblockierten peripheren sympathischen Nervenbahnen erzielt werden kann (Bromage 1978). Eine Voraussetzung für die Erhaltung der Herzauswurfleistung in der Nähe des Ausgangsniveaus war sicherlich, daß durch die Volumensubstitution adäquate kardiale Füllungsdrücke aufrechterhalten werden konnten.

4.4.8 Zusammenfassung

Die bei den Patienten zu unterstellende Teilblockade von sympathischen Efferenzen zum Myokard, mit der beobachteten Verminderung der Herzfrequenz und Kontraktilität des Herzmuskels, führte unter Ruhebedingungen zu keiner Überschreitung der Adaptationsfähigkeit der Herzleistung an die metabolischen Bedürfnisse des Organismus. Es kam weder zu einer vermehrten O_2-Ausschöpfung des arteriellen Blutes noch zu Anzeichen von anaerobem Stoffwechsel. Es zeigten sich jedoch Hinweise für eine Verringerung der Inotropie des Herzmuskels sowie eine Beeinträchtigung der Herzfrequenzregulation.

4.5 Addition der Allgemeinanästhesie

Die Narkoseeinleitung mit Intubation und Beatmung hatte für die Patienten aller 3 Gruppen bezüglich der meisten relevanten hämodynamischen Parameter vergleichbare Auswirkungen. Die Patienten mit vorbestehender PDA zeigten trotz der Sympathikusblockade keine größere Beeinträchtigung der Ventrikelfunktion als die Patienten der Gruppe 1 und 2. Die hochsignifikante Rechts- und Abwärtsverschiebung auf der Ventrikelfunktionskurve bei allen Gruppen war sicherlich vorwiegend durch die bekannte negativ inotrope Wirkung von Thiopental am Myokard bedingt (Prime u. Gray 1952; Bendixen u. Laver 1962; Sonntag et al. 1973). Neben der direkten Beeinträchtigung der Ventrikelfunktion kommt es durch Thiopental auch zu einer verminderten Ansprechbarkeit der Barorezeptoren (Skovsted et al. 1970) und zur Minderung sympathischer Aktivitäten auf zentraler Ebene (Ngai u. Bolme 1966). Diese additiven Effekte des Barbiturats scheinen im Vergleich zu den Auswirkungen der lediglich peripheren segmentalen Sympathikusblockade die dominierende Rolle zu spielen.

Unterschiede beim Einleitungsverfahren ergaben sich für die PDA-Patienten hinsichtlich der Herzfrequenz und des arteriellen Mitteldrucks gegenüber den Patienten mit Halothan. Letzere Gruppe reagierte auf die Laryngoskopie und Intubation unter Thiopental und Succinylcholin mit einem Herzfrequenzanstieg bei im Mittel unverändertem MAP, beide Parameter erniedrigten sich signifikant in den beiden anderen Kollektiven. Es muß davon ausgegangen werden, daß die 3–5minütige Maskenbeatmung mit Halothan 1,5 Vol.-% und Lachgas-O_2 (2:1) keine ausreichende Analgesie erzeugte und es so zu den unerwünschten kardiozirkulatorischen Reaktionen im Zusammenhang mit der Laryngoskopie bzw. Intubation kam (Prys-Roberts et al. 1971). Tomori u. Widdicombe (1969) und Takki et al. (1972) konnten zeigen, daß die in diesem Zusammenhang zu beobachtenden hämodynamischen Veränderungen Ausdruck einer gesteigerten Sympathikusreaktion infolge der Stimulation des oberen Respirationstraktes sind. Fentanyl in der bei den NLA-Patienten vor Intubation verwendeten Dosierung ist in der Lage, diese Reaktionen abzuschwächen (Dahlgren u. Messeter 1981; Kautto 1982). Ob die mit den NLA-Patienten vergleichbare Anwort der Patienten unter PDA an der Blockade sympathischer Efferenzen oder an der Oberflächenanästhesierung des Larynx gelegen hat, kann nicht sicher differenziert werden. Zumindest in einigen Studien konnte gesichert werden, daß letztere Methode diese Reaktionen mindert (Denlinger et al. 1974; Abou-Madi et al. 1975). Andere Untersucher konnten hingegen mit diesen Maßnahmen keine Abschwächungen der kardiozirkulatorischen Reaktionen auf die Intubation bewirken (Stoelting u. Petersen 1976). Zumindest teilweise dürften die fehlenden Reaktionen auf die Laryngoskopie und Intubation bei den PDA-Patienten an der Blockade sympathischer Efferenzen liegen, denn eine Oberflächenanästhesierung der bei der Laryngoskopie betroffenen Pharynxregion lag nicht vor. Nach einigen Untersuchern stellt die Laryngoskopie die stärkere Schmerzstimulation im Vergleich zur endotrachealen Intubation dar (Takeshima et al. 1964). Halothan ist offensichtlich nicht in der Lage, unerwünschte kardiozirkulatorische Reaktionen auf die Laryngoskopie und die Intubation zu verhindern (Prys-Roberts et al. 1971). Gauthier et al. (1962) fanden selbst nach 30minütiger Ventilation mit Halothan und anschließender Intubation mit Thiopental und Succinylcholin keine Abschwächung der Kreislaufreaktionen auf die Intubation.

Bei allen Gruppen war nach Narkoseeinleitung ein Anstieg der gemischtvenösen O_2-Sättigung des Hämoglobins zu beobachten. Die Patienten mit Halothan zeigten einerseits die höchsten Werte für die $S_{\bar{v}}O_2$. Gleichzeitig kam es hier zu einem signifikanten Anstieg des Laktat-Pyruvat-Quotienten und zur höchsten Exzeßlaktatbildung. Dies muß als Folge eines verstärkten arteriovenösen Shuntings mit einer unzureichenden O_2-Versorgung im Gewebe interpretiert werden. Offensichtlich kam es im Rahmen der sympathikoadrenergen Reaktion auf die Intubation zu einer Beeinträchtigung der Gewebedurchblutung auf der Ebene der Mikrozirkulation. Zumindest für das Myokard ist eine vermehrte Laktatbildung im Zusammenhang mit operationsbedingten Schmerzstimuli beschrieben (Reiz 1983). α-adrenerge Blockade mittels Periduralanästhesie oder Droperidol waren in dieser Untersuchung in der Lage, diese Reaktion abzuschwächen. Die Abnahme der O_2-Ausschöpfung und der Rückgang des O_2-Verbrauchs bei allen Gruppen dürfte am ehesten Folge einer Reduzierung des mittleren Ruhestoffwechsels durch das Thiopental sein, da in dieser Phase noch keine relevanten Änderungen der Körpertemperatur zum Tragen kamen (Braun et al. 1971; Villota et al. 1982). Der hochsignifikante Rückgang des C.I. und des LVSWI in allen Gruppen war somit Folge einer Adaptation an die reduzierten metabolischen Bedürfnisse und weniger Ausdruck der durch Thiopental bedingten Myokarddepression.

Es muß davon ausgegangen werden, daß die Herzleistungsfähigkeit in dieser Situation bei den Patienten aller 3 Narkoseformen ausreichend war. Die verminderte Kontraktilität wurde offensichtlich durch eine stärkere Beanspruchung des Frank-Starling-Mechanismus gut kompensiert (Guyton 1977).

4.6 Kardiozirkulatorische Reaktionen auf das Abklemmen der Aorta

4.6.1 Kardiale Belastung

Kardiale Komplikationen nach dem Abklemmen der infrarenalen Aorta sind zahlreich beschrieben. Attia et al. (1976) und Reiz et al. (1979 a) berichten über das akute Auftreten von Herzrhythmusstörungen und ST-Streckensenkungen unmittelbar nach dem Setzen der Aortenklemme. Drastische Anstiege der linksventrikulären enddiastolischen Füllungsdrücke bis hin zum Linksherzversagen mit Lungenödem wurden beobachtet (Carrol et al. 1976; Schmucker et al. 1982). Als Hauptursache gilt der plötzliche Anstieg des Auswurfwiderstands für den linken Ventrikel. Beide Faktoren, die Erhöhung der myokardialen Wandspannung infolge des zuweilen zu beobachtenden Anstiegs des LVEDP als auch der Anstieg des totalen peripheren Gefäßwiderstands, steigern den myokardialen O_2-Verbrauch. Bei vorliegender koronarer Herzkrankheit kann es in solchen Situationen dann zu Myokardischämien kommen (Braunwald 1971 a). Gleichzeitig trat in diesen und anderen Untersuchungen meist ein ausgeprägter Anstieg der arteriellen Drücke und ein Abfall des Herzindex ein (Perry 1968; Dunn et al. 1977; Bush et al. 1977; Meloche et al. 1977). Die Ergebnisse der oben zitierten Studien, denen zumeist kleinere Fallzahlen zugrunde lagen, können durch die vorliegende Untersuchung an 105 Patienten nur partiell bestätigt werden. Der PCWP erhöhte sich lediglich bei den Patienten unter Halothan signifikant um 1,5 mm Hg (p < 0,05). Der CVP blieb in allen Gruppen unverändert. Lediglich bei einem Patienten unter NLA traten nach dem Abklemmen der Aorta neue Herzrhythmusstörungen auf. In der V_5-Ableitung des EKGs kam es zu keinen zusätzlichen ST-Streckenerniedrigungen. Die Schlagarbeit des linken Ventrikels erniedrigte sich in keiner Gruppe signifikant. Dieses hämodynamische Verhalten spricht dagegen, daß es in der Regel – durch das Setzen der Aortenklemme – zu einer physiologisch bedeutsamen kardialen Überlastung kam.

Diese Resultate stehen im Einklang mit Silverstein et al. (1979) bei einem vergleichbaren Patientengut unter Halothananästhesie sowie Lunn et al. (1979) mit unterschiedlichen Narkoseverfahren. In diesen Untersuchungen wurden im Mittel ebenfalls keine Anstiege der kardialen Füllungsdrücke und kein Auftreten neuer Herzrhythmusstörungen im Anschluß an das Abklemmen der Aorta beobachtet. Gooding et al. (1980) sahen Anstiege des PCWP jeweils nur bei Patienten mit ausgeprägter kardialer Vorerkrankung, während Patienten ohne kardiale Anamnese mit einem Abfall des PCWP und einer geringeren Reduzierung des C.I. reagierten. Auch die Patienten von Attia et al. (1976), die PCWP-Anstiege und HF-Störungen zeigten, hatten schwere koronare Herzkrankheit und in 8 von 10 Fällen zusätzlich Zeichen der Linksherzinsuffizienz.

Bei der differenzierten Auswertung des eigenen Krankenguts nach Patienten mit bzw. ohne kardiale Vorerkrankungen ließen sich zwar Tendenzen, jedoch keine statistisch signifikanten Unterschiede im PCWP- bzw. C.I.-Verhalten feststellen (Reinhart et al. 1983 c). Auch 10 von den 15 Patienten in der Untersuchung von Silverstein et al. hatten einen Herzinfarkt in der Anamnese; trotzdem reagierten sie im Mittel auf das Abklemmen der Aorta mit einem leichten Abfall des PCWP um 15%.

Folgende Erklärungen für die beobachteten Unterschiede zu den einleitend zitierten Untersuchungen bieten sich an:

1. In der Regel bestehen bei den Patienten infolge der arteriosklerotischen Veränderungen im Bereich der abdominellen Aorta bzw. der Beckenetage ausreichend Kollateralgefäße, die über eine reflektorische, barorezeptorenvermittelte Weitstellung in der Lage sind, einen Teil des Herzauswurfvolumens ohne wesentliche Widerstanderhöhung zusätzlich aufzunehmen.

2. Durch das Abklemmen kommt es nicht nur zur Erhöhung des Auswurfwiderstands, sondern innerhalb weniger Herzschläge zu einem verminderten venösen Rückfluß zum Herzen. Dieser hat seine Ursache in einem vermehrten venösen Pooling infolge der ischämischen Gefäßweitstellung in den unteren Extremitäten sowie in dem reduzierten Perfusionsdruck. Die geringfügige CVP-Reduzierung spricht für diese Interpretation. Die Erhöhung des MAP bzw. SVR bei gleichbleibender kardialer Vordehnung führt wegen des erhöhten Auswurfwiderstands in dieser Situation zum Abfall des Herzindex (Cohn 1973; McGregor et al. 1974).

3. Die Patienten von Attia et al. (1976) und Schmucker et al. (1982) hatten nur ein Aortenaneurysma, während bei der eigenen Untersuchung überwiegend eine alleinige arterielle Verschlußkrankheit vorlag. Es könnte sein, daß die Patienten mit Aneurysma über weniger gut ausgebildete Kollateralkreisläufe verfügen und deshalb unter dem Abklemmen eher mit einem Anstieg des LVEDP reagieren. Für diese

Annahme spricht, daß sich im eigenen Krankengut bei der narkoseunabhängigen Betrachtung unter Unterscheidung nach Patienten mit chronischer AVK und Aneurysma eine etwas stärkere kardiale Belastung bei den letzteren Patienten zeigte (Abb. 37).

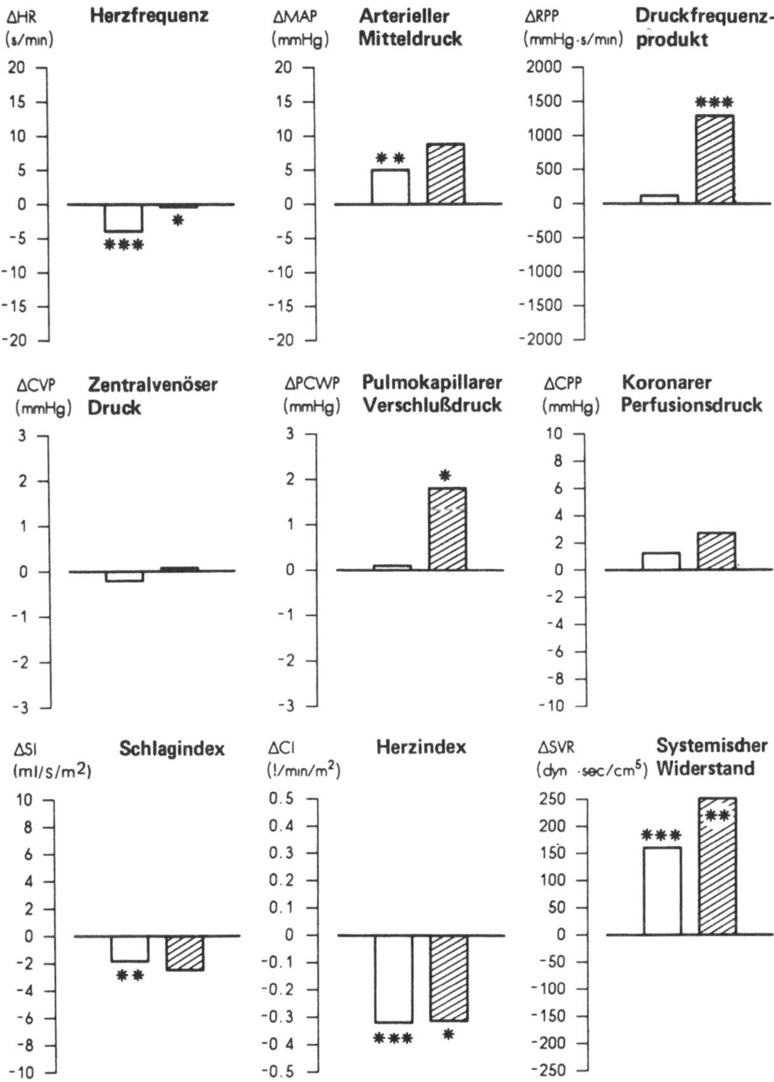

Abb. 37. Hämodynamische Veränderungen durch das Abklemmen der Aorta in Abhängigkeit von der Erkrankung.
□ mit arterieller Verschlußkrankheit (n = 79), ▨ mit infrarenalem Aortenaneurysma (n = 20);
*p < 0,05 **p < 0,01 ***p < 0,001

Der Hauptgrund für die beobachteten Unterschiede dürfte jedoch darin liegen, daß die Patienten von Attia et al. ebenso wie die Patienten von Schmucker et al. bezüglich ihrer kardialen Leistungsbreite nur noch über geringe Reserven verfügten [8 Patienten mit kardialen Stauungszeichen (Attia) bzw. einem bereits vor dem Abklemmen der Aorta mit 13 mm Hg über die Norm erhöhten PCWP (Schmucker)]. Die Patienten der vorliegenden Studie zeigten zum Zeitpunkt der Untersuchung keine Zeichen der Herzinsuffizienz und lagen präoperativ mit ihren kardialen Füllungsdrücken an der unteren Grenze der Norm.

Bei insuffizienten bzw. latent insuffizienten Herzen besteht bereits eine weitgehendste Vordehnung der Muskelsarkomere, so daß über den Frank-Starling-Mechanismus keine weitere Steigerung der Herzleistung erzielbar ist (McGregor et al. 1974; Ross 1976). Eine Erhöhung der Auswurfimpedanz bei solchen Patienten führt zu einem Anstieg der intrakardialen Füllungsdrücke bei gleichzeitiger Verminderung des Herzauswurfvolumens, d.h. es kommt zu einer Rechts- und Abwärtsverschiebung auf der Ventrikelfunktionskurve (Ross u. Braunwald 1964). Je stärker die Ventrikelfunktion bereits beeinträchtigt ist, um so bedeutsamer wird der Einfluß der Nachlast auf die Herzleistungsfähigkeit (Braunwald 1974).

Das normale menschliche Herz hingegen ist in der Lage, die Schlagarbeit und das Auswurfvolumen unter derartigen Bedingungen aufrechtzuerhalten (Ross u. Braunwald 1964). Es gibt ausreichende Hinweise, daß es im Zusammenhang mit einer abrupten Erhöhung des systolischen Ventrikeldrucks zur Zunahme der Inotropie des Herzmuskels kommt. Dieses Phänomen wird als Anrep-Reflex oder homöometrische Autoregulation bezeichnet (Clancy et al. 1968; Furnival et al. 1970). Ein weiterer Kompensationsmechanismus besteht in einer Zunahme des enddiastolischen Ventrikelvolumens, falls der Frank-Starling-Mechanismus noch nicht ausgeschöpft ist.

Die eigenen Patienten in allen 3 Gruppen reagierten auf das Abklemmen der Aorta nur mit einer nicht signifikanten Erniedrigung des LVSWI. Da sich der PCWP nur bei den Halothanpatienten leicht erhöhte, kann unterstellt werden, daß es über den Anrep-Reflex zu einer Anpassung der Inotropie des Herzmuskels an den erhöhten Auswurfwiderstand kam. Die geringe Beeinträchtigung der Ventrikelfunktion durch das Abklemmen der Aorta wird in Abb. 36 deutlich.

Bei nahezu 50% der Patienten, die sich chirurgischen Eingriffen an der abdominellen Aorta wegen AVK oder Aortenaneurysma unterziehen müssen, ist davon auszugehen, daß eine KHK vorliegt. Dies wurde in Untersuchungen mit Koronarangiographien bzw. Belastungs-EKGs nachgewiesen (Tomatis et al. 1972; Cutler et al. 1979; Kramer u. Hertzer 1981; Brown et al. 1981). Da eine routinemäßige Koronarangiographie für nicht gerechtfertigt gilt (Brown et al. 1981), wurde in der eigenen Untersuchung darauf verzichtet. Bei einer den zitierten Untersuchungen vergleichbaren Alters- bzw. Erkrankungsstruktur kann aber von einer ähnlichen Inzidenz von koronarer Herzkrankheit ausgegangen werden.

Schlußfolgerungen. Zusammenfassend kann anhand der vorliegenden Ergebnisse, die im Einklang mit Untersuchungen von Silverstein et al. (1979) sowie Lunn et al. (1979) sind, festgestellt werden, daß bei alleinigem Vorliegen einer koronaren Herzkrankheit ohne gleichzeitiger stärkerer Beeinträchtigung der Herzleistungsfähigkeit das Abklemmen der Aorta nicht zu einer kardialen Dekompensation führt.

Der routinemäßige Einsatz von Vasodilatatoren vor bzw. während des Abklemmens der Aorta, wie er von einigen Autoren vorgeschlagen wird (Peterson et al. 1978; Schmucker et al. 1982), scheint deshalb nicht nötig. Ohne Zweifel stellt der gezielte Einsatz dieser Substanzen auf der Basis eines differenzierten hämodynamischen Monitorings eine wertvolle Hilfe zur Vermeidung bzw. Therapie von Myokardischämien sowie zur Unterstützung der Herzauswurfleistung dar (Attia et al. 1976; Silverstein et al. 1979; Reinhart et al. 1983 a, b).

4.6.2 Modifizierung der Abklemmreaktion durch das Narkoseverfahren

Neben dem Einsatz von Vasodilatatoren wurde auch durch pharmakologische α- und β-adrenerge Blockade mit Erfolg versucht, unerwünschte hämodynamische Reaktionen auf das Abklemmen der Aorta zu mindern (Eklöf et al. 1981). Von einigen Autoren wird sogar die Anlage eines temporären axillofemoralen Bypasses während der Abklemmzeit propagiert (Thomson et al. 1979).

Reiz et al. (1979a) beobachteten unter epiduraler Blockade von Th_1 bis Th_{12}, kombiniert mit einer niedrig dosierten Neuroleptanalgesie und der gleichzeitigen kardialen Unterstützung durch den β_1-Agonisten Prenalterol, während des Abklemmens der Aorta lediglich einen Anstieg des SVR um 7%. In einer Kontrollgruppe mit Neuroleptanalgesie erhöhte sich dieser Parameter um 46%. In dieser Gruppe reagierten 7 von 8 Patienten auf das Abklemmen mit Herzrhythmusstörungen, während dies unter der thorakalen PDA bei keinem Patienten der Fall war. Die Autoren erklären das unterschiedliche kardiozirkulatorische Verhalten mit der erleichterten Umverteilung des Herzauswurfvolumens durch die sympathikolysebedingte Gefäßweitstellung im Bereich der Kollateralen sowie der oberhalb der Abklemmstelle liegenden Gefäße.

Bartkowski et al. (1979) untersuchten bei 21 Patienten, ob durch eine Anästhesie mit Halothan, Enfluran bzw. mit Morphin und Lachgas die Abklemmreaktionen unterschiedlich beeinflußt werden. Sie konnten bei ihren jeweils sehr kleinen Kollektiven kein unterschiedliches hämodynamisches Verhalten in Abhängigkeit vom jeweiligen Narkoseverfahren feststellen. Bei keinem ihrer Patienten kam es zu EKG-Veränderungen. Lunn et al. (1979) fanden beim Vergleich von Morphin-Lachgas-Anästhesien mit lumbaler PDA und gleichzeitiger Lachgas-O_2-Beatmung in beiden Gruppen nicht signifikante Anstiege des SVR unter 10%. Leider fand in dieser Studie keine Austestung des sensiblen Niveaus der PDA statt. Anzeichen für Linksherzversagen bzw. Zeichen von Myokardischämien wurden von diesen Untersuchern nicht beobachtet.

Die Anstiege des SVR in der eigenen Studie lagen zwischen 17,9% für Halothan (p < 0,05) und 24% (p < 0,01) unter NLA, während der Anstieg für die Patienten mit PDA mit 22% (p < 0,01) nur wenig geringer ausfiel.

Die unvergleichlich höheren Anstiege des SVR bei den Patienten von Reiz et al. unter NLA liegen sicherlich an der äußerst geringen Dosierung von nur 2,5 mg Droperidol und 0,3 ± 0,1 mg Fentanyl bis zum Zeitpunkt des Abklemmens der Aorta. In der eigenen Untersuchung hatten die Patienten mit NLA bis zum Zeitpunkt des Abklemmens der Aorta im Mittel 15 mg Droperidol und 0,9 mg Fentanyl erhalten. Die Narkoseeinleitungstechnik mit Thiopental und Succinylcholin war vergleichbar. Ein Unterschied bestand lediglich bezüglich der Lachgaskonzentration in der Inspirationsluft. Reiz et al. benutzten ein Verhältnis von 3:1, während unsere Patienten mit 2:1

beatmet wurden. Es ist die Frage zu stellen, inwieweit die beobachteten Herzrhythmusstörungen bei den Patienten von Reiz et al. nicht zumindest teilweise Folge erhöhter Katecholaminspiegel wegen unzureichender Analgesie waren.

Der geringere Anstieg des SVR unter der totalen Sympathikusblockade von Th_1 bis Th_{12} ist plausibel. Bei einer Blockade, die nicht alle Segmente einschließt ($Th_{3/5}$ bis $L_{2/3}$), muß von einer reaktiven Vasokonstriktion in den nicht betroffenen Arealen ausgegangen werden (Neumann et al. 1945; Otton u. Wilson 1966; Bonica et al. 1970). Eine Vasokonstriktion oberhalb des Ausbreitungsniveaus der PDA ist der wahrscheinlichste Grund dafür, daß in der eigenen Untersuchung keine wesentliche Modifizierung der Abklemmreaktion im Vergleich zu den anderen Narkoseverfahren zu erzielen war.

Der im Gegensatz zu den Vergleichsgruppen signifikante Anstieg des PCWP unter dem Abklemmen bei den Patienten mit Halothan steht im Einklang mit Ergebnissen von Prys-Roberts et al. (1972), die unter Halothan einen stärkeren Anstieg des LVEDP bei einer Erhöhung des SVR beobachteten, als dies mit anderen weniger negativ-inotrop wirkenden Narkotika der Fall war. Sie sahen die Ursache in der bekannten Herabsetzung der Kontraktilität des Herzmuskels durch Halothan (Gersh et al. 1972; Sonntag et al. 1978; Tarnow et al. 1977).

Die Patienten mit Halothananästhesie reagierten im Gegensatz zu den Patienten mit NLA bzw. PDA nicht mit einem signifikanten Abfall der Herzfrequenz. Gleichzeitig erhöhte sich nur in dieser Gruppe der arterielle Mitteldruck signifikant, einhergehend mit einer unwesentlichen Verringerung des Herzindex. Offensichtlich ist dies Ausdruck einer unterschiedlichen Beeinflussung der zentralnervösen Baroreflexstrukturen durch die einzelnen Verfahren. Für Halothan, allein oder in Kombination mit Lachgas, ist eine ausgeprägte Beeinträchtigung der Baroreflexkontrolle der Herzfrequenz nachgewiesen (Bristow et al. 1969; Duke et al. 1977). Eine verminderte Ansprechbarkeit der Pressorezeptoren für Halothan ist ebenfalls bekannt (Skovsted et al. 1969). Die Anstiege des Druck-Frequenz-Produkts waren für die Halothanpatienten im Mittel am deutlichsten, wurden aber für keines der 3 Narkoseverfahren signifikant.

Schlußfolgerungen. Die beobachteten relativ geringen Unterschiede lassen nicht den Schluß zu, daß eine der 3 untersuchten Methoden die Abklemmreaktion günstiger beeinflußt als die andere. Sie können allenfalls als Hinweise dafür gelten, daß für Patienten mit latenter oder manifester Herzinsuffizienz Halothan, auch unter dem Gesichtspunkt des Abklemmverhaltens, ein weniger geeignetes Verfahren darstellt.

4.7 Einfluß des Narkoseverfahrens auf die Reaktion bei Freigabe der Aorta

Ausgeprägte und anhaltende Hypotensionen nach dem Freigeben der Aorta gehören zu ernsten und gefürchteten Komplikationen bei derartigen Eingriffen. Der Abfall des koronaren Perfusionsdrucks kann, besonders bei Patienten mit Koronarstenosen, zu O_2-Mangelsituationen am Herzen führen. Von einigen Untersuchern wurde ein Zusammenhang zwischen intraoperativen Hypotensionen bzw. Schockzuständen mit der perioperativen Mortalität nachgewiesen bzw. diskutiert (Campbell 1967; Thomas 1971; Yaslar et al. 1972; Imparato et al. 1973; Vormittag et al. 1975; Reinhart et al. 1983a).

Unterschiedliche Faktoren werden als ursächlich für die Hypotensionen genannt, wie z.B. Hypovolämie infolge des Verlustes des Gefäßtonus in den vormals abgeklemmten Extremitäten mit der Folge von Blutsequestration in diesen Arealen bei der Freigabe (Strandness et al. 1961; Fry et al. 1963). Auch die Freisetzung von myokardial-depressorisch wirkenden und vasodilatatorischen Substanzen wurde postuliert (Selby et al. 1964; Brant et al. 1970; Rittenhouse et al. 1976). Andere Untersucher sahen die Freisetzung von sauren Metaboliten als Ursache an (Lim et al. 1969). Durch Pufferung mit Natriumkarbonat bzw. über eine respiratorische Alkalose ließen sich jedoch keine kompensatorischen Effekte erzielen (Baue u. McClerkin 1965).

Als wesentlicher Faktor für die „Declampingphänomene" wird die Volumensequestration auf Basis einer Vasoparalyse angesehen (Reiz et al. 1979b; Silverstein et al. 1979). Durch die Applikation von Vasopressoren, distal der Aortenklemme, kurz vor dem Öffnen, gelang es in einigen Studien, das Ausmaß der Blutdruckabfälle zu mindern (Strandness et al. 1961; Fry et al. 1963). Eine andere erfolgreiche Maßnahme besteht in einer prophylaktischen, anhand eines differenzierten Monitorings gesteuerten relativen Hypervolämie vor Aortenfreigabe (Thompson et al. 1975; Bush et al. 1977; Reiz et al. 1979b; Grindlinger et al. 1980). Durch diese Maßnahme konnte in einigen dieser Studien die perioperative kardiale und renale Komplikationsrate bzw. die Letalität verringert werden.

Der Versuch, mit dem Einsatz von Vasodilatatoren bis kurz vor Wiedereröffnen der Aorta die Volumenauffüllung ohne unmittelbare kardiale Überlastung zusätzlich zu steigern, hat sich als ungünstig erwiesen. Grindlinger et al. (1980) fanden unter dieser Maßnahme signifikant häufiger kardiale Komplikationen.

In der vorliegenden Studie wurden vor dem Öffnen der Aorta die kardialen Füllungsdrücke 2–3 mm Hg über die obere Normgrenze angehoben. Dadurch ist es gelungen, die Abfälle des arteriellen Mitteldrucks auf 10% (NLA und Halothan) bzw. 15% (PDA und ITN) gegenüber dem Druck unmittelbar vor Freigabe zu begrenzen (Abb. 38 a–l). Ohne dieses Vorgehen wurden von Reiz et al. (1979b) sowie Lunn et al. (1979) im Mittel Abfälle um ca. 30% beobachtet. Der PCWP fiel in allen unseren Gruppen lediglich zwischen 1 und 3 mm Hg ab. Der Herzindex stieg mäßig, jedoch nicht signifikant unter allen 3 Verfahren an. Lediglich in der PDA-Gruppe kam es zu einer signifikanten Erniedrigung des LVSWI. Dieses Verhalten kann zumindest für die NLA-Patienten als eine Verbesserung der Ventrikelfunktion interpretiert werden – Linksverschiebung und nur leichte Abwärtsbewegung auf der Ventrikelfunktionskurve (Abb. 39).

Die Ergebnisse sprechen gegen die Annahme, daß es im Rahmen der Rezirkulation zu einer wesentlichen Ausschwemmung von kardiodepressiven Substanzen kommt. Sie sind im Einklang mit Bush et al. (1977) und Silverstein et al. (1979), die nach Freigabe der Aorta ebenfalls eine Besserung der Ventrikelfunktion registrierten.

Dem etwas größeren Abfall des MAP und der Erniedrigung des LVSWI unter der PDA können mehrere Ursachen zugrunde liegen:

1. Die segmentale Sympathikusblockade verstärkt die Reduzierung des Gefäßtonus unterhalb der abgeklemmten Gebiete und hemmt so eine kompensatorische Vasokonstriktion.

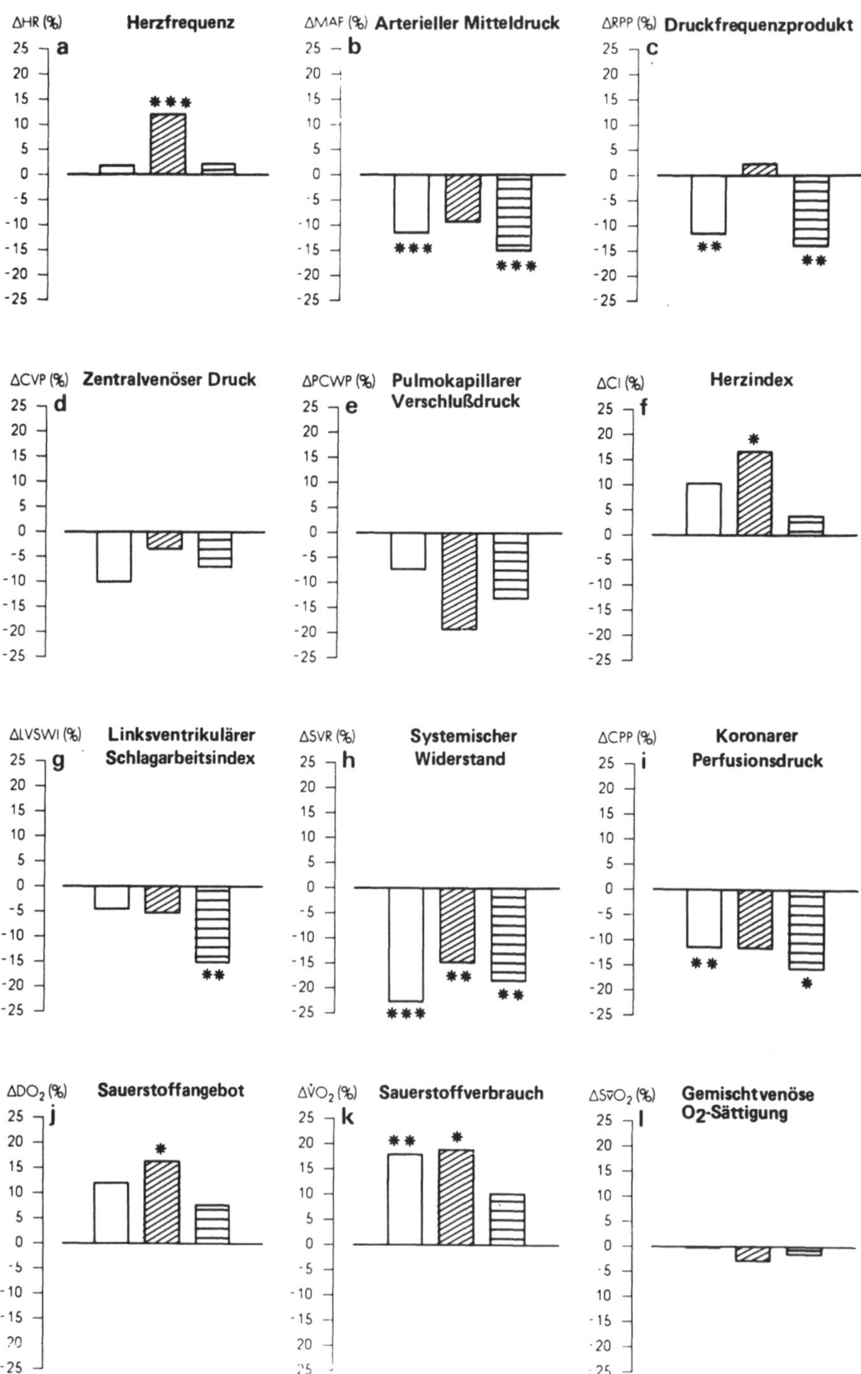

Abb. 38a–l. Veränderungen der Hämodynamik und der O_2-Transportvariablen durch das Freigeben der Aorta (in % von den Werten vor Freigabe).

□ Halothan, ▨ NLA, ▤ PDA ± ITN (MW); *p < 0,05 **p < 0,01 ***p < 0,001

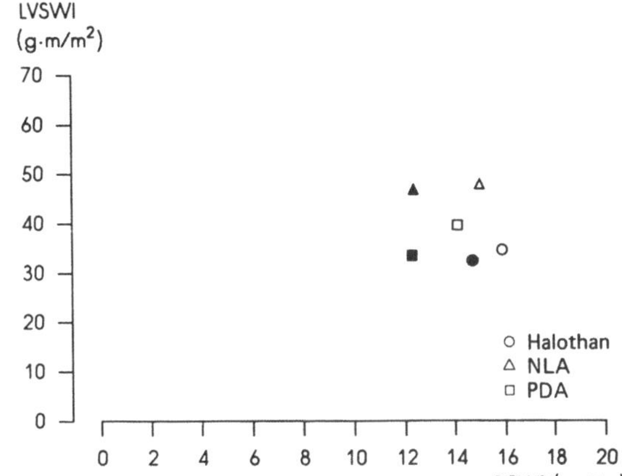

Abb. 39. Veränderung der Ventrikelfunktion durch die Freigabe der Aorta. ○ △ □ vor Freigabe, ● ▲ ■ nach Freigabe der Aorta

2. Die segmentale Blockade unter Einschluß der nervalen Versorgung des Nebennierenmarks und Teilen der Nervi accelerantes zum Herzen beeinträchtigt die Effektoren des Barorezeptorenreflexes.
3. Möglicherweise verringert die deutlich vermehrte Exzeßlaktatfreisetzung in der PDA-Gruppe die Ansprechbarkeit der vorhandenen Katecholamine am Myokard. Unterschiede im pH- und BE-Verhalten zwischen den 3 Gruppen waren jedoch nicht zu beobachten, so daß diese These als weniger wahrscheinlich gilt.

Auf der Basis der durch die hohe PDA bewirkten Beeinträchtigung der physiologischen, kardiozirkulatorischen Regulationsmechanismen werden Ergebnisse von Lunn et al. (1979) leicht nachvollziehbar. Nach Beobachtungen dieser Untersucher ist für Patienten mit PDA eine Anhebung des PCWP bzw. CVP vor der Aortenfreigabe zur Verhütung von Hypotensionen von besonderer Bedeutung. In einer Gruppe mit einem PCWP vom 11±2 mm Hg trat ein Abfall auf 3±2 mm Hg ein, während eine Vergleichsgruppe unter NLA durch das Öffnen der Aorta lediglich eine Reduzierung des PCWP von 10±2 auf 8±2 mm Hg zeigte. Entsprechend geringer war auch die Erniedrigung des MAP um 12 mm Hg im Vergleich zu 26 mm Hg.

Durch die Steigerung der kardialen Füllungsdrücke um 2–3 mm Hg über die Normgrenze gelang es, sowohl in dieser, als auch in unserer vorliegenden Studie, trotz bestehender Sympathikusblockade, den mittleren Abfall des MAP auf 10 bzw. 14 mm Hg zu begrenzen.

Offensichtlich stellt die Frank-Starling-Beziehung für den Organismus unter den Bedingungen einer kompletten bzw. partiellen Blockade im Bereich des autonomen Nervensystems einen wichtigen Mechanismus zur Bewahrung der Anpassungsfähigkeit des kardiozirkulatorischen Systems dar (Epstein et al. 1965; Donald 1974).

Durch die Begünstigung dieses Mechanismus mit der Optimierung der Volumenzufuhr gelang es bei den eigenen Patienten unter PDA, die Anpassungsfähigkeit weitgehend zu erhalten. Belegt wird dies durch die unveränderte O_2-Ausschöpfung des arteriellen Blutes vor bzw. nach Freigabe der Aorta, wie sie sich in den nicht signifikanten Veränderungen der $S_{\bar{v}}O_2$ bzw. dem Verhalten der $D_{av}O_2$ und der O_2-Extraktionsrate widerspiegelt.

Die Parameter, die die O_2-Ausschöpfung reflektieren, liegen für die Patienten mit PDA zwar etwas ungünstiger als bei den Patienten mit Halothan bzw. NLA, unterscheiden sich aber nach dem Freigeben der Aorta nur unwesentlich von den Ausgangswerten. Zusätzlich kann festgehalten werden, daß sich weder anhand des pH-Wertes und des Basenüberschusses, noch durch die Exzeßlaktatspiegel bzw. den Laktat-Pyruvat-Quotienten zum Zeitpunkt nach der Aortenfreigabe, Gruppenunterschiede belegen lassen.

4.8 Gesamtverlauf

Bei einem Krankengut, welches mehrheitlich kardial vorgeschädigt ist und dessen Krankenhausletalität zu 50–80% durch postoperative Myokardinfarkte bedingt ist (Hicks et al. 1975; King u. Evans 1975; Thompson et al. 1975; Young et al. 1977; Brown et al. 1981), müssen die anästhesiologischen Maßnahmen primär unter dem Gesichtspunkt ihrer Auswirkung auf die myokardiale O_2-Bilanz und die Herzleistung beurteilt werden. Es gibt Hinweise darauf, daß sich durch eine Optimierung der relevanten kardiozirkulatorischen Parameter in der perioperativen Phase die Überlebenschancen dieser Patienten verbessern lassen (Whittemore et al. 1980; Rao u. El-Etr 1981).

4.8.1 Myokardiale O_2-Bilanz

Welches Anästhesieverfahren und welche therapeutische Intervention für das ischämische Herz unter Narkosebedingungen optimal ist, kann nur differenziert unter Berücksichtigung der spezifischen pathophysiologischen Gegebenheiten des einzelnen Patienten beurteilt werden. Es liegen zu dieser Problematik scheinbar kontroverse Untersuchungsergebnisse vor, die immer wieder Anlaß zu Editorials in der Fachliteratur geben (Hamilton 1976; Merin 1980, 1981).

Bei einem den eigenen Patienten vergleichbaren Krankengut konnten mit Erfolg Myokardischämien, die sich u. a. in erhöhten kardialen Füllungsdrücken ausdrückten, erfolgreich mit dem negativ-inotrop wirkenden Anästhetikum Halothan behandelt werden (Roizen et al. 1981). Tierexperimentelle Untersuchungen von Davis et al. (1983) belegen, daß Halothan die Infarktgröße bei artefiziellem Koronararterienverschluß vermindern kann. Auf der anderen Seite jedoch wird aus der gleichen Arbeitsgruppe von Lowenstein et al. (1981) über das verstärkte Auftreten von regionalen Myokardfunktionsstörungen in ischämischen Bezirken unter Halothan berichtet. Aus dieser Untersuchung wurde der Schluß gezogen, daß der Abfall des arteriellen Blutdrucks unter Halothan „einen wichtigen Faktor für perioperative Myokardinfarkte darstellen kann" (Übers. vom Verfasser).

Theoretisch stellt die Therapie von Myokardischämien mit kardiodepressiven Substanzen einen logischen Ansatz dar, da die Erniedrigung der Kontraktilität des Herzmuskels eine Abnahme des myokardialen O_2-Verbrauchs bedingt (Sonnenblick et al. 1968; Weber u. Janicki 1979). Ausgehend von dieser Prämisse hat die Behandlung der Angina pectoris mit β-adrenerger Blockade einen festen Platz, wobei bei dieser Therapie neben der Herabsetzung der Kontraktilität v.a. die Minderung der Herzfrequenz zur Herabsetzung des O_2-Verbrauchs führt (Epstein u. Braunwald 1966; Aronow et al. 1980).

Die Verminderung der Inotropie des Myokards kann jedoch zu einer Zunahme des Ventrikelvolumens führen, was – entsprechend dem Laplaceschen Gesetz – eine Zunahme der myokardialen Wandspannung zur Folge hat. Dies wiederum bedingt einen vermehrten O_2-Verbrauch des Herzens (Braunwald u. Ross 1979). Es wird deshalb von einigen Autoren in Narkose der Einsatz von negativ inotropen Substanzen bei ischämiegefährdeten Patienten abgelehnt (Kaplan u. Steinhaus 1978b).

Die Therapie mit kardiodepressiven Substanzen bzw. neuraler Sympathikusblockade ist zweifellos durch die Gefahr des Absinkens des CPP unter kritische Grenzen sowie die Unterschreitung der Herzauswurfleistung unter die metabolischen Bedürfnisse des Gesamtorganismus limitiert. Besonders bei einer Koronarsklerose stellt der koronare Perfusionsdruck eine wichtige Voraussetzung für einen ausreichenden koronaren Blutfluß dar (Cross et al. 1961; M. Mueller et al. 1971; Wyatt et al. 1975).

Neben der myokardialen Wandspannung in der Systole und der Kontraktilität hat zusätzlich die Herzfrequenz einen wichtigen Einfluß auf den O_2-Verbrauch des Herzens.

Myokardiales O_2-Angebot. Im arteriellen O_2-Gehalt – neben dem koronaren Blutfluß der wichtigste Einflußfaktor für das myokardiale O_2-Angebot – ergeben sich keine Unterschiede zwischen den einzelnen Narkoseverfahren. Legt man für den CPP als kritische Grenze 55 mm Hg zugrunde – einen Wert, unterhalb dessen sich in einigen Studien eine vermehrte Druckabhängigkeit des koronaren Blutflusses und eine zunehmende Beeinträchtigung der Ventrikelfunktion einstellte (M. Mueller et al. 1971; Wyatt et al. 1975) –, so zeigt sich eine relativ häufige Unterschreitung dieses Wertes bei allen Narkosegruppen (Tabelle 6). Signifikante Gruppenunterschiede ergaben sich nicht. Für die Patienten unter der segmentalen Sympathikusblockade lagen die Mittelwerte für den CPP ab dem Zeitpunkt der Freigabe der Aorta stets am niedrigsten und unterhalb dieser Grenze, ohne daß Anzeichen für Myokardischämien auftraten. Offensichtlich führt unter Narkosebedingungen eine gewisse Unterschreitung dieses Wertes in der Regel nicht zu Mißverhältnissen von O_2-Angebot und O_2-Verbrauch am Herzmuskel. Dies ist im Einklang mit Lowenstein et al. (1982) und Hilfiker et al. (1983), die die Druck-Fluß-Beziehung im Koronarkreislauf unter Narkosebedingungen für noch nicht ausreichend geklärt halten. Allerdings sollte besonders beim Vorliegen ausgeprägter Koronarstenosen ein stärkeres Absinken des diastolischen Aortendrucks verhindert werden; Wyatt et al. (1975) konnten zeigen, daß beim Vorliegen einer 90%igen Koronarverengung ein diastolischer Aortendruck von über 98 mm Hg nötig ist, um poststenotisch einen Perfusionsdruck von über 50 mm Hg zu erzeugen.

Myokardialer O_2-Verbrauch. Ebenso wie für das O_2-Angebot liegen in der vorliegenden Arbeit auch für den myokardialen O_2-Verbrauch nur indirekte Indizes vor.

Die segmentale Sympathikusblockade führte zur stärksten Herzfrequenzerniedrigung. Auch das Druck-Frequenz-Produkt lag bei dieser Narkoseform am günstigsten. Das Überschreiten der für das RPP von einigen Untersuchern als kritisch angesehenen Grenze von 12000 tritt gegenüber den Vergleichsverfahren signifikant seltener auf (Tabelle 5). Die myokardiale Vordehnung, soweit sie sich im CVP bzw. PCWP widerspiegelt (Abb. 10 und 11), war ebenso wie der SVR (Abb. 18) meist nicht signifikant von den Halothan- bzw. NLA-Patienten unterschiedlich, so daß keine Differenzen in der Nachlast bzw. der myokardialen Wandspannung in der Diastole bzw. Systole unterstellt werden können.

Aufgrund des Verhaltens des LVSWI (Abb. 16) und des Quotienten aus LVSWI und PCWP (Abb. 18) muß davon ausgegangen werden, daß es in der Folge der PDA zu einer Reduzierung der Herzarbeit bzw. Kontraktilität kam. Belegt wird dies auch durch die vermehrte O_2-Ausschöpfung bei dieser Narkoseform (Abb. 26). Die zu beobachtende Beeinträchtigung der Schlagarbeit des linken Ventrikels lag in einer den Halothanpatienten vergleichbaren Größenordnung. Sie unterschied sich an den meisten Meßpunkten signifikant von der der Patienten unter Neuroleptanalgesie. Hilfiker et al. (1983) haben unter einer vergleichbaren Halothankonzentration bei Patienten mit koronarer Herzkrankheit im Mittel eine Reduzierung der myokardialen O_2-Aufnahme von 32% ermittelt.

Durch die gleichzeitige Reduzierung der Herzfrequenz und der Kontraktilität – den beiden wichtigsten Determinanten des O_2-Bedarfs des Herzens – ist davon auszugehen, daß die Patienten unter der hohen segmentalen Sympathikusblockade eine Verringerung ihres O_2-Verbrauchs erfahren haben.

Sympathikusaktivität und Koronarzirkulation. Es ist durch klinische und experimentelle Studien belegt, daß es sowohl unter der Stimulation sympathischer Efferenzen zum Herzen als auch durch andere α-adrenerge Stimuli wie Kälte und Schmerzreize zu einer durch α-Rezeptoren vermittelten Vasokonstriktion im koronaren Gefäßbett kommt (Mudge et al. 1976, 1979). Dies bedeutet, daß die Regulierung des koronaren Blutflusses nicht nur einer metabolisch beeinflußten Autoregulation unterliegt, sondern auch unter den Bedingungen maximaler metabolischer Vasodilatation α-konstriktorische Einflüsse dominieren (Mohrmann u. Feigl 1977; Buffington u. Feigl 1980).

Heusch u. Deussen (1983) konnten dies am Hund nachweisen. Bei experimentell hochgradig verengten Koronararterien ließ sich poststenotisch durch die Stimulation der sympathischen Nerven zum Herzen eine Zunahme des koronarvaskulären Widerstandes erzeugen.

Trotz der gleichzeitigen Erhöhung des koronaren Perfusionsdrucks kam es zu einer Abnahme des koronaren Blutflusses. Die Sympathikusstimulierung führte unter diesen Bedingungen zu entsprechenden Ischämiezeichen in den abhängigen Herzregionen. Durch α-Blockade mit Phentolamin konnten sowohl der Abfall des koronaren Blutflusses als auch der Anstieg des koronarvaskulären Widerstandes verhindert werden. Die logische Folge dieser Maßnahme war, daß es bei der Sympathikusstimulierung zu keinen Myokardischämien kam.

Der gleiche Erfolg konnte mittels einer zervikothorakalen Sympathikusblockade erzielt werden (Heusch u. Deussen 1984).

In der perioperativen Phase kann es v. a. im Zusammenhang mit Intubation, Hautschnitt sowie anderen besonders schmerzhaften Reizen zur Aktivierung des sympathischen Systems kommen. Myokardischämien bei Patienten mit KHK treten zu diesen Zeitpunkten vermehrt auf (Roy et al. 1979; Kistner et al. 1979).

Reiz et al. (1982) waren in der Lage, durch die Kombination von PDA mit NLA die unter alleiniger NLA und Enflurananästhesie im Zusammenhang mit dem Operationsbeginn gehäuft zu beobachtenden Myokardischämiezeichen völlig zu verhindern.

Zusammenfassung. Nach diesen Ergebnissen bietet perioperativ die PDA bei Patienten mit koronarer Herzkrankheit möglicherweise Vorteile durch die Verhinderung von Myokardischämien:

1. durch die Verringerung des myokardialen O_2-Verbrauchs über die Reduzierung der Herzfrequenz und der Kontraktilität sowie gegebenenfalls auch durch den Rückgang des systemischen Gefäßwiderstands;
2. durch eine protektive Wirkung für die Koronarzirkulation bei Patienten mit bereits ausgeschöpfter Koronarreserve
   - über die Verhinderung bzw. Minderung sympathikoadrenerger Reaktionen bei entsprechenden Stimuli (Enquist et al. 1980; Halter u. Pflug 1980),
   - über die direkte Blockade sympathischer Efferenzen zu den Koronargefäßen, falls das Ausbreitungsniveau der PDA $Th_{4/5}$ überschreitet.

Einschränkend wurde bereits darauf hingewiesen, daß ein Absinken des koronaren Perfusionsdrucks unter kritische Grenzen bei diesem Verfahren häufiger gegeben bzw. zu beachten ist.

4.8.2 Kardiozirkulatorische Leistungsfähigkeit

Determinanten der Herzleistung. Der sympathische Anteil des autonomen Nervensystems ist in vielfältiger und bedeutender Weise an der Kontrolle der kardialen Leistungsfähigkeit beteiligt:

1. Durch die Beeinflussung der Kontraktilität (Sarnoff u. Mitchell 1961; Mason 1968; Guyton et al. 1973).
   - Nach Braunwald et al. (1966) stellt die Noradrenalinfreisetzung an den sympathischen Nervenendigungen im Herzen unter physiologischen Bedingungen den wichtigsten Faktor für die Regulierung der Kontraktilität des Herzmuskels dar.
2. Durch die Auswirkung auf die Herzfrequenz.
   - Durchtrennung der sympathischen Nerven zum Herzen führt zu einer Erniedrigung der Herzfrequenz (Robinson et al. 1966; Stone et al. 1967). Stimulierung dieser Nerven führt zu einem Anstieg der HF, dessen Ausmaß von dem jeweilig vorherrschenden Parasympathikustonus abhängt (Rushmer et al. 1959). Bei Normalpersonen stellt unter Belastung die Steigerung der Herzfrequenz den wesentlichen Mechanismus zur Steigerung des Herzminutenvolumens dar (Wade u. Bishop 1962).
3. Durch die Beeinflussung der peripheren Zirkulation.
   - Ausschaltung des Sympathikus führt im kapazitiven Gefäßsystem zu einer drastischen Abnahme des venösen Rückflusses zum Herzen und damit zu einer Abnahme der Herzauswurfleistung. Umgekehrt hat eine maximale Stimulierung des Sympathikus die gegenteilige Wirkung (Guyton et al. 1972).
   - Über die Auswirkungen auf die Widerstandsgefäße wird die Verteilung des Herzauswurfvolumens auf die einzelnen Organsysteme geregelt (Vatner et al. 1972; Zelis et al. 1973).

Bei vermindertem Sympathikotonus bzw. reduzierter Kontraktilität des Herzens steht für einen beschränkten Bereich zur Aufrechterhaltung der Herzauswurfleistung eine

Zunahme des diastolischen Ventrikelvolumens, entsprechend dem Frank-Starling-Mechanismus, zur Verfügung (Sarnoff u. Mitchell 1961; Epstein et al. 1965; Guyton 1977).

Zusätzliche Determinanten der Herzleistungsfähigkeit. Neben der Kontraktilität, der Schlagfrequenz des Herzens sowie der myokardialen Vorordnung ist für die Größe des Herzauswurfvolumens wesentlich der Auswurfwiderstand, gegen den der linke bzw. rechte Ventrikel arbeiten muß, entscheidend (Sonnenblick u. Dowing 1963; Braunwald 1971 b; Ross 1976). Es ist deshalb notwendig, das perioperative Verhalten des Herzindex bzw. des Schlagarbeitsindex in Abhängigkeit von diesen 4 Faktoren zu beurteilen.

Die Indizes für die myokardiale Vordehnung (Preload), den CVP bzw. den PCWP waren in allen 3 Narkosegruppen nicht signifikant verschieden voneinander (Abb. 11 und 12). Auch der systemische Gefäßwiderstand, der unter klinischen Bedingungen am besten zugängliche und geeignete Parameter für die Abschätzung des Auswurfwiderstands (Ross 1977) und repräsentativ für die Nachlast („afterload") des linken Ventrikels (Gersh et al. 1972; Milnor 1975), zeigte intraoperativ keine signifikanten Gruppenunterschiede. Die zwischen den einzelnen Narkoseverfahren zu beobachtenden Unterschiede der Herzleistung sind deshalb primär als Folge ihrer jeweiligen Einflüsse auf die Kontraktilität bzw. die Herzfrequenz anzusehen.

Die hohe segmentale Sympathikusblockade in Kombination mit der Lachgas-O_2-Beatmung und Sedierung mit Diazepam resultierte im Vergleich zur NLA intraoperativ, aber auch noch 1–2 h postoperativ in einer deutlichen Erniedrigung des C.I. und LVSWI. Das Ausmaß dieser Verminderung war in der gleichen Größenordnung wie für die Patienten unter Halothan. Zwischen diesen beiden Kollektiven ergaben sich nur am Meßpunkt 8 bzw. 7 signifikante Unterschiede. Die Minderung des C.I. bzw. LVSWI gegenüber der NLA war bei den Messungen 4, 8 und 13 (C.I.) und für den LVSWI an allen intraoperativen Punkten bis einschließlich der Ankunft auf der Intensivstation signifikant.

Auswirkungen auf einzelne Organsysteme. Bei der Häufigkeit der Unterschreitung potentiell kritischer Blutdruckgrenzen für die Durchblutung wichtiger Organe wie Herz, Niere und Hirn (Rollason u. Hough 1960, Wyatt et al. 1975; Fitch et al. 1976; Fahmy 1979) läßt sich ein leichtes Überwiegen bei den Patienten mit PDA feststellen (Tabelle 6).

Anhand der untersuchten klinischen Parameter bzw. Funktionen wie postoperative EKGs, herzspezifische Enzyme, Urinausscheidung und orientierender neurologischer Untersuchung lassen sich leider keine exakten Aussagen über möglicherweise daraus resultierende kurzzeitige Beeinträchtigungen einzelner Organsysteme ableiten. Signifikante Gruppenunterschiede bei der Urinausscheidung in der perioperativen Phase bzw. den einzelnen Operationsabschnitten traten nicht auf (Tabelle 8). Nur bei einem Patienten ergaben sich in den ersten postoperativen Tagen aus der Klinik, dem EKG bzw. der CK-NAC und der CK-MB Hinweise auf Myokardinfarkt. Bei 2 der verstorbenen Patienten zeigten sich im Sektionsbefund frische Myokardnekrosen, die wahrscheinlich im Zusammenhang mit anderen postoperativen Komplikationen entstanden sind. Einer dieser Patienten mußte mehrmals wegen Nachblutungen revidiert werden und entwickelte in der Folge eine Sepsis, der andere Patient kam bei bereits vorbeste-

Tabelle 8. Perioperative Urinausscheidung in Abhängigkeit vom jeweiligen Narkoseverfahren (MW ± SD)

Narkoseverfahren	Untersuchungszeitraum[a]			
	Ankunft im OP Abklemmen der Aorta	Abklemmphase	Op.-Ende	24 h
Halothan	290 ± 190	25 ± 31	582 ± 277	2508 ± 787
NLA	320 ± 312	24 ± 81	625 ± 361	2070 ± 757
PDA + ITN	356 ± 357	24 ± 31	612 ± 492	2185 ± 725

[a] Bezüglich keiner Untersuchungsphase ergeben sich statistisch signifikante Unterschiede zwischen den 3 Narkosegruppen.

hender Nierenschädigung postoperativ ins akute Nierenversagen und verstarb laut Sektionsprotokoll an einer konfluierenden Bronchopneumonie. Ein ursächlicher Zusammenhang zwischen dem primären Narkoseverlauf und diesen Myokardischämiefolgen ist nach unserer Auffassung nicht gegeben. Bei keinem Patienten ergaben sich postoperativ bei der orientierenden neurologischen Untersuchung, die vom 1. bis zum 3. postoperativen Tag täglich erfolgte, Hinweise für zusätzliche zerebrale Ausfälle.

Einfluß von Diazepam und Lachgas. Ob und inwieweit die beobachteten kardiozirkulatorischen Folgen der Sympathikusblockade durch den 66%igen Lachgasanteil in der Inspirationsluft bzw. durch das intraoperativ verabreichte Diazepam verstärkt wurden, kann nicht sicher beantwortet werden. Bromage (1978) geht davon aus, daß alle Maßnahmen, die zu einer Herabsetzung des zentralen Sympathikotonus führen, das Ausmaß der peripheren Sympathikusblockade verstärken. Infolge der anxiolytischen und sedierenden Eigenschaften von Diazepam kann durch diese Substanz eine Verminderung des Sympathikotonus unterstellt werden. Dalen et al. (1969) konnten bei herzinsuffizienten Patienten jedoch keine negativen Folgen einer potentiellen Sympathikolyse durch Diazepam auf die Hämodynamik nachweisen. Eine direkt negativ inotrope Wirkung dieser Substanz scheint am menschlichen Herz nicht zu bestehen (Ikram et al. 1973). Die Verringerung des venösen Gefäßtonus durch direkte Gefäßeinflüsse und die Beeinträchtigung venomotorischer Reflexe durch Diazepam kann jedoch zu Hypotensionen führen (Zsoster u. Gospodarowicz 1972).

Unter Lachgas wurden von Eisele et al. (1970) bei Herzkatheteruntersuchungen sowie von Lappas et al. (1975) bei der Addition von Lachgas zu Morphinanästhesien während aortokoronarer Bypassoperationen Abfälle des arteriellen Mitteldrucks und der Kontraktilität des Herzmuskels beschrieben. Dafür konnte ebenfalls eine Verminderung des zentralen Sympathikotonus durch diese Substanz verantwortlich sein. In vitro wurde auch eine direkt negativ inotrope Wirkung von Lachgas am Herzen beobachtet (Price 1976).

Die drastischen hämodynamischen Veränderungen mit der Beendigung der Lachgaszufuhr im Operationssaal bzw. dem Übergang zur Intensivstation bei allen 3 Narkosegruppen legen einen starken zentral supprimierenden Einfluß dieser Substanz nahe. Es ist davon auszugehen, daß es bei den PDA-Patienten primär durch die Beatmung mit Lachgas intraoperativ zur Unterdrückung der gegenregulatorischen Mechanismen in Folge der Auskühlung kam. Mit Beendigung der Lachgaszufuhr setzte trotz der weiterbestehenden peripheren Sympathikusblockade eine für die Aufwach- bzw. Aufwärmphase typische kardiozirkulatorische Reaktion mit entsprechender Erhöhung des O_2-Verbrauchs ein. Von Karliczek et al. (1980) wurden vergleichbare Wirkungen des Lachgasentzugs auf die Kardiozirkulation mit Beendigung der operativen Phase beschrieben. In dieser Studie wurden Patienten unter Neuroleptanalgesien für koronarchirurgische Eingriffe untersucht.

Diazepam scheint trotz der relativ hohen Dosierung in diesem Zusammenhang keine dem Lachgas vergleichbaren Eigenschaften zu besitzen. Aufgrund der langen Halbwertszeit und der Applikation über die gesamte intraoperative Zeit muß vom Bestehen hoher therapeutischer Serumspiegel für Diazepam ausgegangen werden.

Eine deutliche Erhöhung der Herzfrequenz, des arteriellen Mitteldrucks, des Herzindex und des LVSWI nach Beendigung der Lachgaszufuhr bei Operationsende weist einerseits darauf hin, daß die segmentale Sympathikusblockade, auch wenn sie höhere thorakale Segmente einschließt, keine absolute Unterbrechung der durch den Sympathikus vermittelten Kreislaufreaktionen bewirkt. Die beobachteten Reaktionen legen andererseits nahe, daß eine gleichzeitige Lachgaszufuhr bei bestehender PDA die Adaptationsmöglichkeiten, z. B. bei plötzlichen intraoperativen Anforderungen, an die Kardiozirkulation zusätzlich stark einschränkt. Unter komplikationslosen intraoperativen Bedingungen, mit verminderten metabolischen Bedürfnissen und damit reduzierten Anforderungen an das kardiozirkulatorische System kommen diese potentiell gefährdeten additiven Lachgasauswirkungen allerdings nicht zum Tragen. Im Gegenteil, erst unter dem Lachgasentzug und den damit einsetzenden Aufwach- und Aufwärmreaktionen tritt die durch die Sympathikusblockade partiell bestehende kardiale Beeinträchtigung deutlicher hervor. Dies ist v. a. an der größer werdenden O_2-Ausschöpfung ablesbar.

4.8.3 Verhältnis von Herzauswurfleistung zum Gesamt-O_2-Verbrauch

Bei ungenügender Anpassung des Herzminutenvolumens an die metabolischen Anforderungen des Organismus tritt eine vermehrte O_2-Ausschöpfung des arteriellen Blutes ein (Dexter et al. 1951; Shepherd et al. 1973; Horwitz et al. 1974). Ist auch diese O_2-Reserve erschöpft, kommt es zu anaerobem Stoffwechsel mit Laktatbildung (Huckabee 1958).

Auswirkung des Anästhesieverfahrens auf den O_2-Verbrauch des Organismus. Anästhetika bzw. Anästhesieverfahren beeinflussen in unterschiedlicher Weise die O_2-Aufnahme des Organismus. Für Halothan (Severinghaus u. Cullen 1958; Theye u. Michenfelder 1975) und NLA (Turner et al. 1982; Brismar et al. 1977) wurde eine Abnahme des $\dot{V}O_2$ gegenüber den Werten vor Narkose beobachtet. Es ist jedoch nicht davon auszugehen, daß Anästhetika eine Erniedrigung des Zellstoffwechsels unterhalb physiologischer Grenzen bewirken (Mikat et al. 1984). Mit keinem Verfahren konnte in vivo eine Verminderung des $\dot{V}O_2$ unter Grenzen erreicht werden, wie sie bei natürlichem Schlaf vorherrschen (Braun et al. 1971; Mikat et al. 1984). Unter Anästhetika, die mit einer Steigerung des Sympathikotonus einhergehen, wie Äther und Cyclopropan, kann es sogar zu einer Steigerung des $\dot{V}O_2$ kommen (Topkins u. Artusis 1956).

Nach diesen Untersuchungen scheinen die schlafinduzierenden Wirkungen der jeweiligen Narkotika entscheidend für das Ausmaß des Rückgangs des $\dot{V}O_2$ unter Narkose zu sein. Zusätzliche Einflußfaktoren bestehen in der spezifischen funktionellen Beeinträchtigung einzelner Organsysteme durch die jeweiligen Anästhetika. Nach Theye u. Michenfelder (1975) ist der Rückgang des O_2-Verbrauchs unter Halothan wesentlich durch die Abnahme des myokardialen O_2-Verbrauchs aufgrund der negativ inotropen Wirkung dieser Substanz bedingt.

Weitere indirekt modifizierende Wirkungen auf den perioperativen $\dot{V}O_2$ durch das Anästhesieverfahren bestehen in der jeweiligen muskelrelaxierenden Wirkung (Braun 1974).

Zur Beeinflussung der O_2-Aufnahme unter Regionalanästhesie liegen nur wenige Untersuchungen vor. Renck (1969) fand 15 min postoperativ bei Patienten mit Spinal- und PDA-Analgesie im Vergleich zu Halothan- bzw. Barbituratnarkosen geringere Anstiege des O_2-Verbrauchs. Die Unterschiede wurden der, durch die Regionalanästhesie bedingten, völligen Schmerzfreiheit dieser Patienten zugeschrieben. Fournell et al. (1980) beobachteten bei der postoperativen Schmerztherapie mittels PDA im Vergleich zu Opiaten eine stärkere Verminderung der O_2-Aufnahme. Die Autoren erklären diese Auswirkungen über die bessere Ausschaltung von schmerzbedingten sympathikoadrenergen Stimuli.

Wüst (1980) stellte intraoperativ unter der Kombination von PDA und Allgemeinanästhesie – unter gleichzeitiger Beatmung mit N_2O/O_2 im Verhältnis 1:1 und zusätzlicher Sedierung mit im Mittel 60 mg Diazepam – nur eine geringfügige Erniedrigung des $\dot{V}O_2$ um maximal 17% gegenüber dem Ausgangswert fest. Unter Halothan und NLA registrierte er im Mittel einen Abfall von 35%. In der eigenen Untersuchung lag die intraoperative Verminderung des O_2-Verbrauchs bei allen Verfahren zwischen 20 und 40%, wobei die Patienten unter Halothan intra- und postoperativ den niedgrigsten $\dot{V}O_2$ aufwiesen. Als Ursache für die Unterschiede gegenüber den Patienten von Wüst kommt nur die stärkere zentrale Supprimierung durch die höhere Lachgaszufuhr in Frage. Bezüglich der intraoperativen Auskühlung und der Relaxierung bestanden keine Unterschiede zwischen beiden Studien.

Auf die Bedeutung des Lachgases wurde in Zusammenhang mit den erheblichen kardiozirkulatorischen Reaktionen bei Beendigung der Zufuhr am Operationsende bereits hingewiesen. Für die wichtige Rolle dieser Substanz bei der Beeinflussung des intraoperativen O_2-Verbrauchs spricht auch der plötzlich um das 1,5–2fache gesteigerte $\dot{V}O_2$ nach Operationsende, da in dieser Situation bei den Patienten mit PDA lediglich dieser Einflußfaktor geändert wurde.

Auch im Rahmen der NLA scheint das Lachgas eine wichtige Komponente bei der Unterdrückung der zentral vermittelten gegenregulatorischen Kreislaufreaktionen zu sein. Das Absetzen von Lachgas bei diesen Patienten wirkte sich in ähnlich starken Anstiegen des $\dot{V}O_2$ aus. Die Patienten unter Halothan zeigten in der Aufwach- bzw. Aufwärmphase im Vergleich weniger abrupte hämodynamische Veränderungen.

O_2-Angebot. Von Nunn u. Freemann (1964) wird ein Unterschreiten des O_2-Angebots von 400 ml·min^{-1} als kritisch für eine ausreichende O_2-Versorgung des Organismus angesehen, die es zu vermeiden gilt. Shibutani et al. (1983) beobachteten, daß der $\dot{V}O_2$ von Patienten beim Unterschreiten des O_2-Angebots von 330 ml·min^{-1}·m^{-2} vom jeweiligen O_2-Angebot abhängig wird. Umgerechnet auf das Körpergewicht der Patienten ergibt das ein O_2-Angebot von 9–10 ml/kg KG. Cain (1977) fand am Hund beim Absinken des O_2-Angebots unter diese Grenze ebenfalls eine Abhängigkeit des O_2-Verbrauchs vom jeweiligen O_2-Angebot.

Das relativ häufigere Absinken des DO_2 unter die als potentiell kritisch anzusehenden Grenzen (Tabelle 7) bei den Patienten mit PDA hat seine Ursache eindeutig in dem reduzierten Herzauswurfvolumen, da der arterielle O_2-Gehalt sich in allen Gruppen gleich verhielt (Abb. 22).

O_2-Ausschöpfung. Die O_2-Ausschöpfung des gemischtvenösen Blutes, angezeigt durch den $P_{\bar{v}}O_2$ bzw. die $S_{\bar{v}}O_2$ und die $D_{av}O_2$, gilt als Anhalt für die Anpassung der Herz-Kreislauf-Verhältnisse an die jeweiligen Bedürfnisse des Körpers (Hainsworth 1981).

Die Patienten mit Halothan wiesen trotz der Reduzierung der Herzleistung im Verhältnis zu den anderen Gruppen intra- und unmittelbar postoperativ die geringste O_2-Ausschöpfung auf. Dies ist anhand des Verhaltens der $D_{av}O_2$ sowie der $O_{2\ ex.\ ratio}$ und der $S_{\bar{v}}O_2$ gut nachvollziehbar (Abb. 25, 26, 27). Die Patienten mit PDA zeigten im Vergleich bei ähnlich eingeschränkter Herzleistung die höchste O_2-Extraktion. Erklärbar wird dieses Phänomen durch das unterschiedliche perioperative Verhalten von O_2-Angebot und O_2-Verbrauch bei den beiden Narkoseformen. Die Patienten mit PDA verfügten über das geringste O_2-Angebot, lagen mit ihrem O_2-Verbrauch aber zwischen Halothan mit der niedrigsten O_2-Konsumption und NLA mit den höchsten O_2-Verbrauchswerten. Besonders deutlich und signifikant wurden diese Unterschiede am Operationsende bzw. nach 1 h auf der Intensivstation (Abb. 23 und 24). An diesen Meßpunkten (11–14) sind auch die Unterschiede bei der O_2-Extraktion zwischen den einzelnen Narkoseverfahren am größten.

Der wegen Absinken des arteriellen Drucks bzw. des Unterschreitens kritischer Werte für die $S_{\bar{v}}O_2$ signifikant häufigere Einsatz von positiv inotropen Substanzen bei den Patienten mit PDA hat seine Ursache ebenfalls in der größeren Beeinträchtigung des kardiozirkulatorischen Systems durch dieses Verfahren (Tabelle A 11 im Anhang). Der Einsatz unter Halothan lag allerdings in einer vergleichbaren Größenordnung, was primär durch die Tendenz zu Hypotensionen bedingt war.

Daß es unter der hohen segmentalen Sympathikusblockade im Vergleich zu den anderen Verfahren häufiger zur Unterschreitung potentiell kritischer Werte der O_2-Ausschöpfung bzw. des O_2-Angebots kam, wird aus Tabelle 7 ersichtlich, der nur Meßpunkte zugrunde liegen, bei denen keine positiv inotropen Substanzen und auch keine β-Blocker eingesetzt waren. Dazu ist jedoch zu betonen, daß nur in weniger als 1% der Fälle eine Ausschöpfung unter 50 bzw. 60% erfolgte, Werte, die auch unter körperlicher Anstrengung kurzzeitig unterschritten werden können. Fehlende Unterschiede im Exzeßlaktatverhalten zwischen den einzelnen Narkosegruppen deuten darauf hin, daß das Verfahren mit der PDA die Kardiozirkulation nicht soweit beeinträchtigt hat, daß es zu gehäuft auftretendem anaerobem Stoffwechsel gekommen ist. Ob der gegenüber NLA vermehrte Einsatz von Katecholaminen in dieser Gruppe dies verhindert hat, kann nicht sicher entschieden werden.

Die O_2-Reserve – nach Bendixen u. Laver (1965) derjenige O_2-Anteil der dem Organismus bei plötzlicher Verringerung des O_2-Angebots bzw. Erhöhung des O_2-Verbrauchs noch zur Verfügung steht – war bei den Patienten unter Halothan aufgrund der geringeren O_2-Extraktion am höchsten.

Die Patienten mit Beeinträchtigung des sympathischen Systems erwiesen sich folglich als weniger gut in der Lage, ihre Herzauswurfleistung an die entsprechenden metabolischen Bedürnisse anzupassen als die Patienten unter Halothan bzw. NLA. Dies wurde v. a. in der Situation gesteigerten O_2-Verbrauchs im Rahmen der Aufwach- und Aufwärmphase während der ersten beiden Stunden postoperativ deutlich (Abb. 40).

Eine geringere kardiozirkulatorische Ansprechbarkeit, besonders in der Akutsituation vermehrten O_2-Bedarfs bzw. verminderten O_2-Angebots, ist aus Untersuchungen mit β-Blockern (Epstein et al. 1965; Horwitz et al. 1974), kardialer Denervation (Kontos u. Lower 1969) und totaler Sympathikusblockade mit PDA (Woods u. Richardson 1959) bekannt. Unter all diesen Maßnahmen wurde eine reduzierte Leistungsfähigkeit sowie eine schnellere und vermehrte O_2-Ausschöpfung des Blutes beobachtet.

Auch in frühen klinischen und experimentellen Studien zur kardiozirkulatorischen Auswirkung der hohen Spinalanästhesie wurde eine Zunahme der $D_{av}O_2$ gefunden. Die Ursache dafür wurde aber nicht klar in der Verminderung der Herzleistung erkannt, sondern auf der Basis von Veränderungen im peripheren Gefäßbett, wie Öffnung zusätzlicher Kapillaren, verlängerter Kontaktzeit des Blutes etc. interpretiert (Schuberth 1936, Sancetta et al. 1952; Mueller et al. 1952).

In den jüngeren Studien zur Hämodynamik der PDA und ihrer Kombination mit Allgemeinnarkose wurde dieser für die kardiozirkulatorische Leistungsfähigkeit relevante Parameter meist nicht erfaßt (Stephen et al. 1969; Scott 1975; German et al. 1979; Reiz et al. 1979b, 1982). In einigen Studien erfolgte seine Bestimmung nur intraoperativ, d.h. unter Bedingungen eines reduzierten Gesamt-O_2-Verbrauchs (Wüst 1980). Er fand eine leichte Verringerung der $D_{av}O_2$ gegenüber den Ausgangswerten.

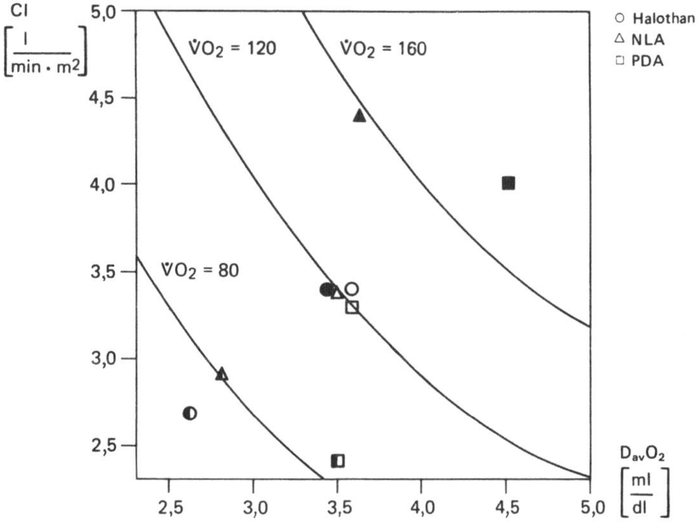

Abb. 40. Verhalten von Herzindex (C. I.) und arteriovenöser O_2-Differenz ($D_{av}O_2$) bei den 3 Narkoseverfahren in Situationen unterschiedlichen O_2-Verbrauchs.
O △ □ Kontrollmessung, ◑ ▲ ◫ nach Abklemmen der Aorta, ● ▲ ■ nach Ankunft auf der Intensivstation, ——— Isolinien des O_2-Verbrauchs $\dot{V}O_2$ in ml · min^{-1} · min^{-2} (MW)

Ottensen (1978) registrierte bei Probanden im Alter von 20–29 Jahren mit thorakaler PDA (C_3/Th_2–$Th_{5/8}$) unter physischer Belastung einen Anstieg der O_2-Extraktionsrate um 4,2%. Er zog aus diesen Untersuchungen den Schluß, daß „aus klinischer Sicht diese Ergebnisse die Sicherheit der thorakalen PDA unterstreichen und den Einsatz bei chirurgischen Patienten mit Herzerkrankungen nahelegen" (Übers. vom Verfasser).

Die Schlußfolgerungen dieses Autors verwundern, zumindest wenn unter „patients with cardiac disease" auch Patienten mit Herzinsuffizienz verstanden werden. Denn bei solchen Patienten besteht schon ohne Narkose bzw. ohne Belastung eine erhöhte $D_{av}O_2$ bzw. erniedrigte $S_{\bar{v}}O_2$ (Dexter et al. 1951; Valentine et al. 1966; Goldmann et al. 1968).

Das längere Unterschreiten der $S_{\bar{v}}O_2$ von 50% bei schweren intensivbehandlungspflichtigen kardiopulmonalen Erkrankungen ist mit einer vermehrten Laktatbildung und einer drastisch erhöhten Letalität verbunden (Kasnitz et al. 1976; Springer u. Stevens 1979). Aus Untersuchungen an Probanden und Patienten mit chronischer kardialer bzw. pulmonaler Insuffizienz ist allerdings bekannt, daß es unter körperlicher Belastung ohne Folgeschäden zu einer Ausweitung der $D_{av}O_2$ über 10 ml/dl bzw. eine Reduzierung der $S_{\bar{v}}O_2$ bis auf 30% kommen kann (Hickham u. Cargill 1948; Donald et al. 1954, 1955; Astrand et al. 1963).

Patienten mit kardialer Vorschädigung reagieren allerdings schon bei geringer Belastung mit einer Zunahme der O_2-Ausschöpfung und verbrauchen die O_2-Reserve im Vergleich zu Herzgesunden wesentlich früher. Diese Patienten sind folglich in Belastungssituationen nicht in der Lage, ihr Herzauswurfvolumen ausreichend zu steigern.

Bedeutung des Sympathikus bei Herzinsuffizienz. Das sympathische System ist nicht nur unter physiologischen Bedingungen für die Herz-Kreislauf-Regulation von großer Bedeutung (Braunwald et al. 1966), sondern gewinnt unter pathophysiologischen Zuständen zusätzlich an Bedeutung (Gaffney u. Braunwald 1969). So liegt bei Patienten mit chronischer Herzinsuffizienz ein gesteigerter Sympathikotonus vor, der in einer vermehrten Katecholaminausscheidung im Urin deutlich wird (Chidsey et al. 1965). Bei diesen Patienten tritt infolge körperlicher Belastung im Vergleich zu Normalpersonen eine um ein Vielfaches gesteigerte Noradrenalinfreisetzung ins Blut auf (Chidsey et al. 1962). Gleichzeitig besteht unter eingeschränkter kardialer Leistung ein vermehrter peripherer Gefäßtonus, der sich unter Bedingungen vermehrten O_2-Verbrauchs reflektorisch, v.a. in den nicht unmittelbar lebensnotwendigen Organen wie Muskel, Splanchnikusgebiet und Nieren, noch verstärkt (Bishop et al. 1958; Vatner et al. 1972; Millard et al. 1972; Zelis et al. 1973; Smid et al. 1981). Die Folge ist eine Umverteilung des Herzauswurfvolumens zugunsten von Herz und Hirn. Patienten unter hoher Sympathikusblockade können auf die Reduzierung des Herzminutenvolumens nicht mit einer entsprechenden Umverteilung reagieren. Bei ihnen kommt es zu einer proportionalen Erniedrigung der Durchblutung in allen Organsystemen (Mueller et al. 1952).

Daß bei kardialer Insuffizienz trotz der gesteigerten Sympathikusaktivität eine verminderte Leistungsfähigkeit des kardiozirkulatorischen Systems und Reduzierung der O_2-Reserve vorliegt, drückt sich u.a. in der schon in Ruhe erhöhten arteriovenösen O_2-Differenz dieser Patienten aus (Hickham u. Cargill 1948; Bishop et al. 1958; Harvey et al. 1962). Sympathikusblockade bei vorliegender Herzinsuffizienz kann zu einer drastischen Verschlechterung der Herzfunktion führen (Vogel u. Chidsey 1969). Dies ist durch die negativ inotropen und negativ chronotropen Auswirkungen einer solchen Maßnahme bedingt. Bereits ohne Sympathikusblockade leiden Patienten mit eingeschränkter kardialer Funktion an einer Beeinträchtigung der Herzfrequenzregulation, die eine verminderte Steigerungsfähigkeit der Herzfrequenz bei Bedarfserhöhungen zur Folge hat (Goldstein et al. 1975).

Sympathikus und vermindertes O_2-Angebot. Auch der Herzgesunde ist in der Situation von Imbalanzen zwischen O_2-Angebot und O_2-Verbrauch des Körpers auf die gleichen – weitgehend durch den Sympathikus vermittelten – Kompensationsmechanismen angewiesen (Vatner et al. 1971). Unter Hypoxiebedingungen spielt die Umverteilung des Herzminutenvolumens (Wyler 1975; Adachi et al. 1976; Heidstad u. Abboud 1980) neben seiner Steigerung über positiv inotrope und chronotrope Effekte eine wichtige Rolle (Richardson et al. 1966). β-Blockade schwächt diese physiologischen Reaktionen auf Hypoxie deutlich ab (Richardson et al. 1967; Kontos u. Lower 1969). Eine vergleichbare Rolle spielt das sympathische System auch unter Bedingungen der akuten und chronischen Anämie, z. B. bei akutem Blutverlust oder Hämodilution (Glick et al. 1964; Johanson u. Laver 1966; Gump et al. 1968). Die Beeinträchtigung des Sympathikus in diesem Zusammenhang führt zu einer deutlichen Einschränkung der Adaptationsfähigkeit (Clarke et al. 1980).

Andere Adaptationsvorgänge bei Herzinsuffizienz. An den Anpassungsvorgängen beim akuten und chronischen Herzversagen sind neben dem sympathikoadrenergen System und den kardiovaskulären Reflexen auch humorale Faktoren wie Renin, Angiotensin, Aldosteron und Vasopressin (ADH) beteiligt (Abboud u. Thames 1983).

Geneset et al. (1968) und Watkins et al. (1976) fanden unter den Bedingungen der akuten Herzinsuffizienz eine erhöhte Plasmareninaktivität und eine vermehrte Angiotension-II-Bildung. Eine gesteigert ADH-Sekretion bei chronischer Herzinsuffizienz ist ebenfalls bekannt (Belleau et al. 1965; Zehr et al. 1971).

Brandt et al. (1979) haben unter PDA eine Unterdrückung der Reaktion des Renin-Angiotensin-Systems auf das operative Trauma beobachtet. Andere Untersucher konnten entsprechende Unterschiede zu allgemeinanästhesiologischen Verfahren nur bei gleichzeitig fehlenden Blutdruckabfällen beobachten (Hack et al. 1980). Von einer Supprimierung der intraoperativen ADH-Sekretion durch die PDA ist ebenfalls auszugehen (Weidler et al. 1981; Bonnet et al. 1982; Bormann et al. 1983).

Zusammenfassung. Dem Sympathikus kommt aufgrund seiner adaptiven und kompensatorischen leistungssteigernden Auswirkungen auf das kardiozirkulatorische System eine wichtige Bedeutung für die Anpassung des Organismus an die jeweiligen metabolischen Bedürfnisse zu. Die periphere segmentale Symphatikusblockade, in Kombination mit Sedativa und Lachgas-O_2-Beatmung bei nur geringer Muskelrelaxierung, reduziert im Vergleich mit den anderen Verfahren intraoperativ den Gesamt-O_2-Verbrauch nicht signifikant. Postoperativ tritt ein abrupter im Vergleich zu Halothan signifikant höherer und schnellerer Anstieg des $\dot{V}O_2$ ein.

Das O_2-Angebot unter PDA ist an einigen intraoperativen Meßpunkten gegenüber den beiden anderen Verfahren und postoperativ gegenüber den Patienten mit NLA erniedrigt. Die in der Folge erhöhte O_2-Ausschöpfung des arteriellen Blutes ist als Ausdruck einer verminderten kardialen Anpassungsfähigkeit anzusehen, die unter den Bedingungen eines erhöhten O_2-Bedarfs in der unmittelbar postoperativen Phase deutlicher hervortritt.

Unter den Bedingungen der kontinuierlichen Messung der kardialen Füllungsdrücke mit der Möglichkeit der differenzierten Volumensubstitution sowie dem gezielten Einsatz von positiv inotropen Substanzen, der an 2,9% der Meßpunkte für erforderlich gehalten wurde, kam es jedoch durch die segmentale Sympathikusblockade nicht zu unzureichenden Herz-Kreislauf-Verhältnissen.

Die beobachtete Verringerung des Herzauswurfvolumens unter der hohen PDA lag in der gleichen Größenordnung, wie sie auch unter Halothan zu beobachten war. Die Anpassung des C.I. bei diesen Patienten an die metabolischen Erfordernisse muß wegen des verminderten O_2-Verbrauchs jedoch als günstiger beurteilt werden.

4.8.4 Beurteilung der beiden Alternativverfahren

Die Forderung von Lowenstein und Bland (1972), daß „in der anästhesiologischen Praxis die Hauptaufgabe in der Bewahrung der kardiozirkulatorischen und respiratorischen Integrität besteht" (Übers. vom Verfasser), ist sicherlich bei großen operativen Eingriffen in permanentem Widerspruch zu den „eigentlichen" Anforderungen an ein Anästhesieverfahren, nämlich den Patienten perioperativ weitgehend schmerz- und streßfrei zu halten sowie dem Operateur optimale Arbeitsbedingungen zu gewährleisten. Kein Anästhesieverfahren kann jedoch allen Anforderungen gleichzeitig und in vollem Umfang gerecht werden.

Halothan. Das seit langem bewährte Inhalationsanästhetikum erwies sich in Kombination mit Lachgas als durchaus geeignete Substanz, wobei die bestehenden Kontraindikationen, wie vorbestehender Leberschaden und manifeste Herzinsuffizienz beachtet wurden (Carney u. van Dyke 1972). Die Vorteile bestanden in einem hämodynamisch wenig schwankenden Narkoseverlauf. Erstaunlicherweise verliefen die kardiozirkulatorischen Reaktionen und der O_2-Verbrauch im Rahmen der Aufwach- und Aufwärmphase unter Halothan vergleichsweise zu den beiden anderen Verfahren weniger abrupt. Sieht man von der Einleitungsphase ab, so verhielten sich die indirekten Indikatoren für den myokardialen O_2-Verbrauch (RPP, HF und SVR) im Rahmen derer der Vergleichgruppen.

Als unzureichend erwies sich der analgetische Schutz vor der Laryngoskopie bzw. Intubation. Im Zusammenhang mit dieser Maßnahme kam es zu ausgeprägten sympathikoadrenergen Herz-Kreislauf-Reaktionen mit Ansteigen der Herzfrequenz, des Druck-Frequenz-Produkts und des systemischen Gefäßwiderstands, bei gleichzeitigem Abfall des Herzindex.

Die Ergebnisse dieser Studie bestätigen auch die bekannte negativ inotrope Wirkung von Halothan (Eger et al. 1970; Tarnow et al. 1977; Sonntag et al. 1978). Dies drückte sich sowohl indirekt durch den im Vergleich zur NLA häufigeren Einsatz von Katecholaminen als auch im Verhalten des Schlagarbeitsindex und Herzindex aus. Der LVSWI lag unter Halothan an allen intraoperativen Meßpunkten signifikant unterhalb des Wertes bei den Patienten mit NLA. Bezüglich der Vor- und Nachlast zeigten sich hingegen keine signifikanten Unterschiede zwischen den beiden Gruppen. Ebenfalls kann der PCWP-Anstieg durch das Abklemmen der Aorta als Ausdruck einer Ventrikelbeeinträchtigung durch die negativ inotrope Wirkung von Halothan interpretiert werden. Der an 2,5% der Meßunkte für notwendig erachtete Einsatz von positiv inotropen Substanzen war zwar im Vergleich zur NLA-Gruppe signifikant gehäuft, unterschied sich jedoch nicht gegenüber den Patienten mit PDA und ITN. Aus den insgesamt relativ selten beobachteten potentiell kritischen Folgen der negativ inotropen Wirkung des Halothans läßt sich für das untersuchte Patientengut nicht der Schluß ziehen, daß diese Eigenschaft einen bedeutenden Nachteil bedeutet hat. Auf mögliche Vorteile durch die Herabsetzung des myokardialen O_2-Verbrauchs wurde bereits hingewiesen.

Lediglich bei den Halothanpatienten wurde während der Abklemmphase eine Exzeßlaktaterhöhung registriert bei gleichzeitg hoher gemischtvenöser O_2-Sättigung. Ob dies Ausdruck einer durch Halothan bedingten Störung auf Mikrozirkulationsebene ist, die zu einem vermehrten arteriovenösen Shunting führte oder Folge einer zellulären O_2-Verwertungsstörung ist, kann nicht beantwortet werden. Mit der Freigabe der Aorta kam es in keiner Gruppe zu einem unverhältnismäßig starken Anfall von sauren Valenzen. Eine Pufferung mit Natriumbikarbonat war somit nicht erforderlich.

Es darf nicht übersehen werden, daß auch Halothan das sympathische System beeinflußt. Roizen et al. (1974) konnten an Ratten eine deutliche Verminderung der Katecholaminfreisetzung sowohl aus dem Nebennierenmark als auch an den sympathischen Nervenendigungen nachweisen. Zumindest in höherer Dosierung ist für Halothan eine verminderte Ansprechbarkeit der Barorezeptoren nachgewiesen (Bristow et al. 1969). Vatner u. Braunwald (1975) fanden am Hund unter Halothan bei einem etwa 30%igen Blutverlust eine Beeinträchtigung der kardiozirkulatorischen Gegenregulation, wie sie auch nach Durchtrennung der nervalen Versorgung der Barorezeptoren in Aorta bzw. Karotiden zu beobachten war. Skovsted et al. (1969) beobachteten an der Katze unter klinisch relevanter Halothandosierung nur eine geringe Beeinträchtigung der sympathikusvermittelten Reflexe. In einer Dosierung von 0,75 bis 1,25 Vol.-% war unter Halothan die physiologische Antwort auf Hypoxie weitgehend erhalten, während sie bei höheren Konzentrationen schnell zum Erliegen kam (Cullen u. Eger 1970).

Nach Roizen et al. (1974) ist davon auszugehen, daß zumindest ein Teil der unter Halothan zu beobachtenden kardiozirkulatorischen Veränderungen Folge von Einflüssen auf zentrale Sympathikusstrukturen ist.

Diese Tatsache bedeutet sicher einen Nachteil unter dem Gesichtspunkt der Anpassungsfähigkeit des kardiozirkulatorischen System an akute Anforderungen. Im Rahmen der Aufwachphase erwiesen sich die offensichtlich auch noch 1–2 h postoperativ zum Tragen kommenden, zentral dämpfenden Einflüsse allerdings als vorteilhaft, da sie eine Minderung bzw. Verlangsamung der Aufwach- und Aufwärmereaktion bewirkten.

Neuroleptanalgesie. Seit der Einführung der NLA durch De Castro u. Mundeleer 1959 gilt dieses Verfahren als besonders geeignet für Risikopatienten (Fox et al. 1967; Tarhan et al. 1971; Morgan et al. 1974). Dies wird mit der relativ geringfügigen Beeinträchtigung des kardiozirkulatorischen Systems durch dieses Verfahren begründet. Sowohl Droperidol als auch Fentanyl haben erst weit oberhalb der bei üblicher Dosierung erreichten Plasmaspiegel direkt negativ inotrope Wirkungen am Herzen (Goldberg u. Paget 1969; Bertolo et al. 1972). Als zusätzlich vorteilhaft bei dieser Kombination wird die Nachlastreduzierung für den linken Ventrikel angesehen, zu der es bei ausreichend hoher Dosierung durch die α-Rezeptorenblockierung von Droperidol kommt (Kettler et al. 1972).

Der Wirkungsgrad – das Verhältnis von Druck- und Volumenarbeit des Herzens zu seinem O_2-Verbrauch – verhält sich im Vergleich zu anderen Verfahren günstig (Kettler et al. 1974).

Auch unter NLA tritt eine Verminderung des Gesamt-O_2-Verbrauchs von 20–40% gegenüber den Ausgangswerten ein (Brismar et al. 1977; Santesson et al. 1978; Reiz et al. 1981).

Der Vergleich verschiedener Studien mit NLA ist durch die Unterschiede der Eingriffe und v.a. durch die unterschiedlichen Dosierungen sowohl im Verhältnis von Droperidol zu Fentanyl als auch in der absoluten Höhe der verabreichten Menge erschwert.

Wüst (1980) gab bei einem vergleichbaren Krankengut nur initial 12,5 mg Droperidol bei einer mittleren Gesamtdosis von 3,4 mg Fentanyl. In der eigenen Studie wurde die Ausgangsdosis von 12,5–15 mg intraoperativ noch einmal um ca. die Hälfte ergänzt, woraus sich eine mittlere Gesamtdosierung für Droperidol von 22,2 mg bei einer mittleren Dosierung von 1,9 mg Fentanyl ergab. Maunuksala (1977) dosierte in einer vergleichenden Studie für koronarchirurgische Eingriffe im Mittel 40 mg Droperidol bei lediglich 1,1 mg Fentanyl.

Die eigenen Ergebnisse bestätigen im wesentlichen die diesem Verfahren zugeschriebene geringe Beeinträchtigung der Herzleistung und der kardiozirkulatorischen Regulationsmechanismen.

Im Zusammenhang mit der Narkoseeinleitung kam es zu einer den anderen Verfahren vergleichbaren Kreislaufreaktion, die im wesentlichen der Thiopentalwirkung zuzuschreiben ist. Unterschiede bestanden, wie bereits ausgeführt, in der im Vergleich zu Halothan weit geringeren Kreislaufstimulierung im Rahmen der Laryngoskopie bzw. Intubation. Im weiteren Operationsverlauf trat im Unterschied zu den anderen Verfahren jedoch eine weitgehende Annäherung der arteriellen Drücke, der linksventrikulären Schlagarbeit, des Herzindex und des Schlagindex an die präoperativen Ausgangswerte ein. So lag der LVSWI ab Messung 5 unter NLA lediglich um ca. 10% unter dem Ausgangswert im Vergleich zu Halothan bzw. PDA mit einer bis Operationsende persistierenden Erniedrigung von 30 bzw. 40%.

Intraoperativ ließ sich jedoch weder im Vergleich zum Ausgangswert noch gegenüber den anderen Verfahren eine Erniedrigung des systemischen Gefäßwiderstands nachweisen. Lediglich kurz nach Narkoseeinleitung kam die α-Rezeptorenblockierung durch Droperidol zum Tragen. Nur zu diesem Zeitpunkt war eine gruppenunterschiedliche Reduktion des SVR und damit eine Erniedrigung der Auswurfimpedanz für den linken Ventrikel festzustellen. Dieser potentielle Vorteil des Verfahrens (Kettler et al. 1972; Maunuskale 1977) spielt zumindest in dem für das Droperidol in der vorliegenden Studie gewählten Dosisbereich keine Rolle. Dies steht im Einklang mit Ergebnissen von Brismar et al. (1977) und Santesson et al. (1978). Auch Maunuksala (1977) konnte ab dem Zeitpunkt der Sternotomie bis Operationsende trotz einer Dosierung von 40 mg Droperidol keine Erniedrigung des SVR gegenüber den Ausgangswerten bzw. den Patienten unter Halothan feststellen. Der Grund besteht möglicherweise in der unter diesem Verfahren nur geringfügigen Beeinträchtigung der homöostatischen Reflexe (Arndt u. Mameghani 1980). Im Falle einer nicht 100%igen Schmerzausschaltung können die operativen Stimuli zu sympathikoadrenergen Gegenreaktionen führen, die offensichtlich über die direkte Beeinflussung der α-Rezeptoren durch das Droperidol dominieren.

Von Giesecke et al. (1967) wurden während operativer Eingriffe unter NLA eine vermehrte Adrenalinausscheidung im Urin nachgewiesen. Die deshalb zu unterstellenden Serumspiegel von Adrenalin wurden von diesen Untersuchern als ein Grund für die „ausgezeichnete kardiovaskuläre Stabilität" dieses Verfahrens benannt.

Hicks et al. (1981) beobachteten unter alleiniger Gabe von Fentanyl bei Patienten mit kardiochirurgischen Eingriffen vor der Intubation einen über 70%igen Anstieg der Plasmaadrenalinspiegel. Auch aus tierexperimentellen Studien gibt es Hinweise, daß es unter Fentanyl zu einer vermehren Noradrenalinfreisetzung an den sympathischen Nervenendigungen kommt (Rorie et al. 1981). Durch sehr hohe Fentanyldosierungen hingegen ist eine weitgehende Unterdrückung der neuroendokrinen Streßantwort auf das operative Trauma belegt (Stanley et al. 1980; Walsh et al. 1981).

Für die geringe kardiozirkulatorische Beeinträchtigung, v. a. unter der Berücksichtigung der metabolischen Erfordernisse, spricht der Abfall der arteriovenösen O_2-Differenz und das Verhalten der gemischtvenösen O_2-Sättigung, die im Mittel intra- und postoperativ den Ausgangswert nicht unterschritt. Dies ist Ausdruck einer günstigen Relation von $\dot{V}O_2$ zu DO_2. Im Vergleich mit der Kombination von PDA und Allgemeinnarkose fällt bei einem nicht signifikanten Unterschied im O_2-Verbrauch ein intraoperativ an den meisten Punkten auch statistisch nachweisbar höheres O_2-Angebot auf. Der Abfall des $\dot{V}O_2$ nach Narkoseeinleitung bewegte sich in der gleichen Größenordnung, wie er auch von anderen Untersuchern beobachtet wurde (Brismar et al. 1977; Reiz et al. 1981). Wesentliche Unterschiede im Verhalten des Laktat-Pyruvat-Systems bzw. anaeroben Stoffwechsels im Vergleich zu den anderen Verfahren zeigten sich nicht.

Hervorzuheben ist die eindeutig bessere Adaptationsfähigkeit des kardiozirkulatorischen Systems an die Erfordernisse des drastischen O_2-Verbrauchanstiegs unmittelbar postoperativ. Obwohl der O_2-Verbrauch sich fast identisch wie unter PDA verhielt, kam es im Gegensatz zu diesem Verfahren unter NLA zu keiner signifikanten Erhöhung der O_2-Extraktionsrate.

Die teilweise exzessiven kardiozirkulatorischen Reaktionen, die eindeutig mit dem Lachgasentzug beim Verlassen des Operationssaals einhergingen, waren unter diesem Verfahren besonders ausgeprägt und häufiger zu beobachten. Die im Vergleich zu Halothan geringere Beeinträchtigung der homöostatischen Kreislaufreflexe findet durch diese Ergebnisse eine indirekte Bestätigung. Sie stellt in dieser Phase sicherlich keinen Vorteil für die NLA dar. Die dabei eintretenden Steigerungen des Druck-Frequenz-Produkts um nahezu 10000 im Vergleich zu 4000 (Halothan) bzw. 2000 (PDA) und der Anstieg des peripheren Widerstands bedeuten erhöhte Anforderungen an die Herzleistung und damit einen gesteigerten myokardialen O_2-Verbrauch (Watanabe et al. 1972).

Der für das O_2-Angebot wichtige koronare Perfusionsdruck zeigt zwar sowohl intra- als auch postoperativ ein nahezu paralleles Verhalten zum Druck-Frequenz-Produkt, so daß von einem gleichzeitigen Anstieg der Koronardurchblutung ausgegangen werden kann. Das Druck-Frequenz-Produkt erreicht aber unter NLA postoperativ im Mittel fast die Grenze von 19000, bei der Robinson (1967) bei einigen Patienten mit koronarer Herzkrankheit unter körperlicher Belastung pektanginöse Beschwerden registrierte. Kaplan (1979) fand bei Patienten während aortokoronarer Bypassoperationen bereits oberhalb eines RPP von 12000 vermehrt ischämiebedingte ST-Streckensenkungen.

Zur Ursache der postoperativen Hypertension gibt es unterschiedliche Thesen; dazu gehören erhöhte Katecholamin- sowie Renin- und Angiotensinspiegel (Anton et al. 1964; Michelakis u. Horton 1970). Eine Korrelation zwischen den hypertensiven Phasen und den jeweiligen Katecholaminspiegeln konnte jedoch nicht nachgewiesen werden (Pratilas et al. 1980). Die Theorie, daß die baro- und chemorezeptorenvermittelten Reflexe eine wichtige Rolle für diese Reaktion spielen, hat Unterstützung durch Ergebnisse von Tarazi et al. (1978) erhalten. Diesen Untersuchern gelang es mit einer Stellatumblockade postoperative Hypertensionen nach aortokoronaren Bypassoperationen signifikant zu verringern.

Die nur geringfügige Beeinträchtigung des Baroreflexes durch die NLA (Arndt u. Mameghani 1980) stellt durch die schnelle Anpassungsmöglichkeit des Herz-Kreislauf-Systems in vielen perioperativen Situationen, wie akuten Blutverlusten etc., einen großen Vorteil dieses Verfahrens dar, er kann sich aber in anderen Situationen auch als nachteilig erweisen.

5 Zusammenfassende Beurteilung

5.1 Perioperative Letalität

Einflüsse des Narkoseverfahrens auf die perioperative Morbidität und Letalität ließen sich unter den Bedingungen der vorliegenden Untersuchung nicht nachweisen.

Zu den Bedingungen gehörten:

1. ein differenziertes hämodynamisches Monitoring, welches eine rationale Flüssigkeitssubstitution und den gezielten Einsatz von vasoaktiven bzw. positiv inotropen Substanzen ermöglichte,
2. relativ große Erfahrung des Untersuchers mit den 3 Verfahren und der Art des Eingriffs,
3. Weiterbetreuung der Patienten durch den Untersucher unter intensivmedizinischen Bedingungen in den ersten postoperativen Stunden.

Die Patienten der Studie, die im Krankenhaus verstarben, waren im Durchschnitt um 12 Jahre älter als die, die den Eingriff überlebten. Die Häufigkeit von ernsten Vorerkrankungen waren im Vergleich zum Gesamtkollektiv deutlich erhöht. In der Anamnese hatten 40% der Patienten einen oder mehrere Herzinfarkte. Ebenfalls 40% betrug der Anteil von Patienten mit schweren Veränderungen an den Nierengefäßen oder Nieren. Der gleiche Prozentanteil der Patienten hatte anamnestisch einen Apoplex.

Eine weitere wichtige Rolle spielte sicherlich das Grundleiden, das zu dem Eingriff führte. Die Letalität bei den Patienten mit gleichzeitigen Eingriffen an den Nierengefäßen ist mit 33% im Vergleich zu 3,8% bei ausschließlicher arterieller Verschlußkrankheit im Bereich bzw. unterhalb der Beckenetage deutlich erhöht. Auch die Patienten mit Aortenaneurysma scheinen durch den Eingriff stärker gefährdet zu sein, denn hier betrug der Anteil an Verstorbenen 13%. Dies ist im Einklang mit Wüst (1980), der bei einer perioperativen Gesamtletalität von 16,7% bei Patienten mit Aortenaneurysma sogar eine Letalität von 50% (5 von 10) verzeichnete.

Durch Reoperationen in den ersten postoperativen Tagen verschlechtert sich die Prognose der Patienten drastisch. 15 Patienten aus der Studie mußten wegen Nachblutungen bzw. unzureichender Durchblutungsverhältnisse der Extremitäten revidiert werden. Nur 5 dieser Patienten haben in der Folge überlebt, d.h. alle 10 verstorbenen der insgesamt 105 Patienten haben eine oder mehrere Revisionen erfahren.

Ein Zusammenhang der Faktoren Alter, Begleiterkrankungen, Operationsindikation und Revision mit der perioperativen Letalität liegt also wesentlich näher als der Zusammenhang mit der Art des gewählten Anästhesieverfahrens.

Die These, daß bei diesem Krankengut „die Letalitätsrate bei Anwendung der Epiduralanästhesie entscheidend gesenkt werden kann" (Wüst 1980), findet somit durch die vorliegenden Ergebnisse keine Unterstützung. Es war zwar nicht das Ziel der Untersuchung und konnte es aufgrund der Fallzahlen schwer sein, narkosebedingte Unterschiede in der perioperativen Letalität nachzuweisen, jedoch sind dem Autor auch keine anderen Studien bekannt, die eine diesbezügliche Überlegenheit der PDA belegen würden.

Im Vergleich mit anderen Studien liegt die perioperative Letalität für Patienten mit chronischer AVK an der unteren und bei Patienten mit Aortenaneurysma an der oberen Grenze der andernorts erzielten Ergebnisse (De Bakey et al. 1964; Lutz u. Müller 1967; Heberer et al. 1972; Brown et al. 1981). Bei der ausschließlichen Betrachtung der Patienten, die keiner Reoperation unterzogen werden mußten, ergibt sich eine perioperative Letalität von 0%. Auffallend gering war die perioperative Myokardinfarktrate, wobei sich einer der beiden beobachteten Myokardinfarkte erst 3 Wochen nach dem primären Eingriff ereignete. In den eben zitierten Arbeiten stellt diese Komplikation die Haupttodesursache dar.

5.2 Periduralanästhesie bei Patienten mit Herzerkrankungen

Auch die These, daß die PDA besonders für den Risiko- bzw. herzkranken Patienten – „poor-risk patient" (Bromage 1980) bzw. „patients with heart disease" (Ottensen 1978) – geeignet ist, kann mit Einschränkungen nur für Patienten mit koronarer Herzkrankheit ohne gleichzeitige Ventrikelfunktionsstörungen nachvollzogen werden.

Die Ergebnisse der eigenen Studie bestätigten hingegen die schon vor über 40 Jahren geäußerten Auffassung, daß durch die hohe Spinal- bzw. Periduralanästhesie dem Organismus wesentliche Anteile lebenswichtiger Kompensationsmechanismen genommen werden, auf die er besonders in bedrohlichen Situationen angewiesen ist (Rovenstine et al. 1952).

Diese Tatsache ist – im Rahmen der unter verschiedenen Aspekten sicherlich erfreulichen Renaissance der Regionalanästhesie – nicht immer ausreichend betont worden. Sie hat besondere Bedeutung für Patienten mit vorbestehender Herzinsuffizienz, die zur Erhaltung ihrer kardiozirkulatorischen Integrität auf einen erhöhten Sympathikotonus angewiesen sind, wie auch für Herzgesunde in Situationen, die erhöhte Anforderungen an das kardiozirkulatorische System stellen (Otton u. Wilson 1966). Bei derartigen Patienten bzw. Umständen ist deshalb eine hohe PDA unserer Auffassung nach nicht das Mittel der Wahl. Obwohl in der vorliegenden Untersuchung Patienten mit manifester Herzinsuffizienz ausgeschlossen wurden, war unter der Kombination von PDA und Allgemeinanästhesie ein vermehrter Katecholamineinsatz nötig, ebenso wurden potentiell kritische Grenzen der Organdurchblutung bzw. des O_2-Angebots häufiger als bei den Vergleichsverfahren unterschritten.

Die genannten Kontraindikationen gelten nach unserer Auffassung auch für die alleinige Anwendung der PDA dann, wenn die sympathische Blockade Teile der oberen 4–5 thorakalen Segmente miterfaßt. Durch Vigilanzstörungen bzw. Maßnahmen, die den zentralen Sympathikotonus dämpfen, wie Sedierung oder die Addition einer Allgemeinanästhesie, ist von einer zusätzlichen Beeinträchtigung der autonomen Kreislaufreflexe auszugehen (Vatner u. Braunwald 1975; Arndt u. Zindler 1978). Bei der Wahl der dazu verwendeten Substanzen sollte berücksichtigt werden, daß sie in unterschiedlicher Weise das sympathikoadrenerge System beeinflussen (Skovsted et al. 1969, 1970; Stumpf et al. 1979).

Entgegen der Auffassung von Wüst (1980) wird mit der Kombination von thorakaler PDA und Allgemeinnarkose bei der vorliegenden segmentalen Ausbreitung intraoperativ keine Erniedrigung der Auswurfimpedanz für den linken Herzventrikel erreicht. Eine dadurch bedingte Kompensation für die durch die Sympathikusblockade verminderte Kontraktilität ist somit nicht gegeben.

Zumindest im Vergleich zur Neuroleptanalgesie findet keine günstige Modifizierung der hämodynamischen Reaktionen auf das Abklemmen der Aorta statt. Dies steht im Gegensatz zu Ergebnissen von Reiz et al. (1979a) bei einer sensiblen Blockade bis Th_1 und einer wesentlich geringeren Dosierung in der Vergleichsgruppe mit NLA.

In der unmittelbar postoperativen Phase zeigte sich unter der PDA ein vergleichbares hämodaynamisches Verhalten wie es bei Patienten nach Halothannarkose zu beobachten war. Auffallend war der größere O_2-Verbrauch unter PDA und unter NLA. Dadurch kam es bei den Patienten mit PDA zur Demaskierung der negativ inotropen Auswirkungen dieses Verfahrens.

Unter dem Gesichtspunkt der Beschränkung des myokardialen O_2-Verbrauchs erwies sich dieses Verfahren sowohl im Zusammenhang mit der Laryngoskopie bzw. Intubation als auch intra- und postoperativ als vorteilhaft. Dies ergab sich aus der zu unterstellenden negativ inotropen Wirkung sowie der Herzfrequenz- und Blutdruckreduzierung. Zudem liegen aus anderen Untersuchungen (Reiz 1983; Heusch u. Deussen 1983, 1984). Hinweise auf eine Protektion des Koronarkreislaufs vor unerwünschten sympathikoadrenergen Reaktionen vor. Die Tendenz zu ausgeprägten Hypotensionen bei Anwendung der PDA kann jedoch besonders bei Patienten mit ausgeprägten Koronarstenosen zu einem unzureichenden CPP führen, weshalb bei diesem Verfahren der rasche Einsatz von vasopressorischen bzw. positiv inotropen Substanzen gewährleistet und ein Beat to beat-Monitoring des Blutdrucks gegeben sein sollte.

Der potentielle Vorteil der NLA, der in der geringen Kreislaufsupprimierung besteht, läßt anhand der untersuchten Parameter einen vermehrten myokardialen O_2-Verbrauch vermuten, der jedoch an allen perioperativen Meßpunkten stets von einem synchronen Anstieg des koronaren Perfusionsdrucks begleitet war.

In der Aufwärm- und Aufwachphase ließ dieses Verfahren jedoch die Patienten auch bei ausreichender Analgesie und Sedierung weitgehend schutzlos gegenüber den überschießenden kardiozirkulatorischen Reaktionen. Voraussetzung zur Verhinderung dieser Reaktionen ist offensichtlich eine ausreichende Narkosetiefe, die sowohl bei der NLA auch als bei der Kombination der PDA mit Benzodiazepinen nach dem Entzug von Lachgas nicht mehr gegeben ist (Karlizcek et al. 1980). Die Patienten mit PDA zeigten eine ähnlich geringe Hemmung der Aufwärmreaktionen, was durch den vergleichbar hohen O_2-Verbrauch zu Tage trat. Sie waren jedoch durch die Sympathikolyse an den Effektororganen blockiert, wodurch sich die geringeren Kreislaufreaktionen erklären.

Für die kreislaufsupprimierenden Folgen von Halothan kommen sowohl die direkten Wirkungen am Myokard als auch zerebral vermittelte, depressorische Einflüsse in Frage (Roizen et al. 1974). Die unter diesem Verfahren beobachteten Kreislaufveränderungen lagen für die meisten Parameter in einer ähnlichen Größenordnung wie unter der PDA. Der zentrale Unterschied bestand in der signifikant stärkeren Verringerung des O_2-Verbrauchs durch Halothan. Das Unterschreiten kritischer Grenzen für die Organdurchblutung trat auch bei diesem Verfahren häufiger auf als unter NLA, ebenso mußten im Vergleich zur NLA öfter positiv inotrope Substanzen eingesetzt werden.

6 Klinische Schlußfolgerungen

Aus den Untersuchungen an insgesamt 105 Patienten unter 3 verschiedenen Narkoseverfahren lassen sich für die klinische Praxis folgende Schlüsse ziehen:

1. Die thorakale Periduralanalgesie, ergänzt durch eine leichte Form der Allgemeinanästhesie, sowie die Halothannarkose mit Lachgas scheinen für Patienten mit latenter oder manifester Herzinsuffizienz nicht geeignet. Für diese Patienten stellt nach unseren Ergebnissen die Neuroleptanalgesie das Verfahren der Wahl dar.
2. Patienten mit koronarer Herzkrankheit ohne verminderte Herzleistungsfähigkeit können von der hohen Periduralanalgesie und der Halothannarkose durch die jeweilig zu unterstellenden Einflüsse auf den myokardialen O_2-Verbrauch profitieren, falls kritische Blutdruckabfälle vermieden werden können. Die Vorteile von Halothan kommen besonders in der unmittelbar postoperativen Phase zum Tragen. Zur Intubation sollte eine zusätzliche Opiatgabe erfolgen, da bei dem von uns gewählten Vorgehen unerwünschte kardiozirkulatorische Reaktionen ausgelöst wurden.
3. Die ersten Stunden unmittelbar nach Beendigung des Eingriffs gehen bei allen 3 Narkoseverfahren mit den größten hämodynamischen und metabolischen Veränderungen einher. Dies legt eine engmaschige Überwachung der Patienten in dieser Zeit nahe und erfordert gezielte therapeutische Maßnahmen. Zumindest für Patienten mit PDA und NLA ist zu überlegen, ob nicht die postoperative Weiterbeatmung mit einem ausreichenden Lachgasanteil bis zum Abschluß der Aufwärmphase sinnvoll ist.

Es ist die Frage zu stellen, inwieweit für diese Eingriffe die thorakale PDA wirklich das Mittel der Wahl darstellt, denn die dabei notwendige Kombination von 2 Anästhesieverfahren bedeutet nicht nur eine Addierung bestimmter Nebenwirkungen, sondern beinhaltet auch die Summierung der potentiellen Risiken bei der technischen Durchführung beider Verfahren.

Diese Frage gilt um so mehr, als auch andere mögliche Vorteile der PDA, wie eine günstige Beeinflussung der Lungenfunktionsparameter im Rahmen der postoperativen Schmerztherapie im Vergleich zu konventionellen Maßnahmen bei einem vergleichbaren Krankengut nicht bestätigt werden konnten (Seeling et al. 1984). Des weiteren ist dieses Verfahren bei größeren trans- und intraabdominellen Eingriffen nicht in der Lage, die postoperative Katabolie stärker zu mindern als dies mit Allgemeinnarkose möglich ist (Kehlet 1982; Seeling et al. 1982; Traynor et al. 1982). Die Untersuchung von Parametern des Postaggressionsstoffwechsels einschließlich Stickstoffbilanzen bei dem vorliegenden Krankengut sprechen ebenfalls gegen eine entscheidende Minderung der katabolischen Reaktionen durch die PDA (Reinhart et al., in Vorbereitung).

Hinzu kommt weiter, daß die Durchführung der thorakalen PDA nicht nur ausreichende praktische Erfahrungen, sondern auch eine gute Kenntnis ihrer kardiozirkulatorischen Auswirkungen erfordert. Die eigenen klinischen Erfahrungen mit dieser Methode bestätigen eine im Vergleich zu anderen Verfahren relativ geringe Bandbreite zwischen tolerierbaren bzw. kritischen Situationen, die ein rasches Eingreifen erfordern. Nicht zuletzt deshalb wurde in der Einleitung dieses Abschnitts nochmals auf die Bedingungen hingewiesen, unter denen diese Untersuchung stattfand.

Das erweiterte hämodynamische Monitoring, welches sich bei diesen Eingriffen bei allen Narkoseverfahren als sinnvoll erwies, war nach unserer Meinung bei der Kombination von PDA und Allgemeinnarkose von zusätzlicher Bedeutung.

Welchen Stellenwert der protektiven Wirkung der Koronarzirkulation durch die PDA zukommt, muß sicherlich noch weiteren Untersuchungen vorbehalten bleiben. Erst dann kann entschieden werden, ob dieser potentielle Vorteil die Nachteile dieses Verfahrens aufwiegt, zudem mit pharmakologischer α- und β-Blockade sowie hochdosierten Morphin- bzw. Fentanylgaben erprobte Alternativmöglichkeiten existieren. Auch die Kombination von Opiaten mit Inhalationsanästhetika stellt ein weitverbreitetes Verfahren dar, bei dem ebenfalls ein guter Schutz vor unerwünschten sympathikoadrenergen Reaktionen zu erwarten ist.

Unabhängig von der Art des gewählten Narkoseverfahrens ist nach unserer Auffassung die perioperative Morbidität und Letalität weit mehr vom Geschick und den Erfahrungen des Operateurs und der optimalen prä-, intra- und postoperativen Führung durch den Anästhesisten abhängig, der seine Entscheidungen anhand eines adäquaten hämodynamischen Monitorings trifft. Diese Auffassung ist im Einklang mit Whittemore et al. (1980), die unter vergleichbaren Bedingungen eine signifikante Reduzierung der perioperativen Letalität erzielen konnten. Sie wird auch durch die eigenen Ergebnisse erhärtet. Die Krankenhausletalität für elektive aorto(bi)femorale Bypassoperationen wegen chronischer arterieller Verschlußkrankheit ohne gleichzeitigem Aortenaneurysma und/oder Nierenarterienstenose betrug im Klinikum Steglitz in der Zeit von 1973 bis 1979 über 19% (20 von 104), während sie für das vergleichbare Patientengut in der vorgelegten Studie bei 3,8% (3 von 79) lag (Reinhart et al., in Vorbereitung).

Die vorgelegte Arbeit bestägigt darüber hinaus, daß Untersuchungen, die nur die intraoperativen Auswirkungen von Anästhesieverfahren betreffen, lediglich begrenzte Schlußfolgerungen über die Vor- bzw. Nachteile eines Verfahrens für den Patienten zulassen. Gezeigt hat sich weiter, daß sich die Tätigkeit des Anästhesisten nicht auf den Vorbereitungsraum und den Operationssaal beschränken darf. Die größten kardiozirkulatorischen Belastungen im Zusammenhang mit dem operativen Eingriff stellten sich in der unmittelbar postoperativen Phase ein, einer Zeit, in der der Patient aus personellen und organisatorischen Gründen oft einer geringeren Überwachung bzw. Betreuung unterliegt als intraoperativ.

Anhang

Tabellen A 1 - A 11

Erläuterung zu den Tabellen A 2-A 10:

MEAN: Mittelwert
STDEV: Standardabweichung
MIN: Minimum
MAX: Maximum
VALIDN: Zahl der ausgewerteten Fälle

Tabelle A 1. Perioperative Letalität innerhalb der 3 Narkosegruppen

Narkoseverfahren Pat. Nr. Alter u. Geschlecht	Anamnesedaten und Diagnose	Art des Eingriffs	Postoperativer Verlauf	Todesursache und Sektionsbefund
Halothan 1/27 G. K. ♂ 73 J.	Belastungsdyspnoe, chronisch obstruktive Ventilationsstörung, 3 Herzinfarkte. Infrarenales Aortenaneurysma	Aortoiliakaler Bypass	3. postop. Tag akutes Abdomen, paralytischer Ileus, Ischämiesyndrom rechtes Bein. 4. postop. Tag Revision, orale Dekompression und Thrombektomie, Pneumonie, Nierenversagen, Sepsis.	Herzkreislaufversagen bei Sepsis und Niereninsuffizienz. 9. postop. Tag † ∅ Sektion
1/91 P. G. ♂ 76 J.	Adipositas, Alkoholabusus, vergrößerte Leber, erhöhte Leberenzyme, Zustand nach Herzinfarkt. Infrarenales Aortenaneurysma.	Aorteninterponat	Unmittelbar postop. Ischämiesyndrom beider Beine. Revision, Embolektomie, Sepsis, Verbrauchskoagulopathie, Magenblutung, Bronchopneumonie, Anurie, Dialyse.	Peripheres Kreislaufversagen bei diffuser Magenblutung und septischem Schock. Leberverfettung, alter Herzinfarkt, Trikuspidalinsuffizienz, Lungenödem. 9. postop. Tag †
1/89 I. E. ♀ 82 J.	Hypertonus, Diabetes, Depression, Nierenarterienstenosen beiderseits, chron. Niereninsuffizienz. Chronische arterielle Verschlußkrankheit Stadium II.	Aortobifemoraler Bypass, Nierenarterienplastik beiderseits	Anurie bei Thrombosierung der rechten Nierenarterie, Dialyse, hypertensive Krisen. 6. postop. Tag Revision und Ersatz der rechten A. renalis durch Prothese. 7. postop. Tag Nephrektomie rechts wegen Makrohämaturie. Intraop. Verletzung V. cava inferior, Sepsis.	Herz-Kreislauf-Versagen bei Sepsis und Nierenversagen. 20. postop. Tag † ∅ Sektion
NLA 2/10 P. K. ♂ 71 J.	Linksherzhypertrophie, Hypertonus. Chronisch arterielle Verschlußkrankheit Stadium II.	Aortobifemoraler Bypass	1. postop. Tag Revision wegen Nachblutung retroperitoneal. 3. postop. Tag Thrombektomie und Profundaplastik. 4. postop. Tag Revision wegen Blutung retroperitoneal. Wegen Weiterbestehen des Ischämiesyndroms in beiden Unterschenkeln US-Amputation rechts, kardiopulmonale Insuffizienz, Nierenversagen.	Verschluß der Prothese durch alte Thromben, retroperitoneale Blutungen, Peritonitis, Nieren-, Milz- und Leberinfarkte, Darmnekrosen, akute Pankreatitis, Peripheres Kreislaufversagen. 14. postop. Tag †

Tabelle A 1. *(Fortsetzung)*

2/55 W.Z. ♂ 75 J.	Zustand nach Apoplex, ST-Streckensenkung, VES, Hypertonus, chronisch obstruktive Ventilationsstörung. Chronisch arterielle Verschlußkrankheit Stadium III.	Aortobifemoraler Bypass	3. postop. Tag Revision wegen Nachblutung, zeitweise Volumenmangelschock. Sepsis ARDS, akutes Nierenversagen, Dialyse, Herzinsuffizienz.	Kardiopulmonale Insuffizienz bei Sepsis und Nierenversagen. 12. postop. Tag †
2/31 K.L. ♂ 73 J.	Alter Herzinfrakt, Hypertonus, Diabetes, transitorisch ischämische Attacken. Chronisch arterielle Verschlußkrankheit Stadium III.	Aortobifemoraler Bypass	1. postop. Tag Revision wegen Anastomoseninsuffizienz, zunehmende kardiopulmonale Insuffizienz, Nierenversagen, Dialyse.	Lungenödem, Pneumonie, Leberverfettung, trübe Schwellung beider Nieren. Todesursache peripheres Kreislaufversagen bei akutem Nierenversagen und Bronchopneumonie. 8. postop. Tag †
2/87 S.L. ♀ 74 J.	Fettleber bei chronischer Hepatitis, Zustand nach Coli-Sepsis in Zusammenhang mit allergiebedingter Agranulozytose 2 Monate präoperativ, Hyperthyreose, Thrombozytopenie. Chronische arterielle Verschlußkrankheit Stadium III.	Aortobifemoraler Bypass und Profundaplastik	Bereits intraop. erhöhte Blutverluste wegen vermehrter Blutungsneigung. 2. postop. Tag Revision wegen Nachblutung, Massivtransfusion (15 l), zunehmende kardiopulmonale Insuffizienz, Sepsis, Anurie, Dialyse.	Lungenödem, Pleuraerguß, Leberzirrhose, chronisch ulzeröse Kolitis. Todesursache peripheres Kreislaufversagen. 10. postop. Tag †
PDA 3/18 R.B. ♂ 72 J.	Zustand nach 3 Herzinfarkten und Koronarbypass (3fach), chronische Niereninsuffizienz bei Nierenarterienstenose. Chronisch arterielle Verschlußkrankheit Stadium II.	Aortobifemoraler Bypass und Sympathektomie	1. postop. Tag Revision wegen Nachblutung und femoropoplietalem Bypass links, Sepsis, Herzinsuffizienz. 6. postop. Tag femoropoplietaler Bypass rechts, Revision wegen Nachblutung, Anurie, Dialyse, 20 Tage postop. kardialer Reinfarkt, Herzversagen.	Kardiogener Schock bei frischem Infarkt, Hämatom im Óp.-Gebiet, schwere allg. Arteriosklerose besonders Niere und Hirn, Duodenalulkus. 21 Tage postop. †

Tabelle A 1. (*Fortsetzung*)

3/25 H. H. ♀ 75 J.	Hemiparese links, Hypertonus, stumme Niere links, Leukozytose unklarer Genese. Chronisch arterielle Verschlußkrankheit Stand III.	Aortobifemoraler Bypass	1 Std. postop. Revision, diffuse Blutung aus der Prothese, Prothesenwechsel, Zeichen der Verbrauchskoagulopathie, Volumenmangelschock, therapieresistente Herzinsuffizienz.	Therapieresistente Gerinnungsstörung, Herzkreislaufversagen, exitus in tabula. ∅ Sektion.
3/105 B. G. ♂ 69 J.	Chronische Niereninsuffizienz, Schrumpfniere rechts, Hypertonus, Vigilanzstörung bei Verdacht auf Hirnatrophie (im CT). Gedeckt perforierendes Aortenaneurysma.	Aortoiliacofemoraler Bypass	Am Op.-Tag Revision wegen Ischämiesyndrom des linken Beines, Oberschenkelamputation links wegen Thrombosierung des Bypasschenkels. Postop. kardiopulmonale Insuffizienz, Anurie, laborchem. Zeichen des Myokardinfarktes.	Kardiovaskuläre Insuffizienz, bei stenosierender Koronararteriensklerose, alte und frische Myokardinfarktnarben, Zustand nach Mitralklappenendokarditis, Linksherzhypertrophie, Rechtsherzdilatation, Nierenatrophie rechts, Nierenatrophie links. 2. postop. Tag †

Tabelle A 2a–l. Hämodynamische Veränderungen bis Narkoseeinleitung bei Patienten mit PDA

A 2a. Herzfrequenz (min^{-1})

MESSPUNKTE	PRAEOP. AUSGANGS- WERT -1-	NACH LEGEN DER PDA -2-	NACH EIN- LEITUNG -3-
STATISTIK			
MEAN	84.13	73.70	74.10
STDEV	18.81	16.60	16.74
MIN	50	48	49
MAX	122	111	117
VALIDN	31	27	30

SIGNIFIKANZTESTUNG

MESSUNG1 GEGEN MESSUNG2: ***
MESSUNG2 GEGEN MESSUNG3: ns
MESSUNG1 GEGEN MESSUNG3: **

A 2b. Arterieller Mitteldruck (mm Hg)

MESSPUNKTE	PRAEOP. AUSGANGS- WERT -1-	NACH LEGEN DER PDA -2-	NACH EIN- LEITUNG -3-
STATISTIK			
MEAN	97.26	84.15	80.43
STDEV	15.50	21.09	16.11
MIN	72	44	47
MAX	138	141	105
VALIDN	31	27	30

SIGNIFIKANZTESTUNG

MESSUNG1 GEGEN MESSUNG2: **
MESSUNG2 GEGEN MESSUNG3: ns
MESSUNG1 GEGEN MESSUNG3: ***

A 2c. Systolischer Blutdruck (mm Hg)

MESSPUNKTE	PRAEOP. AUSGANGS- WERT -1-	NACH LEGEN DER PDA -2-	NACH EIN- LEITUNG -3-
STATISTIK			
MEAN	152.97	137.81	120.60
STDEV	29.54	35.08	21.77
MIN	100	78	74
MAX	234	240	164
VALIDN	31	27	30

SIGNIFIKANZTESTUNG

MESSUNG1 GEGEN MESSUNG2: *
MESSUNG2 GEGEN MESSUNG3: *
MESSUNG1 GEGEN MESSUNG3: ***

A 2d. Diastolischer Blutdruck (mm Hg)

MESSPUNKTE	PRAEOP. AUSGANGS- WERT -1-	NACH LEGEN DER PDA -2-	NACH EIN- LEITUNG -3-
STATISTIK			
MEAN	66.32	58.67	56.97
STDEV	10.63	17.22	12.43
MIN	50	30	33
MAX	91	97	80
VALIDN	31	27	30

SIGNIFIKANZTESTUNG

MESSUNG1 GEGEN MESSUNG2: *
MESSUNG2 GEGEN MESSUNG3: ns
MESSUNG1 GEGEN MESSUNG3: ***

A 2e. Druck-Frequenz-Produkt (mm Hg · min^{-1})

MESSPUNKTE	PRAEOP. AUSGANGS- WERT -1-	NACH LEGEN DER PDA -2-	NACH EIN- LEITUNG -3-
STATISTIK			
MEAN	12879.97	10296.70	8948.20
STDEV	3935.51	4101.36	2695.56
MIN	5800	4524	4752
MAX	22464	23280	15656
VALIDN	31	27	30

SIGNIFIKANZTESTUNG

MESSUNG1 GEGEN MESSUNG2: **
MESSUNG2 GEGEN MESSUNG3: ns
MESSUNG1 GEGEN MESSUNG3: ***

A 2f. Koronarer Perfusionsdruck (mm Hg)

MESSPUNKTE	PRAEOP. AUSGANGS- WERT -1-	NACH LEGEN DER PDA -2-	NACH EIN- LEITUNG -3-
STATISTIK			
MEAN	58.67	50.32	46.90
STDEV	11.52	13.24	12.10
MIN	37	28	21
MAX	77	79	67
VALIDN	30	25	30

SIGNIFIKANZTESTUNG

MESSUNG1 GEGEN MESSUNG2: **
MESSUNG2 GEGEN MESSUNG3: ns
MESSUNG1 GEGEN MESSUNG3: ***

A 2g. Zentralvenöser Druck (mm Hg)

MESSPUNKTE	PRAEOP. AUSGANGS- WERT -1-	NACH LEGEN DER PDA -2-	NACH EIN- LEITUNG -3-
STATISTIK			
MEAN	3.68	4.26	6.87
STDEV	3.16	2.67	2.60
MIN	0	0	0
MAX	10	10	12
VALIDN	31	27	31

SIGNIFIKANZTESTUNG

MESSUNG1 GEGEN MESSUNG2: ns
MESSUNG2 GEGEN MESSUNG3: ***
MESSUNG1 GEGEN MESSUNG3: ***

A 2h. Pulmonalkapillarer Verschlußdruck (mm Hg)

MESSPUNKTE	PRAEOP. AUSGANGS- WERT -1-	NACH LEGEN DER PDA -2-	NACH EIN- LEITUNG -3-
STATISTIK			
MEAN	6.97	8.07	9.74
STDEV	4.07	3.72	4.11
MIN	1	1	0
MAX	17	12	18
VALIDN	31	27	31

SIGNIFIKANZTESTUNG

MESSUNG1 GEGEN MESSUNG2: ns
MESSUNG2 GEGEN MESSUNG3: *
MESSUNG1 GEGEN MESSUNG3: **

A 2i. Herzindex $(l \cdot min^{-1} \cdot m^{-2})$

MESSPUNKTE	PRAEOP. AUSGANGS- WERT -1-	NACH LEGEN DER PDA -2-	NACH EIN- LEITUNG -3-
STATISTIK			
MEAN	3.25	3.20	2.62
STDEV	.70	.66	.75
MIN	2	2	2
MAX	5	5	4
VALIDN	29	27	28

SIGNIFIKANZTESTUNG

MESSUNG1 GEGEN MESSUNG2: ns
MESSUNG2 GEGEN MESSUNG3: ***
MESSUNG1 GEGEN MESSUNG3: **

A 2j. Schlagindex $(ml \cdot min^{-1} \cdot m^{-2})$

MESSPUNKTE	PRAEOP. AUSGANGS- WERT -1-	NACH LEGEN DER PDA -2-	NACH EIN- LEITUNG -3-
STATISTIK			
MEAN	40.93	44.34	39.31
STDEV	8.24	7.57	8.67
MIN	27	28	27
MAX	62	57	66
VALIDN	29	27	24

SIGNIFIKANZTESTUNG

MESSUNG1 GEGEN MESSUNG2: *
MESSUNG2 GEGEN MESSUNG3: **
MESSUNG1 GEGEN MESSUNG3: ns

A 2k. Schlagarbeitsindex des linken Ventrikels $(g \cdot m \cdot m^{-2})$

MESSPUNKTE	PRAEOP. AUSGANGS- WERT -1-	NACH LEGEN DER PDA -2-	NACH EIN- LEITUNG -3-
STATISTIK			
MEAN	49.55	45.84	37.50
STDEV	14.19	14.19	10.52
MIN	24	24	20
MAX	82	76	57
VALIDN	30	27	24

LVSIGNIFIKANZTESTUNG

MESSUNG1 GEGEN MESSUNG2: ns
MESSUNG2 GEGEN MESSUNG3: **
MESSUNG1 GEGEN MESSUNG3: ***

A 2l. Systemischer peripherer Gesamtgefäßwiderstand $(dyn \cdot s \cdot cm^{-5} \cdot m^{-2})$

MESSPUNKTE	PRAEOP. AUSGANGS- WERT -1-	NACH LEGEN DER PDA -2-	NACH EIN- LEITUNG -3-
STATISTIK			
MEAN	1347.96	1153.41	1388.04
STDEV	360.06	303.26	546.06
MIN	789	594	492
MAX	2275	1690	2393
VALIDN	31	27	29

SIGNIFIKANZTESTUNG

MESSUNG1 GEGEN MESSUNG2: **
MESSUNG2 GEGEN MESSUNG3: *
MESSUNG1 GEGEN MESSUNG3: ns

Tabelle A 3a–d. Verhalten der O_2-Transportvariablen bis Narkoseeinleitung bei Patienten mit PDA

A 3a. O_2-Angebot $(ml \cdot min^{-1} \cdot m^{-2})$ **A 3b.** O_2-Verbrauch $(ml \cdot min^{-1} \cdot m^{-2})$

MESSPUNKTE	PRAEOP. AUSGANGS- WERT -1-	NACH LEGEN DER PDA -2-	NACH EIN- LEITUNG -3-	PRAEOP. AUSGANGS- WERT -1-	NACH LEGEN DER PDA -2-	NACH EIN- LEITUNG -3-
STATISTIK						
MEAN	465.73	444.06	398.89	118.87	116.19	89.44
STDEV	68.91	78.07	95.00	22.32	26.52	12.09
MIN	313	259	262	77	83	73
MAX	595	587	535	176	184	122
VALIDN	18	23	21	28	20	17

SIGNIFIKANZTESTUNG

MESSUNG1 GEGEN MESSUNG2: *
MESSUNG2 GEGEN MESSUNG3: **
MESSUNG1 GEGEN MESSUNG3: *

SIGNIFIKANZTESTUNG

MESSUNG1 GEGEN MESSUNG2: ns
MESSUNG2 GEGEN MESSUNG3: ***
MESSUNG1 GEGEN MESSUNG3: ***

A 3c. Gemischtvenöse O_2-Sättigung (%)   **A 3d.** Arteriovenöse O_2-Gehaltsdifferenz $(ml \cdot dl^{-1})$

MESSPUNKTE	PRAEOP. AUSGANGS- WERT -1-	NACH LEGEN DER PDA -2-	NACH EIN- LEITUNG -3-	PRAEOP. AUSGANGS- WERT -1-	NACH LEGEN DER PDA -2-	NACH EIN- LEITUNG -3-
STATISTIK						
MEAN	72.30	70.01	73.06	3.67	3.48	3.19
STDEV	4.37	5.89	4.62	.75	1.01	.93
MIN	63	59	63	2	2	2
MAX	80	78	79	5	6	5
VALIDN	28	22	20	28	23	23

SIGNIFIKANZTESTUNG

MESSUNG1 GEGEN MESSUNG2: ns
MESSUNG2 GEGEN MESSUNG3: *
MESSUNG1 GEGEN MESSUNG3: ns

LVSIGNIFIKANZTESTUNG

MESSUNG1 GEGEN MESSUNG2: ns
MESSUNG2 GEGEN MESSUNG3: ns
MESSUNG1 GEGEN MESSUNG3: *

Tabelle A 4a–i. Perioperatives Verhalten der hämodynamischen Parameter. Meßpunkte 1–16

A 4a. Herzfrequenz (min^{-1})

NARKOSE-ART	PRAE OP	N.EIN-LEITUNG	HAUT-SCHNITT	V.ABKLE AORTA	N.ABKLE AORTA	V.OFFEN AORTA	N.OEFFN AORTA	1.A.FEM OFFEN	2.A.FEM OFFEN	OP-ENDE	IOP	1H-POP	2H-POP	8H-POP	24H-POP
HALOTHAN															
MEAN	84.800	94.600	84.900	84.533	83.103	83.308	84.769	85.375	81.545	83.567	85.483	83.704	90.630	93.640	97.773
STDEV	19.141	15.119	21.057	17.192	15.300	16.651	16.578	16.054	15.931	16.194	20.033	18.432	16.265	16.671	15.489
MIN	58.0	66.0	56.0	58.0	65.0	61.0	55.0	60.0	53.0	56.0	50.0	49.0	52.0	72.0	78.0
MAX	137.0	119.0	137.0	123.0	114.0	125.0	114.0	117.0	110.0	118.0	128.0	122.0	122.0	124.0	125.0
VALIDN	30	30	30	30	29	26	26	24	22	30	29	27	27	25	22
p		**	**	n.s.	n.s.	n.s.	n.s.	–	–	–	n.s.	n.s.	**	n.s.	–
NLA															
MEAN	80.575	76.205	77.243	84.676	79.821	72.400	81.094	73.882	77.929	79.128	92.686	102.278	103.943	94.441	96.968
STDEV	15.571	17.371	16.336	20.097	17.208	15.854	18.459	14.612	15.611	16.237	19.302	20.290	15.074	15.339	19.041
MIN	47.0	44.0	55.0	40.0	48.0	46.0	50.0	47.0	57.0	53.0	41.0	59.0	76.0	60.0	61.0
MAX	118.0	132.0	124.0	127.0	116.0	111.0	114.0	109.0	118.0	115.0	126.0	140.0	139.0	119.0	146.0
VALIDN	40	39	37	37	39	35	32	34	28	39	35	36	35	34	31
p		n.s.	n.s.	–	**	–	***	–	–	–	**	**	n.s.	n.s.	–
PDA															
MEAN	84.129	74.100	71.448	74.312	69.758	71.621	73.138	70.103	70.158	73.121	77.187	88.000	89.867	93.069	93.300
STDEV	18.814	16.742	17.814	15.555	16.730	15.103	15.654	16.291	14.997	15.970	17.053	20.760	20.483	15.834	18.627
MIN	50.0	49.0	49.0	48.0	44.0	46.0	49.0	45.0	46.0	41.0	44.0	53.0	62.0	58.0	52.0
MAX	122.0	117.0	125.0	104.0	103.0	98.0	110.0	105.0	109.0	116.0	108.0	132.0	142.0	124.0	123.0
VALIDN	31	30	29	32	33	29	29	29	19	33	32	26	30	29	30
p		**	n.s.	–	**	–	n.s.	–	–	–	n.s.	**	*	n.s.	–

A 4b. Arterieller Mitteldruck (mm Hg)

NARKOSE-ART	PRAEOP	N.EIN-LEITUNG	HAUT-SCHNITT	V.ABKLE AORTA	N.ABKLE AORTA	V.OEFFN AORTA	N.OEFFN AORTA	1.A.FEM OFFEN	2.A.FEM OFFEN	OP-ENDE	IOP	1H-POP	2H-POP	8H-POP	24H-POP
HALOTHAN															
MEAN	105.600	99.267	92.345	84.933	90.759	88.231	78.154	81.957	79.955	85.833	102.714	91.185	91.778	86.120	84.000
STDEV	18.341	21.419	20.924	17.720	18.464	13.814	11.976	14.602	11.753	14.353	25.361	16.630	18.492	11.858	19.464
MIN	61.0	56.0	59.0	56.0	58.0	60.0	57.0	59.0	56.0	62.0	56.0	46.0	58.0	68.0	56.0
MAX	140.0	140.0	157.0	123.0	133.0	123.0	103.0	117.0	106.0	132.0	148.0	123.0	133.0	108.0	130.0
VALIDN	30	30	29	30	29	26	26	23	22	30	28	27	27	25	22
p		n.s.	n.s.	–	*	–	***	–	–	–	**	n.s.	n.s.	n.s.	–
NLA															
MEAN	100.564	76.342	93.135	96.649	99.590	99.371	90.156	93.941	96.000	97.256	120.343	92.800	87.543	81.118	87.968
STDEV	18.103	17.771	20.624.	20.335	18.434	16.633	16.485	17.498	19.448	18.618	22.217	15.343	13.491	11.901	12.942
MIN	56.0	52.0	53.0	62.0	62.0	68.0	59.0	51.0	54.0	69.0	44.0	70.0	61.0	60.0	54.0
MAX	140.0	125.0	157.0	152.0	134.0	129.0	119.0	135.0	137.0	147.0	158.0	125.0	113.0	107.0	124.0
VALIDN	39	38	37	37	39	35	32	34	28	39	35	35	35	34	31
p		***	***	–	n.s.	–	n.s.	–	–	–	***	***	n.s.	n.s.	–
PDA															
MEAN	97.258	80.433	76.750	79.594	84.030	90.241	76.690	78.483	73.895	80.697	89.594	97.654	92.200	81.214	92.033
STDEV	15.496	16.107	16.392	17.796	16.560	11.864	15.791	17.967	16.670	18.767	19.359	18.000	18.299	16.507	19.179
MIN	72.0	47.0	54.0	50.0	59.0	61.0	42.0	48.0	44.0	51.0	45.0	58.0	63.0	60.0	60.0
MAX	138.0	105.0	120.0	120.0	140.0	113.0	116.0	118.0	105.0	127.0	134.0	144.0	131.0	120.0	146.0
VALIDN	31	30	28	32	33	29	29	29	19	33	32	26	30	28	30
p		***	n.s.	–	n.s.	–	***	–	–	–	**	**	n.s.	*	–

A 4c. Systolischer Blutdruck (mm Hg)

NARKOSE-ART	PRAE OP	N.EIN-LEITUNG	HAUT-SCHNITT	V.ABKLE AORTA	N.ABKLE AORTA	V.OEFFN AORTA	N.OEFFN AORTA	1.A.FEM OFFEN	2.A.FEM OFFEN	OP-ENDE	IOP	1H-POP	2H-POP	8H-POP	24H-POP
HALOTHAN															
MEAN	170.000	147.667	133.867	125.100	135.586	132.923	115.962	125.125	120.864	130.633	171.897	165.407	165.222	156.200	147.727
STDEV	32.051	38.768	29.031	25.811	32.488	25.090	19.579	24.134	18.732	24.532	42.394	32.786	32.688	27.535	38.762
MIN	96.0	75.0	88.0	78.0	75.0	87.0	77.0	77.0	70.0	79.0	86.0	77.0	90.0	119.0	90.0
MAX	235.0	234.0	225.0	180.0	246.0	190.0	145.0	170.0	149.0	190.0	254.0	239.0	217.0	225.0	215.0
VALIDN	30	30	30	30	29	26	26	24	22	30	29	27	27	25	22
p		**		*		–	*	–	***	–	–	–	***	n.s.	n.s.	n.s.	–
NLA															
MEAN	167.425	121.590	139.189	147.892	158.359	157.057	143.687	145.618	150.179	159.128	207.806	162.167	158.371	144.412	150.452
STDEV	33.394	34.807	27.266	33.376	34.183	30.082	31.191	31.257	35.129	31.513	36.253	28.893	29.913	29.157	24.428
MIN	95.0	78.0	87.0	96.0	114.0	102.0	85.0	74.0	75.0	114.0	152.0	95.0	98.0	91.0	110.0
MAX	247.0	252.0	224.0	215.0	246.0	208.0	200.0	197.0	216.0	221.0	278.0	227.0	250.0	219.0	194.0
VALIDN	40	39	37	37	39	35	32	34	28	39	36	36	35	34	31
p		***	***	–	*	–	*	–	–	–	***	***	n.s.	*	–
PDA															
MEAN	152.968	120.600	114.276	120.844	129.455	138.034	116.138	120.793	115.632	127.848	144.656	156.308	164.700	146.429	158.767
STDEV	29.537	21.769	20.882	30.729	29.865	20.420	27.474	25.497	32.299	28.424	34.569	27.681	27.479	27.629	25.526
MIN	100.0	74.0	88.0	81.0	89.0	100.0	65.0	85.0	67.0	78.0	90.0	108.0	103.0	101.0	102.0
MAX	234.0	164.0	169.0	186.0	231.0	174.0	189.0	187.0	214.0	188.0	251.0	210.0	206.0	210.0	204.0
VALIDN	31	30	29	32	33	29	29	29	19	33	32	26	30	28	30
p		***	n.s.	–	n.s.	–	***	–	–		*	**	n.s.	*	–

A 4d. Diastolischer Blutdruck (mm Hg)

NARKOSE-ART	PRAE OP	N.EIN-LEITUNG	HAUT-SCHNITT	V.ABKLE AORTA	N.ABKLE AORTA	V.OEFFN AORTA	N.OEFFN AORTA	1.A.FEM OFFEN	2.A.FEM OFFEN	OP-ENDE	IOP	1H-POP	2H-POP	8H-POP	24H-POP
HALOTHAN															
MEAN	73.000	70.767	69.833	63.167	65.414	63.423	56.885	59.708	58.727	61.033	69.241	61.259	60.115	56.640	57.045
STDEV	12.948	16.823	16.282	14.881	14.601	9.542	9.210	11.300	9.647	10.772	16.913	10.335	12.835	9.574	11.786
MIN	47.0	38.0	44.0	38.0	41.0	48.0	41.0	42.0	47.0	42.0	43.0	44.0	36.0	38.0	40.0
MAX	98.0	100.0	115.0	98.0	100.0	88.0	75.0	86.0	81.0	96.0	101.0	82.0	83.0	76.0	82.0
VALIDN	30	30	30	30	29	26	26	24	22	30	29	27	26	25	22
p		n.s.	n.s.	–	n.s.	–	***	–	–	–	*	n.s.	n.s.	n.s.	–
NLA															
MEAN	67.975	57.103	67.865	67.556	67.949	70.029	62.677	66.265	67.321	65.744	81.222	62.056	56.771	57.176	59.516
STDEV	13.983	17.700	16.233	16.010	11.385	12.648	10.556	12.621	13.494	13.856	13.957	12.250	10.155	11.008	10.667
MIN	47.0	34.0	41.0	36.0	48.0	48.0	43.0	39.0	37.0	42.0	52.0	40.0	39.0	40.0	44.0
MAX	107.0	124.0	120.0	115.0	91.0	111.0	86.0	89.0	97.0	113.0	127.0	87.0	77.0	96.0	97.0
VALIDN	40	39	37	36	39	35	31	34	28	39	36	36	35	34	31
p		***	***	–	n.s.	–	*	–	–	–	***	***	**	n.s.	–
PDA															
MEAN	66.323	56.967	·56.966	59.219	61.848	64.483	56.429	56.345	52.684	56.091	61.258	65.769	61.103	54.893	62.267
STDEV	10.634	12.428	14.329	14.484	14.659	12.275	11.986	13.518	11.968	12.202	11.234	12.729	12.502	14.571	15.638
MIN	50.0	33.0	38.0	37.0	37.0	41.0	41.0	37.0	33.0	35.0	36.0	36.0	41.0	35.0	34.0
MAX	91.0	80.0	90.0	92.0	110.0	86.0	87.0	91.0	76.0	82.0	80.0	100.0	86.0	93.0	91.0
VALIDN	31	30	29	32	33	29	28	29	19	33	31	26	29	28	30
p		**	n.s.	–	n.s.	–	***	–	–		*	*	n.s.	n.s.	–

A 4e. Zentralvenöser Druck (mm Hg)

NARKOSE-ART	PRAE OP	N.EIN-LEITUNG	HAUT-SCHNITT	V.ABKLE AORTA	N.ABKLE AORTA	V.OEFFN AORTA	N.OEFFN AORTA	1.A.FEM OFFEN	2.A.FEM OFFEN	OP-ENDE	IOP	1H-POP	2H-POP	8H-POP	24H-POP
HALOTHAN															
MEAN	3.167	7.034	8.967	8.033	8.000	10.346	9.308	7.875	8.409	7.000	4.138	4.852	4.630	3.308	4.773
STDEV	2.506	4.230	3.643	3.388	3.443	2.966	4.425	3.221	3.202	3.434	2.546	3.348	3.845	2.294	2.369
MIN	0.0	1.0	3.0	2.0	1.0	5.0	1.0	3.0	2.0	1.0	0.0	0.0	0.0	0.0	2.0
MAX	8.0	18.0	18.0	17.0	15.0	16.0	20.0	13.0	15.0	13.0	11.0	13.0	14.0	7.0	11.0
VALIDN	30	29	30	30	29	26	26	24	22	30	29	27	27	26	22
p		***	n.s.	-	n.s.	-	n.s.	-	-	-	**	n.s.	n.s.	n.s.	n.s.
NLA															
MEAN	3.179	6.474	9.108	7.459	7.333	9.057	8.750	8.529	7.964	7.744	5.083	5.714	5.000	5.265	5.355
STDEV	2.522	3.143	3.494	3.477	3.519	4.036	4.399	4.322	4.114	4.800	4.252	3.313	3.290	2.978	3.764
MIN	0.0	0.0	3.0	2.0	2.0	2.0	1.0	2.0	2.0	0.0	0.0	0.0	0.0	0.0	0.0
MAX	11.0	13.0	20.0	17.0	15.0	20.0	22.0	18.0	17.0	29.0	19.0	13.0	15.0	14.0	18.0
VALIDN	39	38	37	37	39	35	32	34	28	39	36	35	35	34	31
p		***	**	-	n.s.	-	n.s.	-	-	-	**	n.s.	n.s.	n.s.	-
PDA															
MEAN	3.677	6.871	7.724	7.969	7.455	9.750	9.069	9.621	8.842	7.909	5.469	6.423	4.500	4.207	4.600
STDEV	3.156	2.604	4.259	4.512	3.700	4.124	3.891	3.167	3.579	3.900	4.288	4.149	3.821	3.519	3.092
MIN	0.0	0.0	0.0	1.0	2.0	1.0	2.0	4.0	0.0	0.0	0.0	0.0	0.0	0.0	0.0
MAX	10.0	12.0	19.0	21.0	13.0	17.0	16.0	17.0	14.0	15.0	17.0	13.0	13.0	16.0	12.0
VALIDN	31	31	29	32	33	28	29	29	19	33	32	26	30	29	30
p		***	n.s.	-	n.s.	-	n.s.	-	-	-	-	n.s.	**	n.s.	-

A 4f. Pulmokapillarer Verschlußdruck (mm Hg)

NARKOSE-ART	PRAE OP	N.EIN-LEITUNG	HAUT-SCHNITT	V.ABKLE AORTA	N.ABKLE AORTA	V.OEFFN AORTA	N.OEFFN AORTA	1.A.FEM OFFEN	2.A.FEM OFFEN	OP-ENDE	IOP	1H-POP	2H-POP	8H-POP	24H-POP
HALOTHAN															
MEAN	7.267	12.500	14.276	11.500	12.931	15.923	14.760	13.542	13.591	14.067	10.074	9.577	9.923	8.667	9.227
STDEV	3.140	4.995	5.084	4.455	4.971	4.214	5.325	5.340	5.369	3.676	4.428	3.613	4.069	2.869	5.051
MIN	2.0	4.0	7.0	4.0	4.0	7.0	6.0	6.0	4.0	6.0	3.0	3.0	3.0	4.0	3.0
MAX	15.0	22.0	25.0	22.0	23.0	25.0	28.0	25.0	24.0	24.0	26.0	17.0	18.0	14.0	27.0
VALIDN	30	30	29	30	29	26	25	24	22	30	27	26	26	24	22
p		***	n.s.	-	*	-	n.s.	-	-	-	***	n.s.	n.s.	n.s.	-
NLA															
MEAN	7.289	10.184	12.784	11.919	11.974	15.400	12.806	12.176	12.571	12.289	10.257	9.306	9.294	10.818	8.414
STDEV	3.510	4.235	4.967	5.346	4.693	5.403	4.490	4.549	4.517	4.667	5.695	4.328	3.623	4.134	2.934
MIN	2.0	3.0	4.0	3.0	5.0	6.0	6.0	4.0	2.0	3.0	2.0	2.0	4.0	4.0	3.0
MAX	15.0	18.0	22.0	27.0	21.0	28.0	23.0	23.0	20.0	24.0	24.0	21.0	16.0	25.0	14.0
VALIDN	38	38	37	37	39	35	31	34	28	38	35	36	34	33	29
p		***	**	-	n.s.	-	n.s.	-	-	-	n.s.	n.s.	n.s.	*	-
PDA															
MEAN	7.379	10.067	10.552	10.594	10.636	13.593	12.414	13.828	12.889	13.788	10.161	11.522	10.172	9.536	9.500
STDEV	3.877	3.750	3.832	4.279	4.683	5.500	4.315	4.376	3.341	5.732	5.380	4.823	4.781	4.566	5.487
MIN	2.0	2.0	3.0	4.0	4.0	3.0	2.0	4.0	6.0	2.0	2.0	3.0	2.0	2.0	3.0
MAX	17.0	18.0	20.0	23.0	21.0	24.0	26.0	23.0	19.0	24.0	24.0	21.0	21.0	20.0	24.0
VALIDN	29	30	29	32	33	27	29	29	18	33	31	23	29	28	28
p		**	n.s.	-	n.s.	-	n.s.	-	-	-	*	n.s.	n.s.	n.s.	-

A 4g. Mitteldruck in der A. pulmonalis (mm Hg)

NARKOSE-ART	PRAE OP	N.EIN-LEITUNG	HAUT-SCHNITT	V.ABKLE AORTA	N.ABKLE AORTA	V.OEFFN AORTA	N.OEFFN AORTA	1.A.FEM OFFEN	2.A.FEM OFFEN	OP-ENDE	IOP	1H-POP	2H-POP	8H-POP	24H-POP
HALOTHAN															
MEAN	16.600	21.600	22.000	18.267	19.103	22.115	21.654	21.208	21.636	22.300	19.321	19.889	20.741	19.120	20.667
STDEV	4.199	6.891	6.053	5.051	5.354	4.999	6.235	4.690	5.728	3.706	6.165	5.853	7.414	4.206	5.936
MIN	10.0	10.0	12.0	10.0	9.0	12.0	11.0	14.0	11.0	14.0	9.0	10.0	6.0	14.0	11.0
MAX	24.0	34.0	35.0	32.0	30.0	31.0	35.0	33.0	33.0	30.0	36.0	37.0	38.0	29.0	32.0
VALIDN	30	30	29	30	29	26	26	24	22	30	28	27	27	25	21
p		***	n.s.	–	n.s.	–	n.s.	–	–	–	*	n.s.	n.s.	n.s.	–
NLA															
MEAN	15.025	16.462	20.405	19.333	18.513	21.343	20.344	20.176	20.556	19.553	19.528	20.194	19.314	20.118	19.194
STDEV	4.682	5.041	5.852	5.361	4.588	5.493	5.723	5.137	4.070	4.903	6.073	6.378	5.144	4.935	5.425
MIN	8.0	8.0	10.0	11.0	10.0	11.0	8.0	12.0	14.0	11.0	9.0	8.0	8.0	9.0	7.0
MAX	26.0	26.0	36.0	35.0	28.0	37.0	31.0	33.0	28.0	30.0	31.0	38.0	30.0	36.0	29.0
VALIDN	40	39	37	36	39	35	32	34	27	38	36	36	35	34	31
p		n.s.	***	–	n.s.	–	n.s.	–	–	–	n.s.	n.s.	n.s.	n.s.	–
PDA															
MEAN	17.161	18.267	19.714	17.812	17.515	22.250	20.536	22.517	21.722	22.156	21.032	21.667	20.724	19.704	20.367
STDEV	6.548	4.518	5.906	4.809	4.515	5.515	4.670	5.835	4.443	5.577	5.902	6.844	7.076	6.101	6.139
MIN	7.0	10.0	10.0	12.0	10.0	14.0	14.0	12.0	15.0	9.0	12.0	10.0	8.0	10.0	11.0
MAX	33.0	31.0	39.0	32.0	28.0	37.0	31.0	37.0	31.0	33.0	33.0	36.0	34.0	35.0	39.0
VALIDN	31	30	28	32	33	28	28	29	18	32	31	24	29	27	30
p		n.s.	n.s.	–	n.s.	–	n.s.	–	–	–	n.s.	n.s.	n.s.	n.s.	–

A 4h. Herzindex $(l \cdot min^{-1} \cdot m^{-2})$

NARKOSE-ART	PRAE OP	N.EIN-LEITUNG	HAUT-SCHNITT	V.ABKLE AORTA	N.ABKLE AORTA	V.OEFFN AORTA	N.CEFFN AORTA	1.A.FEM OFFEN	2.A.FEM OFFEN	OP-ENDE	IOP	1H-POP	2H-POP	8H-POP	24H-POP
HALOTHAN															
MEAN	3.471	2.977	2.694	2.906	2.749	2.884	3.180	3.226	3.025	3.531	3.614	3.987	4.207	4.424	4.416
STDEV	.769	.674	.742	.652	.696	.764	.716	.672	.507	.889	.973	1.015	1.133	1.370	.984
MIN	2.3	1.8	1.4	1.8	1.6	1.7	2.0	2.2	1.7	2.2	1.9	1.8	2.3	1.6	3.0
MAX	5.7	4.5	4.5	4.0	4.1	4.7	4.9	4.8	4.3	6.1	6.5	5.6	6.7	8.0	6.5
VALIDN	30	30	30	28	29	26	26	24	22	30	29	27	27	25	22
p		**	*	–	n.s.	–	n.s.	–	–	–	n.s.	*	n.s.	n.s.	–
NLA															
MEAN	3.437	2.786	3.099	3.649	2.968	3.076	3.586	3.147	3.287	3.678	4.274	4.858	4.922	4.546	4.610
STDEV	1.062	.820	.951	1.011	.866	.774	1.463	.753	.707	.973	1.311	1.203	1.206	1.182	.838
MIN	1.7	1.5	1.6	1.7	1.4	1.7	1.5	1.6	2.4	2.2	2.4	2.6	2.5	1.7	2.5
MAX	7.3	6.1	5.3	5.4	5.3	4.8	7.9	5.0	4.9	6.6	7.7	7.2	7.9	6.3	7.1
VALIDN	40	39	36	36	39	34	32	33	28	38	34	35	35	34	31
p		***	n.s.	–	***	–	*	–	–	–	***	*	n.s.	n.s.	–
PDA															
MEAN	3.317	2.620	2.586	2.702	2.406	2.693	2.795	2.934	3.341	3.510	3.675	4.107	4.309	4.441	4.291
STDEV	.783	.746	.771	.808	.872	.734	.828	.766	1.277	.912	.988	1.015	1.040	1.038	.914
MIN	2.1	1.5	1.5	1.3	1.1	1.7	1.8	1.5	2.1	1.7	1.6	2.7	2.5	2.4	2.9
MAX	5.3	4.5	4.1	4.7	5.0	4.5	4.7	4.2	6.9	6.0	5.8	6.2	6.9	7.5	6.4
VALIDN	30	28	29	30	32	29	29	28	18	32	31	24	28	28	29
p		***	n.s.	–	**	–	n.s.	–	–	–	n.s.	n.s.	*	n.s.	–

A 4i. Schlagindex (ml·min^{-1}·m^{-2})

NARKOSE-ART	PRAE OP	N.EIN-LEITUNG	HAUT-SCHNITT	V.ABKLE AORTA	N.ABKLE AORTA	V.OEFFN AORTA	N.OEFFN AORTA	1.A.FEM OFFEN	2.A.FEM OFFEN	OP-ENDE	IOP	1H-POP	2H-POP	8H-POP	24H-POP
HALOTHAN															
MEAN	41.820	31.769	33.459	35.319	35.070	36.646	37.761	38.555	39.892	42.527	43.653	49.937	47.592	49.238	45.999
STDEV	8.666	6.841	6.933	7.536	8.740	9.049	5.489	8.258	9.988	7.635	11.611	10.672	13.628	12.899	11.374
MIN	27.5	21.6	23.0	20.1	23.6	27.2	23.2	25.9	26.4	29.1	22.3	30.1	20.6	30.3	26.2
MAX	63.3	46.4	45.3	48.1	60.7	65.1	49.1	52.6	60.6	59.7	63.3	66.9	74.4	87.6	70.6
VALIDN	30	30	28	28	27	24	26	24	21	30	29	26	27	24	22
p		***		n.s.		-		n.s.		-		n.s.		-	
								-		n.s.		**		n.s.	n.s.		-
NLA															
MEAN	43.141	37.499	42.489	43.073	40.304	44.571	45.231	43.251	43.271	46.545	45.735	48.898	48.026	50.488	49.958
STDEV	11.624	10.295	10.551	9.319	11.999	11.139	13.373	10.383	11.047	11.983	10.089	10.270	12.491	12.178	9.296
MIN	21.3	20.5	26.5	22.7	23.0	23.0	21.8	22.7	24.6	26.0	25.8	21.5	26.9	21.7	25.7
MAX	75.4	72.8	69.7	61.5	80.5	86.9	83.5	72.0	78.0	77.7	63.9	67.0	72.9	77.3	78.2
VALIDN	40	39	34	33	36	33	31	33	28	37	33	36	35	31	30
p		**		n.s.		-		**		-		n.s.		-	
PDA															
MEAN	40.374	38.019	38.955	37.124	37.223	39.092	40.140	42.750	47.126	48.070	49.491	47.946	50.118	47.227	47.222
STDEV	8.648	9.506	9.729	10.526	11.102	9.640	11.003	10.425	12.451	7.156	12.245	13.102	12.478	12.166	10.481
MIN	24.2	20.2	21.8.	20./	20.2	22.5	22.2	23.1	30.5	34.0	30.5	27.0	33.6	20.3	25.0
MAX	62.2	65.6	62.3	56.6	64.0	55.8	62.0	69.7	75.3	60.3	89.3	84.1	81.4	83.8	63.6
VALIDN	30	26	27	30	29	28	28	28	18	32	32	24	29	27	29
p		*		n.s.		-		n.s.		-		n.s.		-	

A 4j. Schlagarbeitsindex des linken Ventrikels $(\text{g} \cdot \text{m} \cdot \text{m}^{-2})$

NARKOSE-ART	PRAE OP	N.EIN-LEITUNG	HAUT-SCHNITT	V.ABKLE AORTA	N.ABKLE AORTA	V.OFFFN AORTA	N.OEFFN AORTA	1.A.FEM OFFEN	2.A.FFM OFFEN	OP-ENDE	IOP	1H-POP	2H-POP	8H-POP	24H-POP
HALOTHAN															
MEAN	56.250	37.023	33.638	34.369	35.871	35.423	34.245	35.842	37.245	41.511	58.029	54.879	51.987	51.501	48.970
STDEV	16.198	10.427	9.150	7.718	9.821	10.653	7.658	6.913	10.701	10.708	16.607	12.920	16.099	14.758	16.902
MIN	23.3	20.6	20.4	23.3	21.5	20.9	24.3	22.1	22.0	21.5	24.4	23.7	· 25.8	34.0	23.9
MAX	94.8	63.5	56.4	57.0	68.6	75.2	50.7	47.0	65.1	64.7	85.8	77.6	98.0	84.6	87.5
VALIDN	30	30	28	27	28	25	23	22	20	30	26	26	27	24	21
p		***	**	–	n.s.	–	n.s.	–	–	–	***	n.s.	n.s.	n.s.	–
NLA															
MEAN	54.121	35.893	45.948	50.574	47.524	50.710	49.089	48.859	48.655	55.710	73.901	54.902	51.254	50.857	52.252
STDEV	15.235	9.474	16.741	16.902	17.729	16.571	17.183	15.049	16.176	21.387	18.988	15.022	15.868	15.036	11.303
MIN	20.3	20.3	21.4	23.3	22.1	28.7	24.6	23.4	24.3	26.9	39.4	23.1	22.4	21.4	30.6
MAX	91.5	68.3	93.0	94.4	85.7	106.3	89.9	96.0	98.6	113.1	109.6	82.3	85.3	86.1	78.8
VALIDN	39	35	35	34	37	33	30	32	28	38	33	35	35	31	31
p		***	***	–	n.s.	–	n.s.	–	–	–	***	***	n.s.	n.s.	–
PDA															
MEAN	49.555	37.496	35.960	35.655	38.390	39.713	35.002	39.693	40.933	43.141	52.649	54.495	55.576	45.234	53.283
STDEV	14.188	10.516	11.530	8.550	10.338	9.750	11.110	11.337	14.409	11.800	15.098	17.523	15.044	13.422	13.351
MIN	23.8	20.3	21.1	22.0	21.0	21.7	20.2	24.7	22.6	24.5	25.4	24.2	25.6	20.4	29.3
MAX	81.6	57.0	63.9	50.4	57.4	67.7	59.0	70.1	73.2	66.0	91.9	100.7	96.3	75.8	88.0
VALIDN	30	24	24	27	27	28	27	25	16	32	32	24	29	27	29
p		***	n.s.	–	n.s.	–	**	–	–	–	**	n.s.	n.s.	***	–

A 4k. Systemischer peripherer Gesamtgefäßwiderstand $(dyn \cdot s \cdot cm^{-5} \cdot m^{-2})$

NARKOSE-ART	PRAF OP	N.EIN-LEITUNG	HAUT-SCHNITT	V.ABKLE AORTA	N.ABKLE AORTA	V.OEFFN AORTA	N.OEFFN AORTA	1.A.FEM OFFEN	2.A.FEM OFFEN	OP-ENDE	IOP	1H-POP	2H-POP	8H-POP	24H-POP
HALOTHAN															
MEAN	1284.244	1343.48	1304.21	1128.66	1295.73	1218.57	993.134	1119.33	1104.41	1048.50	1206.64	1058.11	993.059	855.375	844.452
STDEV	249.181	348.033	319.597	285.910	324.715	346.728	213.419	337.392	273.769	297.285	364.445	315.500	407.909	261.772	266.496
MIN	661.8	576.5	795.8	633.5	576.9	426.4	493.7	448.3	665.5	497.1	521.0	518.9	417.8	436.1	472.9
MAX	1675.0	1857.5	1898.8	1772.4	1876.5	1895.0	1380.0	1739.5	1870.1	1666.7	1829.1	1610.9	1760.0	1358.1	1351.4
VALIDN	27	27	24	26	26	24	26	23	22	30	25	24	26	24	22
p		n.s.	n.s.	–	*	–	***	–	–	–	**	*	n.s.	n.s.	–
NLA															
MEAN	1212.414	1055.51	1157.82	1080.68	1310.34	1302.72	1094.28	1188.09	1172.92	1104.41	1222.25	823.620	796.212	767.282	803.045
STDEV	264.822	266.596	346.412	367.978	324.005	289.578	386.187	284.600	324.902	299.833	389.542	259.273	251.154	254.843	207.679
MIN	677.2	481.5	477.2	458.6	617.9	662.1	481.3	719.7	660.8	510.2	484.2	447.2	420.3	435.2	439.8
MAX	1691.7	1496.0	1648.9	1859.2	1866.3	1734.8	1888.3	1811.0	1656.3	1777.8	1821.9	1411.8	1458.2	1600.0	1371.4
VALIDN	30	33	30	32	32	32	30	31	27	37	33	35	35	33	30
p		**	**	–	***	–	*	–	–	–	n.s.	***	n.s.	n.s.	–
PDA															
MEAN	1271.956	1137.25	1159.60	1167.48	1287.20	1305.00	1126.31	1053.32	1054.08	939.659	1092.86	1078.57	957.910	842.786	930.302
STDEV	281.881	344.028	248.478	315.836	288.212	350.547	385.514	283.955	291.479	311.913	342.666	299.608	309.340	249.071	267.629
MIN	788.7	492.3	653.8	530.8	844.6	835.7	534.6	736.7	465.7	441.1	525.0	587.3	509.5	433.8	527.9
MAX	1775.7	1806.0	1678.7	1834.1	1744.5	1863.4	1897.6	1604.4	1490.5	1652.7	1850.8	1654.1	1544.5	1486.2	1381.8
VALIDN	28	22	24	28	25	23	27	27	17	31	28	24	28	28	29
p		n.s.	n.s.	–	***	–	**	–	–	–	n.s.	n.s.	*	n.s.	–

A 41. Schlagarbeitsindex des linken Ventrikels/pulmokapillarer Verschlußdruck

NARKOSE-ART	PRAE OP	N.EIN-LEITUNG	HAUT-SCHNITT	V.ABKLE AORTA	N.ABKLE AORTA	V.OEFFN AORTA	N.OEFFN AORTA	1.A.FEM OFFEN	2.A.FEM OFFEN	OP-ENDE	IOP	1H-POP	2H-POP	8H-POP	24H-POP
HALOTHAN															
MEAN	9.475	3.464	2.473	3.705	3.337	2.341	2.560	3.065	3.167	3.285	6.240	6.655	7.283	6.898	6.228
STDEV	6.064	1.712	.958	2.485	2.254	1.109	1.273	1.559	2.077	1.764	3.823	3.707	6.140	3.254	3.017
MIN	3.9	1.4	.9	1.2	1.2	1.0	1.0	.8	.7	1.3	.7	2.1	3.0	3.1	.6
MAX	30.6	7.8	4.9	12.4	12.0	6.2	6.5	7.4	9.0	9.1	16.7	17.2	32.2	18.1	14.4
VALIDN	30	30	29	28	29	26	25	23	22	30	27	26	27	25	22
p		***	**	—	n.s.	—	n.s.	—	—	—	***	n.s.	n.s.	n.s.	—
NLA															
MEAN	12.055	4.952	4.457	5.555	4.551	3.584	5.200	4.972	5.170	5.410	10.287	7.540	6.459	5.054	9.023
STDEV	13.346	5.860	3.282	4.011	2.725	1.681	6.572	4.239	5.488	3.749	6.905	4.848	3.299	2.374	10.642
MIN	1.4	1.5	1.2	1.3	1.1	1.2	1.2	1.8	1.5	1.5	1.5	2.0	1.4	1.3	2.8
MAX	70.2	35.8	16.0	18.9	12.9	8.2	38.9	24.0	30.9	24.1	26.1	24.6	16.6	11.7	61.1
VALIDN	40	39	36	36	39	34	32	33	28	37	35	35	34	33	30
p		***	n.s.	—	n.s.	—	n.s.	—	—	—	**	n.s.	n.s.	**	—
PDA															
MEAN	11.698	4.344	3.749	3.640	3.928	3.451	3.316	3.018	3.463	4.483	8.807	5.673	8.019	6.154	8.458
STDEV	11.655	2.999	2.229	1.521	2.297	1.868	2.399	1.447	2.406	4.599	9.562	3.279	7.344	4.945	8.098
MIN	1.8	1.2	1.0	1.0	.9	.7	1.2	1.3	1.1	1.2	2.1	.6	2.0	1.8	2.6
MAX	52.7	16.3	10.3	6.5	10.6	9.9	13.2	8.2	12.2	22.6	46.0	14.9	40.8	28.2	46.8
VALIDN	30	28	28	30	32	28	29	28	17	32	32	23	29	27	29
p		***	n.s.	—	n.s.	—	n.s.	—	—	—	***	n.s.	n.s.	n.s.	—

Tabelle A 5a–c. Perioperatives Verhalten von Determinanten der myokardialen O_2-Bilanz. Meßpunkte 1–16

A 5a. Druck-Frequenz-Produkt $(\mathrm{mm\,Hg \cdot min^{-1}})$

NARKOSF-ART	PRAE OP	N.EIN-LEITUNG	HAUT-SCHNITT	V.ABKLE AORTA	N.ABKLE AORTA	V.OEFFN AORTA	N.OEFFN AORTA	1.A.FEM OFFEN	2.A.FEM OFFEN	OP-ENDE	IOP	1H-POP	2H-POP	8H-POP	24H-POP
HALOTHAN															
MEAN	14034.690	14218.2	11620.3	10808.4	11492.7	11189.3	9905.38	10850.0	9896.45	11031.3	14477.4	14039.0	15049.1	14747.5	14561.5
STDEV	4011.319	5005.52	4547.89	3972.72	4446.61	3841.70	2913.51	3473.62	2589.66	3386.40	5517.11	4913.44	4331.30	4365.97	4981.52
MIN	7488.0	5920.0	5757.0	4930.0	6175.0	6588.0	5082.0	5712.0	5406.0	4536.0	6300.0	6943.0	7020.0	9102.0	7820.0
MAX	24400.0	27144.0	21600.0	21420.0	25584.0	23750.0	16074.0	16731.0	13580.0	20140.0	27600.0	25095.0	23690.0	26550.0	26660.0
VALIDN	29	30	30	30	29	26	26	24	22	30	28	27	27	25	22
p		n.s.	**	−	n.s.	−	**	−	−	−	***	n.s.	n.s.	n.s.	−
NLA															
MEAN	13550.075	8873.08	10708.8	12476.5	12734.7	11482.0	11742.7	10877.4	11827.7	12747.2	18549.6	15998.4	16549.8	13634.5	14647.5
STDEV	4010.210	2978.78	3096.82	4137.00	4130.26	3642.88	3824.06	3492.11	3886.54	4207.55	5331.94	4083.30	4249.65	3389.61	4065.79
MIN	6985.0	4437.0	6882.0	6600.0	5520.0	4888.0	4550.0	4136.0	4425.0	7198.0	6232.0	8075.0	8526.0	6600.0	7503.0
MAX	21658.0	19600.0	22848.0	25654.0	20790.0	20424.0	19260.0	18203.0	20350.0	24310.0	27727.0	23084.0	27500.0	20800.0	26864.0
VALIDN	40	38	37	37	39	35	32	34	28	39	32	34	35	34	31
p		***	**	−	n.s.	−	n.s.	−	−	−	***	*	n.s.	*	−
PDA															
MEAN	12879.968	8948.20	8311.21	9110.31	9111.79	9988.69	8597.90	8577.93	8279.05	9543.21	11388.9	13651.6	14819.4	13819.6	14806.7
STDEV	3935.515	2695.56	3199.28	3456.62	3489.45	3012.77	3057.85	3267.71	3295.01	3682.81	4652.24	3653.01	4254.21	3808.48	3877.12
MIN	5800.0	4752.0	4823.0	4300.0	4650.0	5616.0	3445.0	4655.0	4002.0	4284.0	4410.0	7920.0	7519.0	8378.0	8967.0
MAX	22464.0	15656.0	17750.0	16564.0	21252.0	16366.0	17577.0	19635.0	16692.0	18048.0	26104.0	21525.0	26240.0	24180.0	23256.0
VALIDN	31	30	29	32	33	29	29	29	19	33	32	26	30	28	30
p		***	n.s.	−	n.s.	−	**	−	−	−	**	**	*	n.s.	−

A 5b. Koronarer Perfusionsdruck (mm Hg)

NARKOSE-ART	PRAE OP	N.EIN-LEITUNG	HAUT-SCHNITT	V.ABKLE AORTA	N.ABKLE AORTA	V.OEFFN AORTA	N.OEFFN AORTA	1.A.FEM OFFEN	2.A.FEM OFFEN	OP-ENDE	IOP	1H-POP	2H-POP	8H-POP	24H-POP
HALOTHAN															
MEAN	65.733	58.267	54.900	51.667	52.483	47.500	42.080	46.167	45.136	46.967	59.862	52.037	50.346	48.280	49.286
STDEV	13.204	15.145	13.000	14.325	14.025	9.638	8.765	10.720	9.872	10.519	17.064	11.457	13.335	11.193	10.335
MIN	43.0	31.0	34.0	29.0	34.0	31.0	23.0	25.0	24.0	26.0	24.0	30.0	25.0	26.0	37.0
MAX	91.0	89.0	84.0	91.0	90.0	68.0	58.0	61.0	62.0	72.0	91.0	74.0	69.0	69.0	75.0
VALIDN	30	30	30	30	29	26	25	24	22	30	29	27	26	25	21
p	*	n.s.	–	n.s.	–	**	–	–	–	***	*	n.s.	n.s.		–
NLA															
MEAN	59.949	45.289	53.500	52.853	55.974	54.629	50.226	54.088	55.250	52.553	68.794	52.750	47.743	46.676	51.613
STDEV	13.290	12.621	13.353	13.399	11.809	12.631	10.710	12.843	14.557	10.874	12.763	12.836	11.354	11.417	11.826
MIN	38.0	26.0	34.0	23.0	31.0	38.0	26.0	27.0	23.0	34.0	37.0	29.0	28.0	27.0	32.0
MAX	98.0	92.0	86.0	78.0	80.0	94.0	73.0	75.0	84.0	87.0	90.0	81.0	70.0	85.0	90.0
VALIDN	39	38	36	34	39	35	31	34	28	38	34	36	35	34	31
p	***	**	–	n.s.	–	n.s.	–	–	–	***	***	*	n.s.		–
PDA															
MEAN	59.355	46.900	46.414	49.742	51.212	51.036	44.107	42.517	42.118	43.125	50.281	51.880	50.200	47.385	53.367
STDEV	11.954	12.095	13.783	13.471	14.540	13.637	12.485	13.881	10.828	12.595	13.627	12.478	14.126	14.052	13.330
MIN	37.0	21.0	26.0	25.0	28.0	24.0	25.0	21.0	29.0	26.0	21.0	21.0	24.0	27.0	33.0
MAX	80.0	67.0	78.0	79.0	89.0	77.0	75.0	75.0	64.0	68.0	78.0	71.0	74.0	78.0	80.0
VALIDN	31	30	29	31	33	28	28	29	17	32	32	25	30	26	30
p	***	n.s.	–	n.s.	–	*	–	–	–	***	n.s.	n.s.	n.s.		–

A 5c. Arterieller O_2-Gehalt $(ml \cdot dl^{-1})$

NARKOSE-ART	PRAE OP	N.EIN-LEITUNG	HAUT-SCHNITT	V.ABKLE AORTA	N.ABKLE AORTA	V.OEFFN AORTA	N.OEFFN AORTA	1.A.FEM OFFEN	2.A.FEM OFFEN	OP-ENDE	IOP	1H-POP	2H-POP	8H-POP	24H-POP
HALOTHAN															
MEAN	16.504	15.533	14.700	14.602	14.202	13.749	13.902	14.134	14.120	14.710	15.329	15.103	15.442	15.482	15.737
STDEV	2.480	2.434	2.522	2.339	2.255	1.886	1.815	1.681	1.986	2.092	2.096	1.844	1.925	1.917	1.902
MIN	12.7	10.3	9.0	10.6	10.7	11.2	11.2	11.5	10.4	10.2	12.2	11.4	10.6	11.0	10.9
MAX	22.8	21.6	19.2	19.5	18.5	17.8	18.2	16.9	19.2	18.9	19.4	19.3	19.1	19.9	18.0
VALIDN	29	27	28	26	27	25	25	22	20	28	26	27	22	22	21
p		**	**	−	**	−	n.s.	−	−	−	*	n.s.	n.s.	n.s.	−
NLA															
MEAN	15.878	14.398	14.395	14.449	14.346	13.808	13.855	14.248	14.794	14.903	15.441	16.031	15.177	15.385	16.003
STDEV	1.929	2.201	1.955	2.466	1.621	1.629	1.273	1.074	1.020	1.648	1.193	1.267	1.688	2.353	1.663
MIN	11.0	8.3	9.6	11.1	10.9	9.2	10.3	12.6	12.9	10.8	13.4	14.0	12.3	8.6	13.9
MAX	19.3	18.3	17.9	23.6	17.8	16.1	15.9	17.1	17.2	20.8	17.2	19.2	18.3	21.5	19.9
VALIDN	37	36	35	33	34	31	28	32	27	37	30	31	31	30	23
p		***	n.s.	−	n.s.	−	n.s.	−	−	−	**	*	**	n.s.	−
PDA															
MEAN	16.540	14.676	14.409	13.979	13.891	13.446	13.863	14.090	14.718	14.849	15.299	15.466	15.480	15.852	15.973
STDEV	1.907	2.068	2.559	2.222	2.483	2.235	1.927	1.701	1.765	1.710	2.095	1.778	1.993	1.972	1.730
MIN	12.8	10.0	9.4	9.6	9.5	9.7	9.5	10.2	10.9	12.2	12.1	11.8	11.6	11.4	13.3
MAX	20.9	18.1	19.6	17.2	19.3	17.0	17.6	16.8	17.4	18.1	21.6	19.0	20.5	19.9	18.6
VALIDN	29	26	28	25	29	21	24	24	16	27	29	22	24	22	24
p		***	n.s.	−	n.s.	−	n.s.	−	−	−	n.s.	n.s.	n.s.	n.s.	−

Tabelle A 6a–e. Perioperatives Verhalten der O_2-Transportvariablen. Meßpunkte 1–16

A 6a. O_2-Angebot ($ml \cdot min^{-1} \cdot m^{-2}$)

NARKOSE-ART	PRAE OP	N.EIN-LEITUNG	HAUT-SCHNITT	V.ABKLE AORTA	N.ABKLE AORTA	V.OEFFN AORTA	N.CEFFN AORTA	1.A.FEM OFFEN	2.A.FEM OFFEN	OP-ENDE	IOP	1H-POP	2H-POP	8H-POP	24H-POP
HALOTHAN															
MEAN	546.143	463.769	398.453	424.759	396.121	393.302	440.488	463.478	423.746	526.776	571.518	606.093	618.086	643.084	687.719
STDEV	130.616	119.269	131.772	95.058	96.670	104.980	93.678	121.838	100.427	137.546	179.735	181.659	230.414	191.888	171.704
MIN	372.9	191.6	129.5	269.1	172.9	259.3	275.2	338.5	196.5	302.9	254.9	263.7	114.5	220.8	387.5
MAX	980.7	753.5	785.6	721.7	687.9	636.7	688.5	821.5	674.3	873.4	990.6	881.2	980.6	942.4	980.3
VALIDN	28	27	28	26	27	25	25	22	20	28	26	27	23	20	20
p	***	**	–	**	–	n.s.	–	–	–	n.s.	n.s.	n.s.	n.s.	–	
NLA															
MEAN	537.859	403.958	454.462	544.339	429.932	428.075	497.805	447.079	489.648	552.449	653.534	711.953	736.763	684.019	736.277
STDEV	169.635	134.036	147.899	158.648	133.094	101.872	173.892	104.129	111.886	144.025	171.975	160.757	137.232	198.743	103.614
MIN	270.6	127.5	235.4	263.6	215.1	220.6	215.6	226.3	345.7	334.3	396.4	383.4	474.4	164.9	552.7
MAX	986.7	858.8	835.6	936.9	687.5	634.6	818.7	656.1	699.3	961.4	958.0	936.6	962.7	983.2	936.5
VALIDN	37	36	34	32	34	30	28	31	27	36	26	25	28	28	21
p	***	n.s.	–	***	–	*	–	–	–	***	*	*	n.s.	–	
PDA															
MEAN	547.374	389.460	374.836	381.527	335.732	370.256	398.698	413.648	444.794	510.307	570.659	593.482	666.952	633.827	669.355
STDEV	127.209	117.136	127.300	121.739	120.452	127.166	121.610	101.094	144.183	118.252	183.902	109.803	144.284	182.456	136.000
MIN	313.4	217.9	160.2	210.3	173.5	189.2	234.8	221.3	306.3	209.8	203.6	408.0	399.7	123.4	430.0
MAX	772.9	660.3	688.7	744.6	628.2	602.9	657.9	638.1	813.9	715.3	976.9	789.3	981.3	966.5	941.3
VALIDN	28	25	28	25	28	21	24	24	15	25	28	20	21	21	22
p	***	n.s.	–	**	–	n.s.	–	–	–	n.s.	n.s.	*	n.s.	–	

A 6b. O_2-Verbrauch $(ml \cdot min^{-1} \cdot m^{-2})$

NARKOSE-ART	PRAF OP	N.EIN-LEITUNG	HAUT-SCHNITT	V.ABKLE AORTA	N.ABKLE AORTA	V.OEFFN AORTA	N.OFFFN AORTA	1.A.FEM OFFEN	2.A.FEM OFFEN	OP-ENDE	TOP	1H-POP	2H-POP	8H-POP	24H-POP
HALOTHAN															
MEAN	122.395	84.539	81.201	83.710	77.678	75.252	90.876	89.219	86.344	96.115	122.428	134.811	140.605	135.023	168.701
STDEV	33.371	24.573	22.479	19.183	20.695	19.046	24.740	26.338	20.497	31.132	58.805	49.338	52.870	29.663	30.109
MIN	71.2	53.5	50.2	58.2	51.1	50.4	50.1	50.7	50.7	51.0	58.0	52.3	72.0	82.5	125.0
MAX	232.9	156.1	157.8	130.0	132.7	127.1	142.5	142.6	127.6	200.6	282.5	278.4	279.2	190.3	220.7
VALIDN	29	24	24	21	23	21	22	19	18	25	25	26	21	22	21
p	***	n.s.	–	n.s.	–	**	–	–	–	**	n.s.	n.s.	n.s.	–	
NLA															
MEAN	115.466	83.727	86.076	96.965	85.334	93.597	107.429	97.595	97.595	104.672	142.593	178.295	151.618	148.631	167.225
STDEV	28.366	18.363	24.793	26.540	20.140	24.102	35.112	23.717	17.677	21.217	67.666	66.291	41.913	41.675	25.073
MIN	62.8	60.2	52.0	60.8	50.5	60.9	55.0	61.4	74.4	64.4	77.7	70.3	70.9	72.5	130.5
MAX	187.2	133.7	185.3	162.7	128.6	159.5	191.1	165.0	134.4	154.9	344.2	343.9	257.5	258.0	218.4
VALIDN	37	31	31	29	28	27	25	29	26	34	26	29	29	27	21
p	***	n.s.	–	n.s.	–	*	–	–	–	***	n.s.	n.s.	n.s.	–	
PDA															
MEAN	118.867	83.291	85.700	85.911	80.845	85.824	94.582	98.237	117.003	105.493	151.523	179.727	185.904	144.879	159.851
STDEV	22.320	17.070	22.439	19.136	15.448	19.359	24.062	30.650	57.034	34.573	56.913	60.645	71.337	38.956	30.122
MIN	76.6	50.8	53.8	56.9	56.2	51.2	51.5	51.6	69.8	74.7	58.0	97.6	81.5	79.0	98.3
MAX	173.0	121.6	151.3	137.9	122.2	118.3	147.1	184.4	285.7	237.4	325.4	338.2	374.5	247.2	204.2
VALIDN	28	21	25	23	24	20	21	20	15	22	26	20	22	19	22
p	***	n.s.	–	n.s.	–	n.s.	–	–	–	***	n.s.	n.s.	*	–	

A 6c. Arteriovenöse O_2-Gehaltsdifferenz $(\mathrm{ml \cdot dl^{-1}})$

NARKOSE-ART	PRAE OP	N.EIN-LEITUNG	HAUT-SCHNITT	V.ABKLE AORTA	N.ABKLE AORTA	V.OFFN AORTA	N.OEFFN AORTA	1.A.FEM OFFEN	2.A.FEM OFFEN	OP-ENDE	IOP	1H-POP	2H-POP	8H-POP	24H-POP
HALOTHAN															
MEAN	3.649	3.051	2.972	2.945	2.832	2.998	3.107	3.000	3.145	2.822	3.377	3.467	3.444	3.364	3.875
STDEV	.997	.686	.519	.714	.542	.494	.824	.979	.709	.784	1.140	.903	.828	.820	.716
MIN	2.1	2.0	2.1	2.1	2.1	2.4	2.0	2.0	2.2	2.0	2.0	2.2	2.2	2.2	2.3
MAX	6.1	4.8	4.1	4.8	4.2	4.7	4.9	5.2	4.5	5.5	6.8	5.8	5.5	5.3	5.6
VALIDN	29	21	23	20	21	17	18	16	16	21	23	25	21	21	21
p		**	n.s.	-	n.s.	-	n.s.	-	-	-	**	n.s.	n.s.	n.s.	-
NLA															
MEAN	3.538	3.195	3.316	2.931	2.926	3.125	3.193	3.161	3.059	2.841	3.219	3.780	3.236	3.297	3.508
STDEV	.789	.748	.986	.583	.620	.760	.846	.738	.575	.617	1.030	1.051	.803	.877	.513
MIN	2.0	2.0	2.1	2.1	2.0	2.2	2.0	2.2	2.2	2.0	2.0	2.4	2.1	2.0	2.6
MAX	4.9	5.0	5.7	4.0	4.3	4.7	5.1	5.5	4.0	4.7	5.6	7.4	5.0	5.3	4.6
VALIDN	37	30	25	23	28	26	23	29	25	35	26	27	25	27	21
p		*	n.s.	-	*	n.s.	n.s.	-	-	-	n.s.	n.s.	*	n.s.	-
PDA															
MEAN	3.671	3.269	3.545	3.496	3.797	3.359	3.676	3.385	3.522	3.179	4.310	4.545	3.949	3.494	3.702
STDEV	.755	.877	.771	.885	1.391	.718	1.021	.759	.984	1.029	1.383	.898	1.126	.692	.714
MIN	2.4	2.1	2.1	2.2	2.1	2.1	2.1	2.2	2.1	2.0	2.1	2.9	2.4	2.1	2.1
MAX	5.4	5.2	5.1	5.3	8.7	4.5	6.0	4.7	6.3	6.2	7.0	6.4	6.9	4.6	5.0
VALIDN	28	22	24	21	25	19	18	20	15	23	27	21	22	19	22
p		*	n.s.	-	n.s.	-	n.s.	-	-	-	***	n.s.	n.s.	*	-

A 6d. O_2-Extraktionsrate (%)

NARKOSE-ART	PRAE OP	N.EIN-LEITUNG	HAUT-SCHNITT	V.ABKLE AORTA	N.ABKLE AORTA	V.OEFFN AORTA	N.OEFFN AORTA	1.A.FEM OFFEN	2.A.FEM OFFEN	OP-ENDE	IOP	1H-POP	2H-POP	8H-POP	24H-POP
HALOTHAN															
MEAN	22.324	18.876	19.926	18.773	18.984	19.550	19.641	18.941	20.614	17.627	21.384	22.821	22.518	21.712	24.997
STDEV	5.837	5.791	5.123	5.667	4.736	5.165	6.593	6.581	8.263	6.431	7.063	7.079	5.889	8.347	5.999
MIN	12.1	10.2	10.4	10.0	5.7	9.2	9.3	9.3	9.7	5.7	11.3	9.5	14.4	7.3	13.9
MAX	38.1	32.9	34.2	32.9	26.2	30.4	37.0	35.6	43.1	34.2	38.8	38.9	36.8	48.1	45.4
VALIDN	29	25	25	25	25	23	24	21	20	27	25	26	21	22	21
p		**	n.s.	–	n.s.	–	n.s.	–	–	–	*	n.s.	n.s.	n.s.	–
NLA															
MEAN	22.393	21.326	19.937	18.204	20.397	21.578	22.298	21.827	20.472	19.117	20.488	22.748	20.314	21.059	21.366
STDEV	4.898	5.473	7.842	6.549	5.730	5.321	6.362	4.777	4.386	4.593	6.575	7.237	6.061	5.401	4.696
MIN	14.4	10.9	1.7	8.0	12.4	12.8	9.8	14.2	12.0	12.1	10.8	9.8	10.9	11.6	7.1
MAX	36.5	36.3	33.3	36.1	32.2	30.5	32.3	32.1	29.2	30.2	38.6	45.7	38.9	32.3	27.2
VALIDN	37	34	33	30	30	29	25	29	26	35	26	29	29	28	22
p		n.s.	n.s.	–	**	–	n.s.	–	–	–	n.s.	n.s.	n.s.	n.s.	–
PDA															
MEAN	22.271	21.098	22.990	23.003	25.631	24.265	24.433	22.284	23.063	19.902	28.123	29.182	25.406	22.627	23.217
STDEV	3.896	5.205	5.678	6.744	10.224	5.095	7.701	6.926	7.590	7.855	9.225	5.710	6.191	6.758	4.563
MIN	13.8	9.9	12.3	8.2	8.5	14.7	10.6	1.3	8.2	7.3	14.6	20.3	15.5	10.0	15.2
MAX	29.9	34.1	33.7	34.3	56.0	31.1	39.5	32.3	44.0	42.0	54.5	48.0	35.7	39.5	33.9
VALIDN	28	24	27	24	27	20	21	22	16	24	27	20	22	20	22
p		n.s.	n.s.	–	n.s.	–	n.s.	–	–	–	***	n.s.	n.s.	n.s.	–

A 6e. Gemischtvenöse O_2-Sättigung (%)

NARKOSE-ART	PRAE OP	N.EIN-LEITUNG	HAUT-SCHNITT	V.ABKLE AORTA	N.ABKLE AORTA	V.OEFFN AORTA	N.CEFFN AORTA	1.A.FEM OFFEN	2.A.FEM OFFEN	OP-ENDE	IOP	1H-POP	2H-POP	8H-POP	24H-POP
HALOTHAN															
MEAN	73.786	78.087	76.772	77.604	77.325	77.259	76.132	76.860	75.781	78.042	74.012	72.881	73.767	73.414	69.600
STDEV	6.488	6.206	5.392	6.712	4.428	5.558	6.317	6.530	7.511	6.334	7.729	7.492	6.009	8.098	7.863
MIN	58.4	64.8	64.3	60.9	70.3	65.6	60.4	61.3	54.8	60.3	57.5	58.2	59.7	49.3	42.4
MAX	86.4	87.8	88.1	87.0	85.2	87.6	85.4	86.0	85.6	88.3	87.5	87.3	81.7	82.1	83.1
VALIDN	29	24	25	25	24	22	22	20	21	26	25	26	21	21	20
p	**	n.s.	n.s.	n.s.	n.s.	n.s.	n.s.	n.s.	n.s.	**	n.s.	n.s.	n.s.	n.s.	
NLA															
MEAN	73.014	75.394	76.628	78.359	75.983	74.907	74.416	74.887	76.181	77.277	75.680	74.023	75.493	75.227	72.823
STDEV	4.888	5.516	7.998	6.361	6.099	5.521	6.015	5.378	4.577	4.623	6.803	7.360	7.193	5.698	4.704
MIN	62.0	62.8	61.5	62.8	63.5	66.9	64.8	64.4	67.3	67.0	58.0	52.2	58.2	62.2	65.2
MAX	82.2	85.6	89.6	88.8	84.8	85.0	86.0	84.2	85.1	83.9	84.5	86.6	84.7	84.2	82.0
VALIDN	35	34	32	29	30	27	25	30	26	31	25	26	27	26	22
p	**	n.s.	n.s.	*	n.s.	n.s.	n.s.	n.s.	n.s.	n.s.	n.s.	n.s.	n.s.	n.s.	
PDA															
MEAN	72.957	75.783	73.778	73.795	71.063	72.537	70.989	73.662	72.600	76.470	67.492	67.386	70.350	74.319	72.205
STDEV	4.324	5.154	5.754	6.521	10.079	5.465	7.161	5.538	6.102	7.141	8.815	5.551	6.584	6.908	4.449
MIN	65.7	63.3	62.6	62.9	41.7	64.3	57.1	65.2	53.4	56.7	43.8	49.2	59.0	57.5	63.4
MAX	81.6	86.5	83.9	86.9	88.0	81.6	82.3	86.8	80.8	87.9	82.4	77.9	79.5	85.5	79.4
VALIDN	28	24	27	22	27	19	18	21	15	23	24	21	20	21	21
p	*	n.s.	n.s.	n.s.	n.s.	n.s.	n.s.	n.s.	n.s.	***	n.s.	n.s.	*	n.s.	

Tabelle A 7a, b. Perioperatives Verhalten von Ventilationsparametern. Meßpunkte 1–16

A 7a. Arterieller O_2-Druck (kPa)/F_1O_2

NARKOSE-ART	PRAE OP	N.EIN-LEITUNG	HAUT-SCHNITT	V.ABKLE AORTA	N.ABKLE AORTA	V.OEFFN AORTA	N.OEFFN AORTA	1.A.FEM OFFEN	2.A.FFM OFFEN	OP-ENDE	IOP	1H-POP	2H-POP	8H-POP	24H-POP
HALOTHAN															
MEAN	46.974	69.306	59.231	50.308	50.611	51.617	47.905	51.854	53.848	49.673	40.997	41.664	46.394	51.989	38.950
STDEV	13.564	26.149	20.911	23.539	17.473	19.713	15.793	14.751	14.661	20.360	17.047	15.076	19.456	19.197	9.938
MIN	27.7	14.5	26.9	24.8	26.4	18.2	22.5	25.8	27.6	19.6	18.4	20.5	27.4	21.5	20.2
MAX	80.6	133.7	110.2	113.9	96.2	111.2	81.9	84.4	81.6	91.8	85.0	70.9	110.7	99.6	60.5
VALIDN	29	28	29	26	27	25	25	23	21	28	25	27	23	24	20
p		***	**	–	n.s.	–	n.s.	–	–	–	**	n.s.	n.s.	n.s.	–
NLA															
MEAN	48.878	75.445	59.027	47.083	46.562	50.194	50.621	51.101	50.963	47.744	49.806	50.883	49.182	49.376	42.429
STDEV	13.977	28.498	15.879	12.882	15.066	14.242	10.797	13.926	13.599	17.098	18.490	14.837	16.938	14.547	11.426
MIN	27.2	30.3	30.7	19.2	17.8	22.4	26.9	21.9	22.9	18.6	28.0	26.0	24.3	24.8	29.0
MAX	74.0	147.8	97.5	68.2	68.7	82.5	65.1	74.1	75.3	115.0	122.1	85.2	112.2	98.0	76.4
VALIDN	32	36	34	34	33	30	29	31	26	35	29	31	29	26	22
p		***	**	–	n.s.	–	n.s.	–	–	–	n.s.	n.s.	n.s.	n.s.	–
PDA															
MEAN	47.402	63.521	54.022	47.747	48.047	46.156	51.327	49.605	48.361	46.498	41.054	43.241	45.264	48.939	44.404
STDEV	18.512	23.004	16.755	11.690	14.261	10.059	12.882	10.317	12.080	12.658	12.698	14.166	16.245	16.902	13.712
MIN	22.1	17.8	28.7	28.6	27.3	27.4	30.4	37.5	23.8	14.2	19.2	27.3	25.7	27.5	27.5
MAX	104.8	107.8	103.2	77.5	91.8	74.9	89.9	73.6	68.2	64.3	75.2	82.9	89.8	103.6	92.3
VALIDN	28	25	28	26	30	22	25	24	17	27	24	21	21	23	23
p		**	n.s.	–	n.s.	–	n.s.	–	–	–	n.s.	n.s.	n.s.	n.s.	–

A 7b. Arterielle CO_2-Spannung (kPa)

NARKOSE-ART	PRAE OP	N.EIN-LEITUNG	HAUT-SCHNITT	V.ABKLE AORTA	N.ABKLE AORTA	V.OEFFN AORTA	N.OEFFN AORTA	1.A.FEM OFFEN	2.A.FEM OFFEN	OP-ENDE	IOP	1H-POP	2H-POP	8H-POP	24H-POP
HALOTHAN															
MEAN	5.138	4.870	4.776	5.059	4.847	5.270	5.489	5.270	5.230	5.156	4.956	5.004	5.117	5.364	4.927
STDEV	.414	.590	.486	.531	.443	.549	.887	.649	.527	.414	1.105	.493	.734	.671	.501
MIN	4.2	3.7	3.7	3.7	3.9	4.1	3.1	3.4	4.4	4.3	3.4	4.3	3.5	4.1	4.2
MAX	5.7	6.3	5.9	6.1	5.8	6.3	7.3	6.6	6.1	6.2	9.4	5.9	6.3	6.6	5.8
VALIDN	30	29	29	26	27	25	25	23	22	28	27	27	26	24	21
p		n.s.	n.s.	–	*	–	**	–	–	–	n.s.	n.s.	n.s.	n.s.	–
NLA															
MEAN	5.458	4.843	4.792	4.838	4.640	4.905	5.532	5.050	5.170	5.127	4.870	5.464	5.577	5.563	5.253
STDEV	.777	.688	.758	.425	.519	.679	.963	.579	.379	.425	1.032	.765	.807	.848	.669
MIN	4.1	3.2	3.1	3.7	3.3	3.1	4.0	3.2	4.4	4.4	3.3	3.8	4.2	4.1	3.9
MAX	8.0	6.3	7.1	5.3	5.4	6.2	8.0	6.1	5.8	6.4	7.6	7.1	7.2	7.8	6.5
VALIDN	37	37	35	35	35	31	30	33	27	37	31	32	33	30	27
p		***	n.s.	–	*	–	***	–	–	–	*	***	n.s.	n.s.	–
PDA															
MEAN	5.104	4.891	4.664	4.816	4.668	4.983	5.458	5.204	5.196	5.216	5.247	5.283	5.236	5.107	4.792
STDEV	.572	.825	.823	.635	.575	.644	.577	.667	.713	.786	1.063	.765	.750	.649	.529
MIN	4.0	3.5	3.4	3.7	3.4	3.6	4.4	4.1	3.8	4.2	3.4	3.7	3.9	3.7	3.8
MAX	6.3	6.7	6.3	6.0	6.0	6.5	6.6	6.6	7.0	8.0	8.4	6.9	7.1	6.9	6.4
VALIDN	31	26	28	28	31	23	25	26	18	31	32	24	25	26	26
p		n.s.	n.s.	–	n.s.	–	***	–	–	–	n.s.	n.s.	n.s.	n.s.	–

Tabelle A 8a–f. Perioperatives Verhalten von metabolischen Parametern. Meßpunkte 1–16

A 8a. Arterieller pH-Wert

NARKOSE-ART	PRAE OP	N.EIN-LEITUNG	HAUT-SCHNITT	V.ABKLE AORTA	N.ABKLE AORTA	V.OEFFN AORTA	N.OEFFN AORTA	1.A.FEM OFFEN	2.A.FEM OFFEN	OP-ENDE	IOP	1H-POP	2H-POP	8H-POP	24H-POP
HALOTHAN															
MEAN	7.396	7.407	7.404	7.379	7.383	7.343	7.327	7.348	7.357	7.373	7.396	7.396	7.386	7.379	7.400
STDEV	.032	.048	.042	.041	.037	.044	.048	.060	.046	.040	.092	.036	.057	.038	.039
MIN	7.3	7.3	7.3	7.3	7.3	7.2	7.2	7.2	7.3	7.3	7.1	7.3	7.3	7.3	7.3
MAX	7.4	7.5	7.5	7.4	7.4	7.4	7.4	7.4	7.4	7.4	7.6	7.5	7.5	7.4	7.5
VALIDN	30	29	29	26	27	25	24	23	22	28	27	27	26	24	21
p		n.s.	n.s.	–	n.s.	–	***	–	–	–	n.s.	n.s.	n.s.	n.s.	–
NLA															
MEAN	7.382	7.418	7.410	7.390	7.391	7.370	7.327	7.377	7.372	7.390	7.424	7.369	7.383	7.391	7.400
STDEV	.035	.048	.059	.049	.061	.056	.068	.046	.042	.051	.075	.055	.060	.055	.030
MIN	7.3	7.3	7.3	7.3	7.3	7.2	7.2	7.3	7.3	7.3	7.3	7.3	7.2	7.3	7.3
MAX	7.5	7.5	7.6	7.5	7.5	7.5	7.4	7.5	7.5	7.5	7.6	7.5	7.5	7.5	7.4
VALIDN	37	37	35	35	35	31	30	33	27	37	31	32	33	30	27
p		***	n.s.	–	n.s.	–	***	–	–	–	*	**	n.s.	n.s.	–
PDA															
MEAN	7.405	7.411	7.413	7.400	7.404	7.372	7.339	7.360	7.369	7.383	7.384	7.388	7.399	7.414	7.417
STDEV	.036	.052	.055	.058	.055	.048	.055	.052	.057	.058	.064	.045	.046	.040	.035
MIN	7.4	7.3	7.3	7.3	7.3	7.3	7.2	7.2	7.2	7.2	7.1	7.3	7.3	7.3	7.4
MAX	7.5	7.5	7.5	7.6	7.6	7.5	7.5	7.5	7.4	7.5	7.5	7.5	7.5	7.5	7.5
VALIDN	31	26	28	28	31	23	25	26	18	31	32	23	24	26	26
p		n.s.	n.s.	–	n.s.	–	***	–	–	–	n.s.	n.s.	n.s.	n.s.	–

A 8b. Arterieller Standardbasenüberschuß (mmol·l^{-1})

NARKOSE-ART	PRAE OP	N.EIN-LEITUNG	HAUT-SCHNITT	V.ABKLE AORTA	N.ABKLE AORTA	V.OEFFN AORTA	N.OEFFN AORTA	1.A.FEM OFFEN	2.A.FEM OFFEN	OP-ENDE	IOP	1H-POP	2H-POP	8H-POP	24H-POP
HALOTHAN															
MEAN	-1.033	-1.503	-2.014	-2.454	-2.989	-3.880	-4.712	-3.539	-3.027	-2.336	-2.074	-1.712	-2.116	-1.268	-1.705
STDEV	1.817	2.017	1.892	1.734	1.939	2.133	2.790	2.637	2.464	2.069	2.713	1.639	1.992	2.136	2.307
MIN	-4.9	-6.6	-7.5	-6.1	-6.1	-10.5	-12.2	-11.1	-8.1	-7.3	-10.1	-4.5	-6.6	-5.5	-6.9
MAX	2.3	1.3	.8	.8	1.0	-.7	-1.1	-.4	1.6	1.1	2.7	1.3	1.9	4.0	2.0
VALIDN	30	29	29	26	27	25	25	23	22	28	27	26	25	25	21
p		*	**	-	n.s.	-	n.s.	-	-	-	n.s.	n.s.	n.s.	n.s.	-
NLA															
MEAN	-.589	-.822	-1.294	-2.471	-2.989	-3.442	-3.803	-2.345	-2.504	-1.168	-.680	-1.497	.323	.286	-.175
STDEV	3.104	3.300	4.137	3.005	3.325	3.980	2.872	2.790	2.443	3.121	2.642	2.770	5.070	3.301	2.696
MIN	-7.7	-8.1	-10.5	-8.3	-10.5	-12.6	-9.0	-8.3	-6.9	-6.9	-6.4	-9.1	-5.3	-5.9	-5.8
MAX	8.7	9.0	9.3	3.2	2.8	7.2	1.4	4.7	2.8	9.0	4.0	4.4	24.3	7.0	5.8
VALIDN	37	37	35	35	35	31	31	33	27	37	30	31	31	29	26
p		n.s.	n.s.	-	*	-	n.s.	-	-	-	n.s.	n.s.	*	n.s.	-
PDA															
MEAN	-.484	-1.259	-1.664	-2.163	-2.147	-3.205	-2.984	-2.985	-1.894	-1.237	-1.565	-.854	-.564	-.033	-1.080
STDEV	2.149	1.846	2.238	2.535	2.517	2.089	3.201	2.862	2.898	2.662	3.284	2.783	2.808	2.428	3.187
MIN	-4.8	-6.5	-6.6	-7.2	-7.6	-7.4	-11.5	-11.3	-7.4	-7.0	-10.2	-5.9	-6.6	-4.4	-5.5
MAX	2.8	2.6	4.6	6.9	6.5	.6	5.3	1.6	3.0	4.7	4.3	3.6	5.0	4.9	6.0
VALIDN	31	27	28	27	30	22	25	26	18	30	31	24	25	27	25
p		*	*	-	n.s.	-	n.s.	-	-	-	n.s.	n.s.	n.s.	n.s.	-

A 8c. Laktat (mmol/l)

NARKOSEART	PRAE OP	N.EIN-LEITUNG	V.ABKLE AORTA	V.OEFFN AORTA	N.OEFFN AORTA	1.A.FEM OFFEN	2.A.FEM OFFEN	OP-ENDE	IOP	1H-POP	2H-POP
HALOTHAN											
MEAN	.735	.955	1.180	1.585	1.936	1.902	2.222	2.035	1.792	1.593	2.143
STDEV	.551	.646	.877	.868	.976	1.043	1.150	1.054	.905	.598	1.238
VALIDN	19	19	18	16	16	15	13	18	11	11	10
MIN	.3	.5	.4	.5	.8	.6	1.0	.5	.8	.4	.3
MAX	2.6	3.2	4.1	3.4	4.1	4.0	5.4	4.0	3.1	2.4	4.6
p		***	**	***	n.s.	n.s.	n.s.	n.s.	n.s.	n.s.	n.s.
NLA											
MEAN	.777	.802	.981	1.591	1.968	1.930	1.912	1.681	1.624	1.831	1.676
STDEV	.493	.500	.556	1.088	1.243	.875	1.140	1.165	1.408	1.001	.996
VALIDN	26	26	20	22	21	20	18	24	12	13	13
MIN	.2	.3	.3	.2	.4	.6	.5	.3	.6	.9	.7
MAX	2.2	2.1	2.2	4.1	5.5	3.8	5.1	5.1	5.3	4.3	4.0
p		n.s.	**	**	n.s.	n.s.	n.s.	*	n.s.	n.s.	n.s.
PDA											
MEAN	.770	.790	.977	1.514	1.976	1.745	2.326	2.146	1.926	1.911	1.603
STDEV	.371	.373	.598	.908	1.031	.923	.888	1.113	.886	.889	.649
VALIDN	21	20	15	17	18	17	12	21	11	10	10
MIN	.3	.3	.2	.3	.8	.5	1.4	.4	.9	1.0	.5
MAX	1.9	1.9	2.4	3.0	4.4	3.7	3.9	4.5	3.5	3.1	2.7
p		n.s.	n.s.	*	***	n.s.	*	n.s.	n.s.	n.s.	n.s.

A 8d. Pyruvat (µmol/l)

NARKOSEART	PRAE OP	N.EIN-LEITUNG	V.ABKLE AORTA	V.OEFFN AORTA	N.OEFFN AORTA	1.A.FEM OFFEN	2.A.FEM OFFEN	OP-ENDE	IOP	1H-POP	2H-POP
HALOTHAN											
MEAN	40.733	41.133	41.267	52.467	60.538	80.167	86.200	66.500	73.000	74.833	99.455
STDEV	24.607	31.613	24.990	45.499	42.434	73.217	69.943	62.362	60.465	50.239	74.360
VALIDN	15	15	15	15	13	12	10	16	12	12	11
MIN	14.0	11.0	18.0	11.0	27.0	27.0	18.0	13.0	14.0	18.0	36.0
MAX	116.0	125.0	122.0	201.0	180.0	242.0	242.0	235.0	197.0	196.0	280.0
p		n.s.	n.s.	*	n.s.	n.s.	n.s.	*	n.s.	n.s.	n.s.
NLA											
MEAN	39.667	32.053	32.059	53.579	48.937	46.750	60.375	50.176	48.083	58.545	77.750
STDEV	22.245	18.674	17.362	34.327	24.890	30.344	41.684	34.237	27.658	36.811	42.261
VALIDN	21	19	17	19	16	16	16	17	12	11	12
MIN	15.0	13.0	12.0	14.0	19.0	13.0	18.0	18.0	15.0	18.0	32.0
MAX	118.0	91.0	72.0	139.0	115.0	136.0	149.0	153.0	118.0	153.0	180.0
p		n.s.	n.s.	**	n.s.	n.s.	n.s.	n.s.	n.s.	n.s.	**
PDA											
MEAN	37.500	31.000	29.538	51.267	64.091	66.917	66.000	57.059	60.182	61.400	77.875
STDEV	24.945	21.020	14.609	51.012	57.031	58.188	60.571	34.008	26.690	22.921	28.633
VALIDN	16	13	13	15	11	12	8	17	11	10	8
MIN	14.0	11.0	14.0	11.0	14.0	25.0	14.0	14.0	22.0	27.0	43.0
MAX	95.0	86.0	52.0	225.0	214.0	240.0	204.0	140.0	118.0	96.0	136.0
p		n.s.	n.s.	n.s.	n.s.	n.s.	n.s.	n.s.	n.s.	n.s.	n.s.

A 8e. Laktat-Pyruvat-Quotient

NARKOSEART	PRAE OP	N.EIN-LEITUNG	V.ABKLE AORTA	V.OEFFN AORTA	N.OEFFN AORTA	1.A.FEM OFFEN	2.A.FEM OFFEN	OP-ENDE	IOP	1H-POP	2H-POP
HALOTHAN											
MEAN	19.993	30.034	31.437	44.196	41.659	34.302	43.215	48.340	39.728	31.985	32.833
STDEV	11.822	22.768	20.360	26.425	20.766	18.475	31.489	44.731	28.378	25.528	32.608
VALIDN	16	15	16	15	13	12	10	16	12	12	11
MIN	8.4	7.3	10.6	15.0	13.1	11.2	18.6	16.8	13.3	7.9	7.4
MAX	52.2	93.6	74.4	110.6	95.2	68.1	124.4	188.5	119.3	108.3	127.5
p		**	n.s.	*	n.s.	n.s.	n.s.	n.s.	n.s.	*	n.s.
NLA											
MEAN	19.476	23.625	46.150	39.036	44.036	63.162	43.843	58.611	41.563	43.345	25.647
STDEV	9.706	8.917	39.070	35.802	29.497	67.384	30.603	56.538	40.159	42.065	16.982
VALIDN	21	19	20	20	17	16	15	19	11	11	12
MIN	5.7	6.3	11.3	9.8	11.4	15.6	18.5	6.5	10.9	16.2	10.7
MAX	46.0	41.2	154.0	179.3	130.0	291.5	131.5	221.1	142.7	156.1	60.2
p		n.s.	*	n.s.	n.s.	n.s.	n.s.	n.s.	n.s.	n.s.	**
PDA											
MEAN	26.446	34.012	32.939	34.965	90.341	35.985	63.119	45.694	33.118	32.209	28.748
STDEV	13.499	21.770	18.319	19.158	95.969	21.182	51.565	24.571	9.569	12.484	29.011
VALIDN	17	14	13	15	14	12	9	17	11	10	10
MIN	11.5	11.9	15.0	13.5	12.3	15.3	19.1	5.4	22.4	18.4	3.7
MAX	56.4	90.9	65.8	82.5	316.2	79.1	158.6	103.6	51.4	59.6	108.0
p		n.s.	n.s.	n.s.	***	n.s.	n.s.	n.s.	*	n.s.	n.s.

A 8f. Exzeßlaktat (mmol/l)

NARKOSEART	N.EIN- LEITUNG	V.ABKLE AORTA	V.OEFFN AORTA	N.OEFFN AORTA	1.A.FEM OFFEN	2.A.FEM OFFEN	OP-ENDE	IOP	1H-POP	2H-POP
HALOTHAN										
MEAN	.218	.333	.886	.949	.572	.917	.970	.684	.399	.751
STDEV	.294	.325	.696	.554	.905	.728	.905	.843	.966	1.447
VALIDN	15	15	13	12	10	9	14	10	10	10
MIN	-.5	-.1	.0	.3	-1.2	.0	-.5	-1.1	-1.7	-1.4
MAX	.7	.9	2.4	1.9	2.2	1.9	2.5	1.6	1.5	3.7
p	n.s.	**	n.s.	n.s.	n.s.	n.s.	n.s.	n.s.	n.s.	n.s.
NLA										
MEAN	.031	.294	.438	.644	1.121	.949	.581	.555	.633	.141
STDEV	.374	.485	.732	.990	1.109	.965	1.045	.852	.926	.771
VALIDN	19	16	18	15	14	14	16	11	11	12
MIN	-1.0	-.3	-1.1	-2.1	-.5	-.3	-1.2	-.7	-.6	-1.1
MAX	.5	1.3	2.4	1.9	3.4	3.3	2.2	1.9	2.6	1.5
p	*	n.s.	n.s.	n.s.	n.s.	*	n.s.	n.s.	*	
PDA										
MEAN	.081	.274	.344	.932	.596	.503	.753	.282	.339	-.418
STDEV	.399	.411	.766	1.026	.862	1.243	.974	.733	.662	.964
VALIDN	13	12	14	11	12	7	16	11	10	8
MIN	-.5	-.2	-.9	-.7	-.8	-2.2	-2.0	-1.4	-.8	-2.3
MAX	.9	1.2	1.9	2.9	1.9	1.6	2.2	1.3	1.3	.7
p	n.s.	n.s.	***	n.s.	n.s.	n.s.	*	n.s.	n.s.	

Tabelle A 9a. Hämodynamische Veränderungen durch Volumengabe und gleichzeitige Periduralanalgesie. Es sind jeweils die Parameter an Meßpunkt 1 und 2 angegeben

Herzfrequenz (min^{-1})

HR 1

MEAN	84.129	STD ERR	3.379	MEDIAN	84.667
MODE	85.000	STD DEV	18.814	VARIANCE	353.981
KURTOSIS	-0.320	SKEWNESS	0.022	RANGE	72.000
MINIMUM	50.000	MAXIMUM	122.000		

HR 2

MEAN	73.704	STD ERR	3.194	MEDIAN	74.000
MODE	49.000	STD DEV	16.599	VARIANCE	275.523
KURTOSIS	-0.673	SKEWNESS	0.179	RANGE	63.000
MINIMUM	48.000	MAXIMUM	111.000		

Arterieller Mitteldruck (mm Hg)

MAP 1

MEAN	97.258	STD ERR	2.783	MEDIAN	99.000
MODE	72.000	STD DEV	15.496	VARIANCE	240.131
KURTOSIS	0.054	SKEWNESS	0.364	RANGE	66.000
MINIMUM	72.000	MAXIMUM	139.000		

MAP 2

MEAN	84.148	STD ERR	4.059	MEDIAN	83.250
MODE	71.000	STD DEV	21.089	VARIANCE	444.745
KURTOSIS	0.958	SKEWNESS	0.394	RANGE	97.000
MINIMUM	44.000	MAXIMUM	141.000		

Systolischer Blutdruck (mm Hg)

SAP 1

MEAN	152.968	STD ERR	5.305	MEDIAN	147.750
MODE	133.000	STD DEV	29.537	VARIANCE	872.430
KURTOSIS	0.464	SKEWNESS	0.529	RANGE	134.000
MINIMUM	100.000	MAXIMUM	234.000		

SAP 2

MEAN	137.815	STD ERR	6.750	MEDIAN	140.000
MODE	131.000	STD DEV	35.076	VARIANCE	1230.309
KURTOSIS	1.675	SKEWNESS	0.606	RANGE	162.000
MINIMUM	78.000	MAXIMUM	240.000		

Diastolischer Blutdruck (mm Hg)

DAP 1

MEAN	66.323	STD ERR	1.910	MEDIAN	67.000
MODE	52.000	STD DEV	10.634	VARIANCE	113.092
KURTOSIS	-0.712	SKEWNESS	0.276	RANGE	41.000
MINIMUM	50.000	MAXIMUM	91.000		

DAP 2

MEAN	62.125	STD ERR	3.046	MEDIAN	59.500
MODE	51.000	STD DEV	14.924	VARIANCE	222.723
KURTOSIS	-0.173	SKEWNESS	0.715	RANGE	56.000
MINIMUM	41.000	MAXIMUM	97.000		

Zentralvenöser Druck (mm Hg)

CVP 1

MEAN	3.677	STD ERR	0.567	MEDIAN	3.250
MODE	0.000	STD DEV	3.156	VARIANCE	9.959
KURTOSIS	-0.937	SKEWNESS	0.454	RANGE	10.000
MINIMUM	0.000	MAXIMUM	10.000		

CVP 2

MEAN	4.259	STD ERR	0.514	MEDIAN	3.286
MODE	3.000	STD DEV	2.669	VARIANCE	7.123
KURTOSIS	-0.304	SKEWNESS	0.709	RANGE	10.000
MINIMUM	0.000	MAXIMUM	10.000		

Pulmokapillarer Verschlußdruck (mm Hg)

PCW 1

MEAN	6.968	STD ERR	0.731	MEDIAN	6.375
MODE	4.000	STD DEV	4.070	VARIANCE	16.566
KURTOSIS	-0.021	SKEWNESS	0.662	RANGE	16.000
MINIMUM	1.000	MAXIMUM	17.000		

PCW 2

MEAN	8.074	STD ERR	0.716	MEDIAN	9.250
MODE	12.000	STD DEV	3.720	VARIANCE	13.840
KURTOSIS	-1.083	SKEWNESS	-0.542	RANGE	11.000
MINIMUM	1.000	MAXIMUM	12.000		

Mitteldruck in der A. pulmonalis (mm Hg)

PAP1

MEAN	17.862	STD ERR	1.145	MEDIAN	16.750
MODE	12.000	STD DEV	6.169	VARIANCE	38.052
KURTOSIS	0.089	SKEWNESS	0.863	RANGE	23.000
MINIMUM	10.000	MAXIMUM	33.000		

PAP2

MEAN	17.296	STD ERR	0.880	MEDIAN	17.333
MODE	21.000	STD DEV	4.573	VARIANCE	20.909
KURTOSIS	-1.045	SKEWNESS	-0.139	RANGE	16.000
MINIMUM	9.000	MAXIMUM	25.000		

Herzindex ($l \cdot min^{-1} \cdot m^{-2}$)

CI1

MEAN	3.317	STD ERR	0.143	MEDIAN	3.109
MODE	2.059	STD DEV	0.783	VARIANCE	0.613
KURTOSIS	-0.237	SKEWNESS	0.580	RANGE	3.209
MINIMUM	2.059	MAXIMUM	5.268		

CI2

MEAN	3.201	STD ERR	0.127	MEDIAN	3.012
MODE	2.357	STD DEV	0.659	VARIANCE	0.434
KURTOSIS	0.417	SKEWNESS	0.925	RANGE	2.630
MINIMUM	2.357	MAXIMUM	4.987		

Schlagindex ($ml \cdot min^{-1} \cdot m^{-2}$)

SI1

MEAN	40.931	STD ERR	1.529	MEDIAN	40.386
MODE	27.339	STD DEV	8.235	VARIANCE	67.820
KURTOSIS	0.548	SKEWNESS	0.581	RANGE	34.833
MINIMUM	27.339	MAXIMUM	62.171		

SI2

MEAN	44.337	STD ERR	1.457	MEDIAN	43.528
MODE	28.097	STD DEV	7.573	VARIANCE	57.351
KURTOSIS	-0.683	SKEWNESS	0.001	RANGE	29.061
MINIMUM	28.097	MAXIMUM	57.158		

Schlagarbeitsindex des linken Ventrikels $(g \cdot m \cdot m^{-2})$

LVSI1

MEAN	49.555	STD ERR	2.590	MEDIAN	51.155
MODE	23.779	STD DEV	14.188	VARIANCE	201.295
KURTOSIS	0.161	SKEWNESS	0.212	RANGE	57.786
MINIMUM	23.779	MAXIMUM	81.565		

LVSI2

MEAN	45.844	STD ERR	2.730	MEDIAN	42.637
MODE	23.768	STD DEV	14.186	VARIANCE	201.235
KURTOSIS	-0.295	SKEWNESS	0.509	RANGE	51.924
MINIMUM	23.768	MAXIMUM	75.692		

Systemischer peripherer Gesamtgefäßwiderstand $(dyn \cdot s \cdot cm^{-5} \cdot m^{-2})$

SVR 1

MEAN	1271.954	STD ERR	53.270	MEDIAN	1207.655
MODE	788.660	STD DEV	281.980	VARIANCE	79456.437
KURTOSIS	-0.986	SKEWNESS	0.095	RANGE	987.040
MINIMUM	788.660	MAXIMUM	1775.700		

SVR2

MEAN	1153.406	STD ERR	58.361	MEDIAN	1205.120
MODE	594.360	STD DEV	303.255	VARIANCE	91963.500
KURTOSIS	-0.840	SKEWNESS	-0.066	RANGE	1095.780
MINIMUM	594.360	MAXIMUM	1690.140		

Druck-Frequenz-Produkt $(mm\,Hg \cdot min^{-1})$

RPP1

MEAN	12879.965	STD ERR	706.839	MEDIAN	12495.000
MODE	5800.000	STD DEV	3935.512	VARIANCE*488256.000	
KURTOSIS	0.313	SKEWNESS	0.712	RANGE	16664.000
MINIMUM	5800.000	MAXIMUM	22464.000		

RPP2

MEAN	10296.703	STD ERR	789.306	MEDIAN	9694.000
MODE	4524.000	STD DEV	4101.355	VARIANCE*821136.000	
KURTOSIS	2.847	SKEWNESS	1.313	RANGE	18756.000
MINIMUM	4524.000	MAXIMUM	23280.000		

Koronarer Perfusionsdruck (mm Hg)

CPP1

MEAN	59.355	STD ERR	2.147	MEDIAN	58.250
MODE	70.000	STD DEV	11.954	VARIANCE	142.903
KURTOSIS	-1.057	SKEWNESS	-0.165	RANGE	43.000
MINIMUM	37.000	MAXIMUM	80.000		

CPP2

MEAN	51.769	STD ERR	2.928	MEDIAN	49.167
MODE	39.000	STD DEV	14.930	VARIANCE	222.904
KURTOSIS	0.092	SKEWNESS	0.634	RANGE	60.000
MINIMUM	28.000	MAXIMUM	88.000		

Tabelle A 9b. Veränderungen der O_2-Transportvariablen durch Volumengabe und gleichzeitige Periduralanalgesie. Es sind jeweils die Parameter an Meßpunkt 1 und 2 angegeben

O_2-Angebot (ml·min^{-1}·m^{-2})

DO_2 1

MEAN	530.904	STD ERR	22.801	MEDIAN	487.572
MODE	313.406	STD DEV	116.262	VARIANCE	13516.949
KURTOSIS	-1.022	SKEWNESS	0.197	RANGE	414.108
MINIMUM	313.406	MAXIMUM	727.514		

DO_2 2

MEAN	460.080	STD ERR	18.630	MEDIAN	441.904
MODE	259.239	STD DEV	93.152	VARIANCE	8677.301
KURTOSIS	0.216	SKEWNESS	0.261	RANGE	399.659
MINIMUM	259.239	MAXIMUM	658.898		

O_2-Verbrauch (ml·min^{-1}·m^{-2})

$VO_2$1

MEAN	118.867	STD ERR	4.218	MEDIAN	111.631
MODE	76.593	STD DEV	22.320	VARIANCE	498.202
KURTOSIS	0.062	SKEWNESS	0.437	RANGE	96.369
MINIMUM	76.593	MAXIMUM	172.962		

$VO_2$2

MEAN	109.472	STD ERR	6.334	MEDIAN	110.481
MODE	62.566	STD DEV	30.379	VARIANCE	922.868
KURTOSIS	0.691	SKEWNESS	0.659	RANGE	121.157
MINIMUM	62.566	MAXIMUM	183.723		

Arteriovenöse O_2-Gehaltsdifferenz (ml·dl^{-1})

AVDO1

MEAN	3.671	STD ERR	0.143	MEDIAN	3.571
MODE	2.423	STD DEV	0.755	VARIANCE	0.570
KURTOSIS	-0.132	SKEWNESS	0.401	RANGE	2.948
MINIMUM	2.423	MAXIMUM	5.371		

AVDO2

MEAN	3.563	STD ERR	0.204	MEDIAN	3.500
MODE	2.268	STD DEV	0.959	VARIANCE	0.919
KURTOSIS	0.366	SKEWNESS	0.846	RANGE	3.693
MINIMUM	2.268	MAXIMUM	5.961		

Gemischtvenöse O_2-Sättigung (%)

SvO$_2$1

MEAN	72.296	STD ERR	0.825	MEDIAN	71.950
MODE	70.000	STD DEV	4.368	VARIANCE	19.077
KURTOSIS	-0.767	SKEWNESS	-0.180	RANGE	16.700
MINIMUM	63.100	MAXIMUM	79.800		

SvO$_2$2

MEAN	70.014	STD ERR	1.256	MEDIAN	71.750
MODE	58.700	STD DEV	5.893	VARIANCE	34.727
KURTOSIS	-0.957	SKEWNESS	-0.454	RANGE	19.400
MINIMUM	58.700	MAXIMUM	78.100		

Tabelle A 10a. Hämodynamische Veränderungen durch alleinige Volumengabe. Es sind jeweils die Parameter an Meßpunkt 1 und 2 angegeben

Herzfrequenz (min^{-1})

HR 1

MEAN	83.278	STD ERR	4.927	MEDIAN	78.500
MODE	69.000	STD DEV	20.903	VARIANCE	436.918
KURTOSIS	1.341	SKEWNESS	0.902	RANGE	90.000
MINIMUM	47.000	MAXIMUM	137.000		

HR 2

MEAN	80.389	STD ERR	3.595	MEDIAN	75.500
MODE	68.000	STD DEV	15.251	VARIANCE	232.604
KURTOSIS	1.905	SKEWNESS	1.473	RANGE	59.000
MINIMUM	62.000	MAXIMUM	121.000		

Arterieller Mitteldruck (mm Hg)

MAP 1

MEAN	98.111	STD ERR	5.023	MEDIAN	96.500
MODE	96.000	STD DEV	21.312	VARIANCE	454.221
KURTOSIS	-0.078	SKEWNESS	-0.044	RANGE	80.000
MINIMUM	60.000	MAXIMUM	140.000		

MAP 2

MEAN	100.471	STD ERR	3.926	MEDIAN	101.000
MODE	120.000	STD DEV	16.187	VARIANCE	262.015
KURTOSIS	0.652	SKEWNESS	-0.829	RANGE	58.000
MINIMUM	62.000	MAXIMUM	120.000		

Systolischer Blutdruck (mm Hg)

SAP 1

MEAN	153.444	STD ERR	8.329	MEDIAN	150.500
MODE	148.000	STD DEV	35.337	VARIANCE	1248.730
KURTOSIS	-0.859	SKEWNESS	-0.336	RANGE	111.000
MINIMUM	95.000	MAXIMUM	206.000		

SAP 2

MEAN	162.611	STD ERR	7.268	MEDIAN	165.500
MODE	185.000	STD DEV	30.834	VARIANCE	950.720
KURTOSIS	0.010	SKEWNESS	-0.671	RANGE	114.000
MINIMUM	100.000	MAXIMUM	214.000		

Diastolischer Blutdruck (mm Hg)

DAP 1

MEAN	65.389	STD ERR	3.003	MEDIAN	63.500
MODE	50.000	STD DEV	12.742	VARIANCE	162.369
KURTOSIS	0.205	SKEWNESS	0.565	RANGE	48.000
MINIMUM	47.000	MAXIMUM	95.000		

DAP 2

MEAN	68.889	STD ERR	2.696	MEDIAN	64.500
MODE	61.000	STD DEV	11.437	VARIANCE	130.810
KURTOSIS	-0.698	SKEWNESS	0.557	RANGE	39.000
MINIMUM	53.000	MAXIMUM	92.000		

Zentralvenöser Druck (mm Hg)

CVP1

MEAN	3.059	STD ERR	0.572	MEDIAN	2.667
MODE	1.000	STD DEV	2.358	VARIANCE	5.559
KURTOSIS	−0.236	SKEWNESS	0.699	RANGE	8.000
MINIMUM	0.000	MAXIMUM	8.000		

CVP2

MEAN	7.471	STD ERR	0.892	MEDIAN	7.125
MODE	7.000	STD DEV	3.676	VARIANCE	13.515
KURTOSIS	0.721	SKEWNESS	0.506	RANGE	15.000
MINIMUM	1.000	MAXIMUM	16.000		

Pulmokapillarer Verschlußdruck (mm Hg)

PCW1

MEAN	6.611	STD ERR	0.719	MEDIAN	6.500
MODE	2.000	STD DEV	3.051	VARIANCE	9.310
KURTOSIS	−0.442	SKEWNESS	0.123	RANGE	10.000
MINIMUM	2.000	MAXIMUM	12.000		

PCW2

MEAN	15.167	STD ERR	0.919	MEDIAN	15.750
MODE	16.000	STD DEV	3.899	VARIANCE	15.206
KURTOSIS	−0.171	SKEWNESS	−0.141	RANGE	15.000
MINIMUM	9.000	MAXIMUM	23.000		

Mitteldruck in der A. pulmonalis (mm Hg)

PAP1

MEAN	16.722	STD ERR	1.148	MEDIAN	16.000
MODE	22.000	STD DEV	4.873	VARIANCE	23.742
KURTOSIS	−1.282	SKEWNESS	0.104	RANGE	15.000
MINIMUM	9.000	MAXIMUM	24.000		

PAP2

MEAN	24.889	STD ERR	1.134	MEDIAN	25.000
MODE	24.000	STD DEV	4.813	VARIANCE	23.163
KURTOSIS	−0.261	SKEWNESS	−0.365	RANGE	17.000
MINIMUM	15.000	MAXIMUM	32.000		

Herzindex ($l \cdot min^{-1} \cdot m^{-2}$)

CI1

MEAN	3.020	STD ERR	0.200	MEDIAN	2.880
MODE	1.907	STD DEV	0.850	VARIANCE	0.722
KURTOSIS	5.084	SKEWNESS	1.906	RANGE	3.770
MINIMUM	1.907	MAXIMUM	5.678		

CI2

MEAN	3.732	STD ERR	0.225	MEDIAN	3.567
MODE	2.212	STD DEV	0.953	VARIANCE	0.908
KURTOSIS	-0.224	SKEWNESS	0.396	RANGE	3.517
MINIMUM	2.212	MAXIMUM	5.729		

Schlagindex ($ml \cdot min^{-1} \cdot m^{-2}$)

SI1

MEAN	36.701	STD ERR	1.503	MEDIAN	37.638
MODE	26.168	STD DEV	6.377	VARIANCE	40.661
KURTOSIS	-1.393	SKEWNESS	-0.161	RANGE	20.103
MINIMUM	26.168	MAXIMUM	46.271		

SI2

MEAN	46.127	STD ERR	1.522	MEDIAN	46.062
MODE	33.009	STD DEV	6.458	VARIANCE	41.703
KURTOSIS	0.719	SKEWNESS	-0.305	RANGE	25.971
MINIMUM	33.009	MAXIMUM	58.980		

Schlagarbeitsindex des linken Ventrikels ($g \cdot m \cdot m^{-2}$)

LVSI1

MEAN	46.347	STD ERR	3.468	MEDIAN	44.593
MODE	20.315	STD DEV	14.713	VARIANCE	216.476
KURTOSIS	-0.871	SKEWNESS	-0.210	RANGE	48.737
MINIMUM	20.315	MAXIMUM	69.051		

LVSI2

MEAN	52.789	STD ERR	2.495	MEDIAN	55.203
MODE	24.414	STD DEV	10.287	VARIANCE	105.827
KURTOSIS	3.069	SKEWNESS	-1.032	RANGE	47.777
MINIMUM	24.414	MAXIMUM	72.192		

Systemischer peripherer Gesamtgefäßwiderstand $(\text{dyn} \cdot \text{s} \cdot \text{cm}^{-5} \cdot \text{m}^{-2})$

SVR 1

MEAN	1287.108	STD ERR	68.165	MEDIAN	1393.820
MODE	806.850	STD DEV	245.771	VARIANCE	60403.285
KURTOSIS	-0.782	SKEWNESS	-0.670	RANGE	749.430
MINIMUM	806.850	MAXIMUM	1556.280		

SVR 2

MEAN	1119.921	STD ERR	83.854	MEDIAN	1120.570
MODE	564.200	STD DEV	324.766	VARIANCE	105473.250
KURTOSIS	1.258	SKEWNESS	0.667	RANGE	1330.970
MINIMUM	564.200	MAXIMUM	1895.170		

Druck-Frequenz-Produkt $(\text{mm Hg} \cdot \text{min}^{-1})$

RPP 1

MEAN	11911.293	STD ERR	857.231	MEDIAN	11250.000
MODE	7488.000	STD DEV	3534.456	VARIANCE*492376.000	
KURTOSIS	3.020	SKEWNESS	1.554	RANGE	14220.000
MINIMUM	7488.000	MAXIMUM	21708.000		

RPP 2

MEAN	13162.441	STD ERR	978.125	MEDIAN	12037.500
MODE	7800.000	STD DEV	4149.836	VARIANCE*221168.000	
KURTOSIS	1.482	SKEWNESS	1.325	RANGE	15098.000
MINIMUM	7800.000	MAXIMUM	22898.000		

Koronarer Perfusionsdruck (mm Hg)

CPP 1

MEAN	56.941	STD ERR	2.559	MEDIAN	58.000
MODE	43.000	STD DEV	10.550	VARIANCE	111.309
KURTOSIS	-0.817	SKEWNESS	-0.149	RANGE	37.000
MINIMUM	38.000	MAXIMUM	75.000		

CPP 2

MEAN	53.722	STD ERR	2.541	MEDIAN	51.500
MODE	45.000	STD DEV	10.780	VARIANCE	116.212
KURTOSIS	0.142	SKEWNESS	0.435	RANGE	43.000
MINIMUM	34.000	MAXIMUM	77.000		

Tabelle A 10 b. Veränderungen der O_2-Transportvariablen durch alleinige Volumengabe. Es sind jeweils die Parameter an Meßpunkt 1 und 2 angegeben

O_2-Angebot $(ml \cdot min^{-1} \cdot m^{-2})$

DO$_2$ 1

MEAN	461.860	STD ERR	28.369	MEDIAN	449.618
MODE	283.528	STD DEV	116.970	VARIANCE	13682.090
KURTOSIS	0.923	SKEWNESS	0.827	RANGE	457.934
MINIMUM	283.528	MAXIMUM	741.462		

DO$_2$ 2

MEAN	488.914	STD ERR	29.740	MEDIAN	489.818
MODE	268.549	STD DEV	118.962	VARIANCE	14151.941
KURTOSIS	0.326	SKEWNESS	−0.120	RANGE	447.828
MINIMUM	268.549	MAXIMUM	716.376		

O_2-Verbrauch $(ml \cdot min^{-1} \cdot m^{-2})$

VO$_2$ 1

MEAN	114.845	STD ERR	7.218	MEDIAN	107.875
MODE	72.447	STD DEV	30.624	VARIANCE	937.811
KURTOSIS	0.321	SKEWNESS	0.783	RANGE	114.706
MINIMUM	72.447	MAXIMUM	187.153		

VO$_2$ 2

MEAN	119.394	STD ERR	8.292	MEDIAN	108.088
MODE	69.422	STD DEV	35.181	VARIANCE	1237.709
KURTOSIS	0.954	SKEWNESS	1.034	RANGE	134.962
MINIMUM	69.422	MAXIMUM	204.385		

Arteriovenöse O_2-Gehaltsdifferenz $(ml \cdot dl^{-1})$

AVDO1

MEAN	3.887	STD ERR	0.200	MEDIAN	3.891
MODE	2.456	STD DEV	0.848	VARIANCE	0.720
KURTOSIS	1.486	SKEWNESS	0.524	RANGE	3.600
MINIMUM	2.456	MAXIMUM	6.056		

AVDO2

MEAN	3.217	STD ERR	0.122	MEDIAN	3.197
MODE	2.433	STD DEV	0.518	VARIANCE	0.269
KURTOSIS	−0.385	SKEWNESS	0.299	RANGE	1.773
MINIMUM	2.433	MAXIMUM	4.206		

Gemischtvenöse O_2-Sättigung (%)

SvO_2 1

MEAN	70.600	STD ERR	1.098	MEDIAN	70.800
MODE	72.200	STD DEV	4.528	VARIANCE	20.504
KURTOSIS	2.429	SKEWNESS	-0.850	RANGE	19.900
MINIMUM	58.400	MAXIMUM	78.300		

SvO_2 2

MEAN	71.787	STD ERR	0.970	MEDIAN	70.900
MODE	70.900	STD DEV	3.881	VARIANCE	15.061
KURTOSIS	1.025	SKEWNESS	-0.262	RANGE	16.200
MINIMUM	62.700	MAXIMUM	78.900		

Tabelle A 11. Häufigkeit des Einsatzes von vasoaktiven Substanzen und β-Blockern innerhalb der einzelnen Narkosegruppen. Bezogen auf die Meßpunkte 1–16

Substanzen und Signifikanzunterschiede	Halo		NLA		PDA + ITN	
	n	[%]	n	[%]	n	[%]
Acebutolol PDA vs. Halo n.s. Halo vs. NLA p < 0,01 PDA vs. NLA p < 0,01	1	(0,1)	11	(0,7)	1	(0,1)
Noradrenalin PDA vs. Halo p < 0,01 Halo vs. NLA n.s. PDA vs. NLA p < 0,01	1	(0,1)	3	(0,2)	14	(0,8)
Dopamin[a] PDA vs. Halo n.s. Halo vs. NLA p < 0,001 PDA vs. NLA p < 0,001	40	(2,4)	14	(0,8)	36	(2,1)
Nitroglyzerin PDA vs. Halo p < 0,001 Halo vs. NLA n.s. PDA vs. NLA p < 0,001	61	(3,6)	71	(4,2)	12	(0,7)

[a] Es wurden nur Dopamindosierungen > 3 µg/kg KG/min berücksichtigt.

Literaturverzeichnis

Abboud FM, Thames MD (1983) Interaction of cardiovascular reflexes in circulatory control. In: Shepherd JT, Abboud FM (eds) Handbook of Physiology, Sect 2, Vol III, Part 2, Chap 19, p 675. American Physiological Society Bethesda, Md.

Abou-Madi M, Keszler H, Yacoub O (1975) A method of prevention of cardiovascular reactions to laryngoscopy and intubation. Can Anaesth Soc J 22:316

Abrahams VL, Hilton SM, Zbrozyna A (1960) Active muscle vasodilation produced by stimulation of the brain stem: Its significance in defense reaction. J Physiol (Lond) 154:491

Adachi H, Strauss W, Ochi H, Wagner HN (1976) The effect of hypoxia on the regional distribution of cardiac output in the dog. Circ Res 39:314

Adriani J, Rovenstine EA (1940) Effects of spinal anesthesia upon venous pressure in man. Proc Soc Exp Biol Med 45:415

Althaus U (1976) Der postoperative Myokardinfarkt in der chirurgischen Therapie von Becken- und Beinarterienverschlüssen. Schweiz Med Wochenschr 106:42

Anton AH, Gravenstein JS, Wheat MW (1964) Extracorporal circulation and endogenous epinephrine and norepinephrine in plasma, atrium and urine in man. Anesthesiology 25:262

Anzola I, Rushmer RF (1956) Cardiac responses to sympathetic stimulation. Circ Res 4:302

Arndt JO, Mameghani F (1980) Die Funktion homöostatischer Kreislaufreflexe unter Edomidat, Fentanyl und Dehydrobenzperidol. Anaesthesist 29:207

Arndt JO, Zindler M (1978) Effects of intravenous anesthetics on the circulation and ists control. In: Academie Européene d'Anesthésiologie (ed) Haemodynamic changes in anaesthesia, tome 3. Vth European Congress of Anesthesiology Paris

Aronow WS, Turbow M, Camp S van, Lurie M, Whittaker K (1980) The effect of timolol vs placebo on angina pectoris. Circulation 61:66

Astrand PO, Cuddy TE, Saltin B, Steinberg J (1963) Cardiac output during submaximal and maximal work. J Appl Physiol 19:268

Attia RR, Murphy JD, Snider M, Lappas DG, Darling RC, Lowenstein E (1976) Myocardial ischemia due to infrarenal aortic cross-clamping during aortic surgery in patients with severe coronary artery disease. Circulation 53:961

Ayres SM (1980) Ventricular function. In: Shoemaker WC, Thompson WL (eds) Critical care – state of the art, vol I. I (C). SCCM, Fullerton, p 1

Baller D, Schenk H, Strauer BE et al. (1980) Comparison of myocardial oxygen consumption indices in man. Clin Cardiol 3:116

Bartkowski RR, Aukburg SJ, Greenhow DE (1979) Comparing anesthetic techniques during aortic cross clamp. Anesthesiology 51:136

Baue AE, McClerkin BA (1965) A study of shock: Acidosis and declamping phenomenon. Am Surg 161:41

Bay I, Nunn IF, Prys-Roberts C (1968) Factors influencing arterial pO_2 during recovering from anaesthesia. Br J Anaesth 40:398

Becker HM, Heim G, Horsch S et al. (1973) Die operative Wiederherstellung der arteriellen Beckenstrombahn (Aorto-Iliaka-Gefäßabschnitt), MMW 115:327

Belleau L, Mion H, Simard S, Granger E (1965) Studies on the mechanism of experimental congestive heart failure in dogs. Can J Physiol Pharmacol 48:450

Bendixen HH, Laver MB (1962) Circulatory effects of thiopental sodium in dogs. Anesth Analg 41:674

Bendixen HH, Laver MB (1965) Hypoxia in anesthesia: A review. Clin Pharmacol Ther 6:64

Bertolo L, Novakovic BS, Penna M (1972) Antiarrhythmic effects of droperidol. Anesthesiology 29:59

Beutel P, Schubö W (1983) Statistik-Programm für die Sozialwissenschaften: SPSS 9, 4. Aufl. Fischer, Stuttgart New York

Bier A (1899) Versuche über Cocainisierung des Rückenmarks. Dtsch Z Chir 51:361

Bishop JM, Wade OL, Donald KW (1958) Changes in jugular and renal arterio-venous oxygen content difference during exercise in heart disease. Clin Sci 17:611

Bonica JJ (1956) Continuous peridural block. Anesthesiology 17:626

Bonica JJ, Berges PU, Morikawa K, Kennedy WF (1970) Circulatory effects of peridural block. I. Circulatory effects of levels of anesthesia and dose of lidocaine. Anesthesiology 33:619

Bonica JJ, Akamatsu TJ, Berges PU, Morikawa K, Kennedy WF (1971) Circulatory effects of peridural block. II. Effects of epinephrine. Anesthesiology 34:514

Bonica JJ, Kennedy WF, Gerbershagen HU (1972) Circulatory effects of peridural block. III. Effects of acute blood loss. Anesthesiology 36:219

Bonnet F, Harari A, Thibonnier M, Viars P (1982) Suppression of antidiuretic hormone hypersecretion during surgery by extradural anaesthesia. Br J Anaesth 54:29

Bormann B von, Weidler B, Dennhardt R, Hempelmann G (1983) Anaesthesieverfahren und postoperative ADH-Sekretion. Anaesthesist 32:177

Bowan JC, Fleming WH (1972) The effect of massive transfusion of stored blood on oxygen delivery in man. Surg Forum 23:17

Brandt MR, Olgaard K, Kehlet H (1979) Epidural analgesia inhibits the renin and aldosterone response to surgery. Acta Anaesthesiol Scand 23:267

Brant B, Armstrong RP, Vetto RM (1970) Vasodepressor factor in declamp shock production. Surgery 67:650

Braun U (1974) Der Einfluß von Narkosen und Muskelrelaxation auf den Gesamtsauerstoffverbrauch. Habilitationsschrift, Universität Tübingen

Braun U, Hensel J, Kettler D, Lohr B (1971) Der Einfluß von Methoxyfluran, Halothan, Dipiritramide, Barbiturat und Ketamine auf den Gesamtsauerstoffverbrauch des Hundes. Anaesthesist 20:369

Braunwald E (1965) The control of ventricular function in man. Br Heart J 27:1

Braunwald E (1971a) Control of myocardial oxygen consumption, physiologic and clinical considerations. Am J Cardiol 27:416

Braunwald E (1971b) On the difference between the heart's output and its cocntractile state (editorial). Circulation 43:171

Braunwald E (1974) Regulation of circulation. N Engl J Med 290:1124, 1420

Braunwald E, Ross I (1979) Control of cardiac performance. In: Handbook of physiology, Sect 2, Vol 1, Chap 15, p 533. American Physiological Society, Bethesda, Md.

Braunwald E, Ross I, Kahler RL, Gaffney TE, Goldblatt A, Mason DT (1963) Reflex control of the systemic venous blood. Circ Res 12:539

Braunwald E, Harrison DC, Chidsey CA (1964) The heart as an endocrine organ (editorial). Am J Med 36:1

Braunwald E, Chidsey CA, Pool PE et al. (1966) Congestive heart failure: Biochemical and physiologic considerations. Ann Intern Med 64:904

Bretschneider HJ, Hellige G (1976) Pathophysiologie der Ventrikelkontraktion – Kontraktilität, Inotropie, Suffizienzgrad und Arbeitsökonomie des Herzens. Verh Dtsch Ges Kreislaufforsch 42:14

Brismar B, Bergenwald L, Cronestrand R, Jorfeldt L, Juhlin-Dannfelt A (1977) The cardio-vascular effects of neuroleptanalgesia. Acta Anaesthesiol Scand 21:100

Bristow ID, Prys-Roberts C, Fisher A, Pickering TG, Sleight P (1969) Effects of anaesthesia on baroreflex control of heart rate in man. Anesthesiology 31:422

Broder G, Weil MH (1964) Excess lactate: An index of reversability of shock in human patients. Science 143:1457

Bromage PR (1951) Vascular hypotension in 105 cases of epidural analgesia. Anaesthesia 6:26

Bromage PR (1954) Spinal epidural analgesia. Livingstone, Edingburgh

Bromage PR (1967) Physiology and pharmacology of epidural analgesia. Anesthesiology 28:259

Bromage PR (1978) Epidural analgesia. Saunders, Philadelphia London Toronto

Bromage PR (1980) Regional anesthesia for the poor-risk patient. In: Wüst HJ, Zindler M (Hrsg) Neue Aspekte in der Regionalanaesthesie 2. Springer, Berlin Heidelberg New York (Anaesthesiologie und Intensivmedizin, Bd 138, S 154)

Bromage PR, Millar RA (1958) Epidural blockade and circulating catecholamine levels in a child with phaeochromocytoma. Can Anaesth Soc J 5:282

Brown OW, Hollier LH, Pairolero PC (1981) Abdominal aortic aneurysm and coronary artery disease. Arch Surg 116:1484

Bryan-Brown CW, Baek SM, Makabili G (1973) Consumable oxygen: Oxygen availability in relation to hemoglobin dissociation. Crit Care Med 1:17

Buffington CW, Feigl EO (1980) Adrenergic coronary vasoconstriction in the presence of coronary stenosis in the dog. Circ Res 48:416

Bush HL, LoGerfo FW, Weisel RD (1977) Assessment of myocardial performance and optimal volume loading during elective aortic aneurysm resection. Arch Surg 112:1301

Cain SM (1977) Oxygen delivery and uptake in dogs during anemic and hypoxic hypoxia. J Appl Physiol 42:228

Calvin JE, Driedger AA, Sibbald WJ (1981) The hemodynamic effect of rapid fluid infusion in critically ill patients. Surgery 90:61

Campbell GS (1967) Physiological and technical factors in the treatment of abdominal aortic aneurysms. Surgery 62:789

Carney FMR, Dyke RA van (1972) Halothane hepatitis. A critical review. Anesth Analg 51:153

Carrol RM, Laravaso RB, Schauble JF (1976) Left ventricular function during aortic surgery. Arch Surg 111:740

Celander O (1954) The range control exercised by the sympathico-adrenal system. Acta Physiol Scand [Suppl 116] 32:1

Chidsey CA, Harrison DC, Braunwald E (1962) Augmentation of the plasma norepinephrine response to exercise in patients with congestive heart failure. N Engl J Med 267:650

Chidsey CA, Braunwald E, Morrow AG (1965) Catecholamine excertion and cardiac stores of norepinephrine in congestive heart failure. Am J Med 39:442

Chien S (1967) Role of sympathetic nervous system in hemorrhage. Physiol Rev 47:214

Civetta JM, Sabel JC, Laver MB (1971) Disparate ventricular function in surgical patients. Surg Forum 22:136

Clancy RL, Graham TP, Ross J, Sonnenblick EM, Braunwald E (1968) The influence of aortic pressure induced homeometric autoregulation on myocardial performance. Am J Physiol 214:1186

Clarke TNS, Foex R, Roberts JG, Sauer CA, Bennett MJ (1980) Circulatory response of the dog to acute isovolemic anemia in the presence of high-grade adrenergic beta-receptor blockade. Br J Anaesth 52:337

Cohn IN (1973) Blood pressure and cardiac performance. Am J Med 55:351

Cohn IN, Franciosa JA (1977) Vasodilatator therapy of cardiac failure. N Engl J Med 297:27, 254

Corday E, Lang TW (1974) Hemodynamic consequences of cardiac arrhythmias. In: Hurst JW (ed) The heart. McGraw-Hill, New York, p 498

Cousins MJ, Rubin RB (1974) The intraoperative management of phaechromocytoma with total epidural sympathetic blockade. Br J Anaesth 46:78

Crawford DG, Fairchild HM, Guyton AC (1959) Oxygen lack as a possible cause of reactive hyperemia. Am J Physiol 197:613

Cross CE, Rieben PA, Salisbury PF (1961) Coronary driving pressure and vasomotor tonus as determinants of coronary blood flow. Circ Res 9:589

Cullen DJ, Eger EJ (1970) The effects of halothane on respiratory and cardio-vascular response to hypoxia in dogs: A dose response study. Anesthesiology 33:487

Cutler BS, Wheeler HB, Paraskos JA, Cardullo PA (1979) Assessment of operative risk with electrocardiographic exercise testing in patients with peripheral vascular disease. Am J Surg 137:484

Czok R, Lamprecht W (1974) Pyruvat, phospholenolpyruvat and D-glycerate-2-phosphate. In: Bergmeyer HU (Hrsg) Methoden der enzymatischen Analyse, 3. Aufl Bd III. Verlag Chemie, Weinheim, S 1491

Dahlgren N, Messeter K (1981) Treatment of stress response to laryngoscopy and intubation with fentanyl. Anesthesia 36:1022

Dalen JE, Evans GL, Banas J, Brooks HL, Paraskos JA, Dexter L (1969) The hemodynamic and respiratory effects of diazepam (valium). Anesthesiology 30:259

Dalton B (1976) A precordial ECG-lead for chest operations. Anesth Analg 55:740

Davis RF, DeBoer LWV, Rude RE, Lowenstein E, Maroko PR (1983) The effect of halothane anesthesia on myocardial necrosis, hemodynamic performance, and regional myocardial blood flow in dogs following coronary artery occlusion. Anesthesiology 59:402

Dawkins CJM (1945) Discussion on extradural spinal block. Proc R Soc Med 38:299

De Bakey ME, Crawford ES, Morris GM et al. (1964) Late results of vascular surgery in the treatment of arteriosclerosis. J Cardiovasc Surg 5:473

De Castro J, Mundeleer P (1959) Anesthesie sans barbituriques: La neuroleptanalgesie. Anesth Analg (Paris) 16:1022

De Geest H, Levy MN, Zieske H, Lipman RJ (1965) Depression of ventricular contractility by stimulation of the vagus nerves. Cirs Res 17:222

Del Guerico (1979) Physiologic monitoring of the surgical patient. In: Schwartz SJ (ed) Principles of surgery. McGraw-Hill, New York, p 525

Denecke K (1937) Die peridurale segmentäre Anaesthesie in der Chirurgie. Zentralbl Chir 64:130

Denlinger IK, Ellison N, Ominsky AI (1974) Effects of intratracheal lidocaine on circulatory responses to tracheal intubation. Anesthesiology 41:409, 10

Dexter L, Whittenberger JL, Hayners FW, Goodale WT, Gorlin R, Sawyer CG (1951) Effect of exercise on circulatory dynamics of normal individuals. J Appl Physiol 3:439

Dijkhuizen P, Buursma A, Fongers TME, Gerding AM, Oeseburg B, Zijlstra WG (1977) The oxygen binding capacity of human haemoglobin: Hüfner's factor redetermined. Pflügers Arch 369:223

Dogliotti AM (1939) Anesthesia. Debour, Chicago

Donald DE (1974) Myocardial performance after excision of the extrinsic cardiac nerves in the dog. Circ Res 34:417

Donald KW, Bishop JM, Wade OL (1954) A study of minute to minute changes of arterio-venous oxygen content difference, oxygen uptake and cardiac output and rate of achievement of a steady state during exercise in rheumatic heart disease. J Clin Invest 33:1146

Donald KW, Bishop JM, Cumming G, Wade OL (1955) The effects of exercise on the cardiac output and circulatory dynamics of normal subjects. Clin Sci 14:37

Dowing SE (1966) Antonomic influences on cardiac function in systemic hypoxia. In: Hatcher JD, Jennings DB (eds) International symposium on the cardio-vascular and respiratory effects of hypoxia. Karger, Basel Paris London New York, p 208

Duke M, Abelmann WH (1969) The hemodynamic response to chronic anemia. Circulation 39:503

Duke PC, Fownes D, Wade JG (1977) Halothane depresses baroreflex of heart rate in man. Anesthesiology 46:184

Dunn E, Prager R, Fry W (1977) The effect of abdominal aortic occlusion. Ann Surg Res 22:463

Eger EJ, Smith NT, Stoelting RK, Cullen DJ, Kadis LB, Whitcher CE (1970) Cardiovascular effects of halothane in man. Anesthesiology 32:396

Eisele JH, Smith NT, Stoelting RK (1970) Myocardial performance and N_2O-analgesia in coronary artery disease. Anesthesiology 44:16

Eklöf B, Neglén P, Thomson D (1981) Temporary incomplete ischemia of the legs induced by aortic clamping in man. Effects on central hemodynamics and sceletal muscle metabolism by adrenergic block. Ann Surg 193:89

Ellis RJ, Mangano DT, Dyke DC van (1979) Relationship of wedgepressure to end-diastolic volume in patients undergoing myocardial revascularization. J Thorac Cardiovasc Surg 78:605

Enquist A, Fog-Moller F, Christiansen C (1980) Influence of epidural analgesia on the catecholamine and cyclic-AMP response to surgery. Acta Anaesthesiol Scand 24:17

Epstein SE (1973) Hypotension, nitroglycerin and acute myocardial infarction (Editorial). Circulation 47:217

Epstein SE, Braunwald E (1966) Beta-adrenergic receptor blocking drugs. Mechanisms of actions and clinical application. N Engl J Med 274:1106

Epstein SE, Robinson BF, Kahler RL, Braunwald E (1965) Effects of beta-adrenergic blockade on the cardiac response to maximal and submaximal exercise in man. J Clin Invest 44:1745

Fahmy NM (1979) Indications and contraindications for deliberate hypotension with a review of its cardiovascular effects. Int Anesthesiol Clin 17:175

Ferguson LK, North JP (1932) Observations on experimental spinal anesthesia. Surg Gynecol Obstet 54:621

Finch CA, Lenfant L (1972) Oxygen transport in man. N Engl J Med 286:407

Fisher ML, DeFelice CE, Parisi AF (1975) Assessing left ventricular filling pressure with flow-directed (Swan-Ganz) catheters. Chest 68:542

Fitch W, Ferguson GG, Sengupta D, Garibi J, Herper AM (1976) Autoregulation of cerebral blood flow during controlled hypotension in baboons. J Neurol Neurosurg Psychiatry 39:1014

Foëx P (1981) Indices of myocardial performance. In: Prys-Roberts C, Vickers MD (eds) Cardiovascular measurement in anaesthesiology. Springer, Berlin Heidelberg New York (European Academy of Anaesthesiology 2, p 100)

Föhring K, Reinhart K, Schäfer M, Dennhardt R (1986) Epidural analgesia does not modify metabolic response to major surgery. Crit Care Med 14:329

Forrester JS, Diamond G, McHugh TJ, Swan HJC (1971) Filling pressures in the right and left side of the heart in acute myocardial infarction. N Engl J Med 285:190

Fournell A, Wilhelmy B, Falke K, Sandmann W, Böhmer G (1980) Kontinuierliche Messung der Sauerstoffaufnahme bei postoperativer Periduralanalgesie. In: Wüst HJ, Zindler M (Hrsg) Aspekte in der Regionalanaesthesie I. Springer, Berlin Heidelberg New York, S 54

Fox JWC, Fox EJ, Crandell D (1967) Neuroleptanalgesie for heart and major surgery. Arch Surg 94:102

Fry WJ, Keitzer WF, Kraft RO, Weese MS (1963) Prevention of hypotension due to aortic release. Surg Gynecol Obstet 116:301

Furnival CM, Linden RJ, Snow HM (1970) Inotropic changes in the left ventricle: The effects of changes in heart rate, aortic pressure and end-diastolic pressure. J Physiol Lond 211:359

Gaffney TE, Braunwald E (1969) Importance of the adrenergic nervous system in the support of circulatory function in patients with congestive heart failure. Am J Med 34:320

Ganz W, Donoso R, Marcus HS, Forrester IS, Swan HC (1971) A new technique for measurement of cardiac output by thermodilution in man. Am J Cardiol 27:392

Gauthier I, Bosomworth P, Page D (1962) Effect of endotracheal intubation on ECG patterns during halothane anesthesia. Anesth Analg 41:466

Geneset JP, Granger P, De Champlain J, Boucher R (1968) Endocrine factors in congestive heart failure. Am J Cardiol 22:35

Germann PAS, Roberts JG, Prys-Roberts C (1979) The combination of general anaesthesia and epidural block I: The effects of sequence of induction on hemodynamic variables and blood gas measurements in healthy patients. Anaesth Intensive Care 7:229

Gersh BJ, Prys-Roberts C, Reuben SR, Schultz DL (1972) The effects of halothane on the interactions between myocardial contractility, aortic impedance and left ventricular performance II.: Aortic input impedance, and the distribution of energy during ventricular ejection. Br J Anaesth 44:767

Giesecke AH, Jenkins MT, Crout JR, Collet JM (1967) Urinary epinephrine and norepinephrine during inovar-nitrous oxide anesthesia. Anesthesiology 28:701

Glantz SA (1980) Biostatistics: How to detect, correct and prevent errors in the medical literature. Circulation 61:1

Glick G, Planth WH, Braunwald E (1964) Role of the autonomic nervous system in the circulatory response to acutely induced anemia in unanesthetized dogs. J Clin Invest 43:2112

Goepel H (1943) Die Periduralanaesthesie in der Chirurgie. Chirurg 15:136

Goldberg AH, Paget CH (1969) Comparative effects of morphine and fentanyl on isolated heart muscle. Anesth Analg 118:978

Goldmann RH, Klughaupt M, Metcalf T, Spirack AP, Harrison DC (1968) Measurement of central venous oxygen saturation in patients with myocardial infarction. Circulation 38:941

Goldmann L, Caldera DL, Southwick FS et al. (1978) Cardiac risk factors and complications in noncardiac surgery. Medicine (Baltimore) 57:357

Goldreyer BN, Kastor JA, Kershbaum KL (1976) The hemodynamic effects of induced supraventricular tachycardia in man. Circulation 54:783

Goldstein RE, Beiser DG, Stampfer M, Epstein SE (1975) Impairment of autonomically mediated heart rate control in patients with cardiac dysfunction. Circ Res 36:571

Gooding JM, Archie JP, McDowell H (1980) Hemodynamic response to infrarenal aortic cross-clamping in patients with and without coronary artery disease. Crit Care Med 8:382

Grenvik A (1982) Validity of invasive methods of measurements. Vortrag beim 3. Intern. Symposium München 29.-30. 4. 1982 „Organversagen während Intensivtherapie"

Grindlinger GA, Vegas AM, Manny J, Bush HL, Mannick JA, Hechtmann HB (1980) Volume loading and vasodilators in abdominal aortic aneurysmectomy. Am J Surg 139:480

Grossmann W, McLaurin LP (1976) Diastolic properties of the left ventricle. Ann Intern Med 84:316

Gump FE, Butler H, Kinney JM (1968) Oxygen transport and consumption during acute hemodilution. Ann Surg 168:54

Guyton AC (1977) An overall analysis of cardiovascular regulation. Anesth Analg 56:761

Guyton AC, Polizo, Armstrong GG (1954) The limits of right ventricular compensation following acute increase in pulmonary circulation resistance. Circ Res 2:326

Guyton AC, Abernathy JB, Lanston JB, Fairchild HM (1959) Relative importance of venous and arterial resistance in controlling venous return and cardiac output. Am J Physiol 196:1008

Guyton AC, Ross JM, Carrier O Jr et al (1964) Evidence for tissue oxygen demand as the major factor causing autoregulation. Circ Res 14:60

Guyton AC, Bianco IA, Ostheimer GW, Shanahan EA, Dagget WM (1972) Adrenergic control of ventricular performance in normal and cardiac-denervated dogs. Am J Physiol 214:258

Guyton AC, Jones CE, Coleman TG (1973) Circulatory physiology: Cardiac output and its regulation. Saunders, Philadelphia

Hack G, Marx M, Wittassek F, Vetter H (1980) Zum Einfluß von Periduralanaesthesie und Operation auf das Renin-Angiotensin-Aldosteron-System. In: Wüst HJ, Zindler M (Hrsg) Neue Aspekte in der Regionalanaesthesie 1. Springer, Berlin Heidelberg New York (Anaesthesiologie und Intensivmedizin, Bd 124)

Hainsworth R (1981) Mixed venous oxygen content and its meaning. Intensive Care Med 7:153

Halter JB, Pflug AE (1980) Relationship of impaired insulin secretion during surgical stress to anesthesia and catecholamine release. J Clin Endocrinol 51:1093

Hamilton WK (1976) Do let the blood pressure drop and do use myocardial depressants. Anesthesiology 45:273

Harvey RM, Smith WM, Parker JO, Ferrier JM (1962) The response of the abnormal heart to exercise. Circulation 26:341

Havers L (1962) Blutdrucksenkung durch Periduralanaesthesie und Halothan. Anaesthesist 11:81

Heberer G, Sachweh D, Giessler R (1972) Zur chirurgischen Behandlung des infrarenalen arteriosklerotischen Bauchaortenaneurysmas. Chirurg 43:162

Heistad DD, Abboud FM (1980) Circulatory adjustment to hypoxia. Circulation 61:463

Heusch G, Deussen A (1983) The effect of cardiac sympathetic nerve stimulation on perfusion of stenotic coronary arteries in the dog. Circ Res 53:8

Heusch G, Deussen A (1984) Cardiac sympathetic nervous activity and progressive vasoconstriction distal to coronary stenoses. Vortrag. The 9th International Congress of Neuro-Vegetative Research. Berlin, März 1984.

Hickam JB, Cargill WH (1948) Effects of exercise on cardiac output and pulmonary arterial pressure in normal persons and in patients with cardio-vascular disease and pulmonary emphysema. J Clin Invest 27:10

Hicks GL, Eastland MW, DeWeene JA, May AG, Rob CG (1975) Survival improvement following aortic aneurysm resection. Ann Surg 181:863

Hicks HC, Mowbray AG, Yhap EO (1981) Cardiovascular effects of and catecholamine responses to high-dose fentanyl-O_2 for induction of anesthesia in patients with coronary artery disease. Anesth Analg 60:563

Higgins CB, Vatner SF, Braunwald E (1973) Parasympathetic control of the heart. Pharmacol Rev 25:120

Hilfiker O, Larsen R, Sonntag H (1983) Myocardial blood flow and oxygen consumption during halothane-nitrous oxide anaesthesia for coronary revascularization. Br J Anaesth 55:927

Hoffmann JJE (1978) Determinants and prediction of transmural myocardial perfusion. Circulation 58:381

Horwitz LD, Atkins JM, Leshin SJ (1974) Effect of beta-adrenergic blockade on left ventricular function in exercise. Am J Physiol 227:839

Huckabee WE (1958) Relationship of pyruvate and lactate during anaerobic metabolism. II. Effect of breathing low oxygen gases. J Clin Invest 37:255

Ikram H, Rubin AP, Jewkes RF (1973) Effects of diazepam on myocardial blood flow of patients with and without coronary artery disease. Br Heart J 35:626

Imparato HM, Berman JR, Bracco A, Kim GE, Beandet R (1973) Avoidance of shock and peripheral embolism during surgery of the abdominal aorta. Surgery 73:68

Johansen SH, Laver MB (1966) Cardiovascular effects of severe anemic hypoxia. Acta Anaesthesiol Scand [Suppl] 24:63

Johnson PC (1964) Review of previous studies and current theories of autoregulation. Circ Res 15:I,2

Kahler RL, Gaffney TE, Braunwald E (1962) The effects of autonomic nervous system inhibition on the circulatory response to exercise. J Clin Invest 41:1981

Kaplan JA (1979) Hemodynamic monitoring. In: Kaplan JA (ed) Cardiac anesthesia. Grune & Stratton, New York London, p 109

Kaplan JA, Steinhaus JE (1978b) The heart and anesthesia. In: Hurst JW et al. (eds) The heart, arteries and veins. McCraw-Hill, New York, p 1758

Kaplan JA, Dunbar RW, Hatcher CR (1978a) Diagnostic value of V_5 precordial electrocardiographic lead. A case report. Anesth Analg 55:364

Karliecek G, Birks RJS, Brenken U, Agnew M (1980) Termination of anesthesia. – Do we pay enough attention to its consequences? Anaesthesist 29:370

Kasnitz P, Druger GL, Yorra F, Simmons DH (1976) Mixed venous oxygen tension and hyperlactatemia. Survival in severe cardiopulmonary disease. JAMA 236:570

Kautto UM (1982) Attenuation of the circulatory response to laryngoscopy and intubation by fentanyl. Acta Anaesthesiol Scand 26:217

Kehlet H (1982) The modifying effect of general and regional anesthesia on the endocrine-metabolic response to surgery. Reg. Anaesth [Suppl] 7:38

Kelmann GR, Nunn JF (1966) Nomograms for correction of blood PO_2, PCO_2, pH and base excess for time and temperature. J Appl Physiol 21:1484

Kettler D, Braun U, Gott LA, Gethmann JW, Heusel J, Bretschneider JJ (1972) Hämodynamische Parameter und Sauerstoffverbrauch des Herzens unter Neuroleptanalgesie. Untersuchungen am intakten Hund. In: Henschel WF (Hrsg) Neuroleptanalgesie, Teil II. Schattauer, Stuttgart New York

Kettler D, Gott LA, Hellige G, Heusel J, Martel J, Paschen K, Bretschneider HJ (1974) Der Sauerstoffverbrauch des linken Ventrikels bei Äther-, Halothan-, Methoxyfluran- und Piritramid-Narkose sowie bei Neuroleptanalgesie. Anaesthesiol Wiederbelebung 80:203

King DR, Evans WE (1975) Abdominal aortic aneurysm. Vasc Surg 9:46

Kistner JR, Miller ED, Lake CL, Ross WT (1979) Indices of myocardial oxygenation during coronary artery revascularization in man with morphine versus halothane anesthesia. Anesthesiology 50:324

Kitamura K, Jörgensen CR, Gabel FL (1972) Hemodynamic correlates of myocardial oxygen consumption during upright exercise. J Appl Physiol 32:516

Kontos HA, Lower RR (1969) Role of beta-adrenergic receptors in the circulatory response to hypoxia. Am J Physiol 217:756

Kramer JR, Hertzer NR (1981) Coronary atherosclerosis in patients undergoing elective abdominal aortic aneurysm resection. Cardiovasc Clin 12:143

Kreisberg RA (1980) Lactate homeostasis and lactate acidosis. Ann Intern Med 92:227

Lappas DG, Lell WA, Gabel IC, Civetta JM, Lowenstein E (1973) Indirect measurements of left-atrial pressure in surgical patients – pulmo-capillary wedge and pulmonary-artery diastolic pressures compared with left atrial pressure. Anesthesiology 38:394

Lappas DG, Buckley MJ, Laver MB (1975) Left ventricular performance and pulmonary circulation following addition of nitrous oxide to morphine during coronary-artery surgery. Anesthesiology 43:61

Laver MB (1980) Ischemic heart disease and the hemodynamic response to general anaesthesia. In: Poppers PJ, Dijk B van, Elzakker AHM van (eds) Beta-blockade and anaesthesia. Proceedings of a conference in The Hague. Lindgren, Moelndal/Sweden

Laver MB, Lowenstein E (1980) Anesthesia and the patient with heart disease. In: Johnson RA, Haber E, Austen WG (eds) The practice of cardiology. Little, Brown, Boston

Levy MN (1971) Sympathetic-parasympathetic interactions in the heart. Circ Res 24:437

Liere EJ van, Stickney JC (1963) Hypoxia. University of Chicago Press, Chicago

Lim RC, Bergentz SE, Lewis DH (1969) Metabolic and tissue blood flow changes resulting form aortic cross clamping. Surgery 65:304

Lowenstein E (1976) Anaesthesiologische Überlegungen bei Patienten mit koronarer Herzkrankheit. Anaesthesist 25:555

Lowenstein E, Bland JHL (1972) Anesthesia for cardiac surgery. In: Norman JC (ed) Cardiac surgery. Appleton-Century-Crofts, New York, p 75

Lowenstein E, Foex P, Francis CM (1981) Regional ischemic ventricular dysfunction in myocardium supplied by a narrowed coronary artery with increasing halothane concentrations in the dog. Anesthesiology 55:349

Lowenstein E, Hill RP, Rajagopalan B, Schneider RC (1982) Winnie the Pooh revisted or the more recent adventures of piglet. Anesthesiology 56:81

Lunn JK, Dannemiller FJ, Stanley TH (1979) Cardiovascular response to clamping of the aorta during epidural and general anesthesia. Anesth Analg 58:372

Lutz H, Müller C (1967) Erfahrungen mit der Neuroleptanalgesie bei Gefäßoperationen. In: Henschel WF (Hrsg) Neuroleptanalgesie. Klinik und Fortschritte. Bericht über das Bremer NLA-Symposium am 21. und 22. Mai 1966. Schattauer, Stuttgart New York

Malliani A, Peterson DF, Bishop VS, Brown AM (1972) Spinal sympathetic cardiocardiac reflexes. Circ Res 30:158

Mason DT (1968) The autonomic nervous system and regulation of cardio-vascular performance. Anesthesiology 29:670

Maunuksela EL (1977) Hemodynamic response to different anesthetics during open-heart surgery. Acta Anaesthesiol Scand [Suppl] 65:1

McGregor DC, Covell JW, Mahler F, Dilley RR, Ross J (1974) Relations between afterload stroke volume and the descending limb of starling curve. Am J Physiol 227:884

McLean APH, Mulligan GW, Otton P, McLean LD (1967) Hemodynamic alterations associated with epidural anesthesia. Surgery 62:79

Melander S, Johansson B (1968) Control of resistance, exchange, and capacitance functions in the peripheral circulation. Pharmacol Rev 20:117

Meloche R, Attecher T, Andet J (1977) Hemodynamic changes due to clamping of abdominal aorta. Can Anaesth Soc J 24:20

Mendler N (1983) Probleme der invasiven arteriellen Druckmessung. In: Jesch F, Peter K (Hrsg) Hämodynamisches Monitoring. Springer, Berlin Heidelberg New York (Anaesthesiologie und Intensivmedizin, Bd 156, S 1)

Merin R (1980) Is anesthesia benefical for the ischemic heart? I. Anesthesiology 53:439

Merin R (1981) Is anesthesia benefical for the ischemic heart? II. Anesthesiology 55:341

Messmer K, Sunder-Plassmann L, Klövenkorn WP, Holper K (1972) Circulatory significance of hemodilution: Rheological changes and limitations. Adv Microcirc 4:1

Michelakis AM, Horton R (1970) The relationship between plasma renin and aldosterone in man. Circ Res 27:187

Michenfelder JD, Theye RA (1968) Hypothermia: Effect on canine brain and whole-body metabolism. Anesthesiology 29:1107

Mikat M, Peters J, Zindler M, Arndt JO (1984) Whole body oxygen consumption in awake, sleeping and anesthetized dogs. Anesthesiology 60:220

Millard RW, Higgins CB, Franklin D, Vatner SF (1972) Regulation of renal circulation during severe exercise in normal dogs and dogs with experimental heart failure. Circ Res 31:881

Milnor WR (1975) Arterial impedance as ventricular afterload. Circ Res 36:565

Mohrman DE, Feigl EO (1977) Competition between sympathetic vasoconstriction and metabolic vasodilatation in the canine coronary circulation. Circ Res 42:79

Morgan M, Lumley I, Gillies IDS (1974) Neuroleptanalgesia for major surgery. Brit J Anaesth 46:288

Mudge GH, Grossmann W, Mills MR, Lesch M, Braunwald E (1976) Reflex increase in coronary vascular resistance in patients with ischemic heart disease. N Engl J Med 295:1333

Mudge GH, Goldberg S, Gunter S, Mann T, Grossmann W (1979) Comparison of metabolic and vasoconstrictor stimuli on coronary vascular resistance in man. Circ Res 3:545

Mueller JE, Maroko PR, Braunwald E (1975) Evaluation of precardial electrocardiographic mapping as a means of assessing changes in myocardial ischemic injury. Circulation 52:16

Mueller M, Ayres SM, Conklin EF, Gianelli S, Mazzara JT, Grace WT, Nealon TF (1971) The effect of intraaortic counterpulsation on cardiac performance and metabolism in shock associated with myocardial infarction. J Clin Invest 50:1885

Mueller RP, Lynn RB, Sancetta SM (1952) Studies of hemodynamic changes in humans following induction of low and high spinal anesthesia. I. Circulation 6:894

Murray JF, Escobar E, Rappaport E (1969) Effects of blood viscosity on hemodynamic responses in acute normovolemic anemia. Am J Physiol 216:638

Neil WA, Philips NC, Oxendine BA (1973) Effect of heart rate on coronary blood flow distribution in dogs. Am J Cardiol 32:306

Neumann C, Foster AD, Rovenstine FA (1945) The importance of compensatory vasoconstriction in unanesthetized areas in the maintenance of blood pressure during spinal anesthesia. J Clin Invest 24:345

Ngai SH, Bolme P (1966) Effects of anesthetics on circulatory regulatory mechanisms in the dog. J Pharmacol Exp Ther 153:495

Nie NH, Hull CH, Jenkins JG, Steinbrenner K, Bent DJ (1975) SPSS: Statistical package for social sciences, 2. edn. McGraw-Hill, New York

Noll F (1974) L-(+)-Lactate. Bestimmung mit LDH, GPT und NAD. In: Bergmeyer HU (Hrsg) Methoden der enzymatischen Analyse, 3. Aufl Bd III. Verlag Chemie, Weinheim, S 1475

Nordenfelt J (1971) Hemodynamic response to exercise after combined sympathetic and parasympathetic blockade of the heart. Cardiovasc Res 5:215

Nunn JF, Freemann J (1964) Problems of oxygenation and oxygen transport during haemorrhage. Anaesthesia 19:206

Ottensen S (1978) The influence of thoracic epidural analgesia on the circulation at rest and during physical exercise in man. Acta Anaesthesiol Scand 22:537

Otton PE, Wilson EJ (1966) The cardio-circulatory effects of upper thoracic epidural analgesia. Can Anaesth Soc J 13:541

Pace NL (1977) A critique of flow directed pulmonary arterial catheterisation. Anaesthesiology 47:455

Perry MO (1968) The hemodynamics of temporary abdominal aortic occlusion. Ann Surg 168:193

Peterson A, Brant D, Kirsh MM (1978) Nitroglycerin infusion during infrarenal aortic cross-clamping in dogs: An experimental study. Surgery 84:216

Pratilas V, Pratila MG, Vlachakis ND, Owitz S, Dimich J (1980) Sympathetic nervous system tonicity and post coronary artery bypass hypertension. Acta Anaesthesiol Scand 24:69

Price HL (1976) Myocardial depression by nitrous oxide and its revearsal by Ca^{++}. Anesthesiology 44:211

Prime FJ, Gray TC (1952) The effect of certain anaesthetic and relaxant agents on circulatory dynamics. Br J Anaesth 39:101

Prys-Roberts C, Greene CT, Meloche R, Foex P (1971) Studies of anesthesia in relation to hypertension. II. Hemodynamic consequence of induction and endotracheal intubation. Br J Anaesth 43:531

Prys-Roberts C, Gersh BJ, Baker AB, Reuben SR (1972) The effect of halothane on the interactions between myocardial contractility, aortic impedance, and left ventricular performance. I. Theoretical considerations and results. Br J Anaesth 44:634

Rahimtoola SH, Loeb HS, Ehsani A, Sinno MZ et al (1972) Relationship of pulmonary artery to left ventricular diastolic pressures in acute myocardial infarction. Circulation 46:283

Rahimtoola SH, Ehsani A, Sinno MZ, Loeb HS, Rosen KM, Gunnar RM (1975) Left artrial transport function in myocardial infarction. Importance of its booster function. Am J Med 59:686

Randall WC (1976) Anatomy of the cardiac innervation and sympathetic control of the heart. In: Randall WC (ed) Neural regulation of the heart. University Press, New York Oxford, p 13–94

Rao TLK, El-Etr AA (1981) Myocardial reinfarction following anesthesia in patients with recent infarction. Anesth Analg 6ß:271

Reinhart K (1983) Different anaesthetic procedures, perioperative monitoring, rational volume substitution and vasoactive drug therapy in elective aortic surgery. Vortrag: „Joint Meeting der Society of Anaesthesist of the South-Western Region (England) und des Berliner Landesverbandes der DGAJ Berlin, Mai 1983.

Reinhart K, Link J, Ciesielski K (1983 a) Zur Notwendigkeit eines erweiterten perioperativen Monitorings bei Alters- und Risikopatienten. Schattauer, Stuttgart New York (Ergebnisse der Angiologie, Bd 27, S 149)

Reinhart K, Hirner A, Kersting T, Eyrich K, Häring R (1983 b) Zur Bedeutung eines erweiterten hämodynamischen Monitoring beim aorto-bi-femoralen Bypass. In: Nobbe T, Rudolfsky G (Hrsg) Probleme der Vor- und Nachsorge und der Narkoseführung bei invasiver angiologischer Diagnostik und Therapie. Pflaum, München, S 410–443

Reinhart K, Kersting T, Eyrich K (1983 c) Vergleich von pulmokapillarem Verschlußdruck mit dem zentralvenösen Druck nach dem Abklemmen der Aorta unter unterschiedlichen Narkoseverfahren.

Vortrag Zentraleuropäischer Anaesthesiekongress. Sept. 1983, Zürich (Abstr). Anaesthesist. [Suppl V] 32/192:272

Reiz S (1983) Effects of anesthetic's on surgical stimulation on the coronary circulation in patients with ischemic heart disease. Modifying effects of thoracic epidural analgesia. Swiss Med 5:51

Reiz S, Nath S, Pontén E, Friedman A, Bäcklund U, Olsson B, Rais O (1979 a) Effects of thoracic epidural block and the beta-1-adrenoreceptor agonist prenalterol on the cardiovascular response to infrarenal aortic cross-clamping in man. Acta Anaesthesiol Scand 23:395

Reiz S, Peter T, Rais O (1979 b) Hemodynamic and cardiometabolic effects of infrarenal aortic and common iliac declamping in man – An approach to optimal volume loading. Acta Anaesthesiol Scand 23:579

Reiz S, Nath S, Rais D (1980) Effects of thoracic epidural block and prenalterol on coronary vascular resistance and myocardial metabolism in patients with coronary aretery disease. Acta Anaesthesiol Scand 23:395

Reiz S, Balfors E, Häggmark S, Nath S, Rydvall A, Truedsson H (1981) Myocardial oxygen consumption and coronary haemodynamics during fentanyl-droperidol-nitrous oxide anaesthesia in patients with ischemic heart disease. Acta Anaesthesiol Scand 25:286

Reiz S, Balvors E, Sörensen BM, Häggmark S, Nyhman H (1982) Coronary hemodynamic effects of general anaesthesia and surgery – modification by epidural analgesia in patients with ischemic heart disease. Reg Anaesth [Suppl] 7:S8

Renck H (1969) The elderly patient after anesthesia and surgery. Acta Anaesthesiol Scand [Suppl] 34

Richardson DW, Kontos HA, Shapiro W (1966) Role of hypocapnia in the circulatory response to acute hypoxia in man. J Appl Physiol 21:22

Richardson DW, Kontos HA, Raper AJ (1967) Modification of the circulatory response to acute hypoxia by beta-adrenergic blockade in man. J Clin Invest 46:77

Richardson TQ, Fermjoso JD (1964) Elevation of mean circulatory pressure in dogs with cerebral ischemia-induced hypertension. J Appl Physiol 19:1133

Rittenhouse EA, Maixner BA, Knott HW, Barnes RW, Jaffe BM (1976) Role of prostaglandin E in the hemodynamic response to aortic clamping and declamping. Surgery 80:137

Robinson BF (1967) Relation of heart rate and systolic blood pressure to the onset of angina and pain in angina pectoris. Circulation 35:1073

Robinson BF, Epstein SE, Beiser GD, Braunwald E (1966) Control of heart rate by the autonomic nervous system. Studies in man on interrelation between baroreceptor mechanisms and exercise. Circ Res 19:400

Rodmann T, Close HP, Purcell MK (1960) The oxyhemoglobin dissociation in anemia. Ann Intern Med 52:255

Rodriguez JL, Weinmann C, Damask MC et al. (1983) Physiologic requirements during rewarming: Suppression of shivering response. Crit Care Med 11:490

Roe CF, Goldberg MJ, Blair CS, Kinney JM (1966) The influence of body temperature on early postoperative oxygen consumption. Surgery 60:85

Roizen MF, Moss J, Henry DP, Kopin IJ (1974) Effects of halothane on plasma catecholamines. Anesthesiology 41:432

Roizen MF, Hamilton WK, Sohny J (1981) Treatment of stress-induced increases in pulmonary capillary wedge pressure using volatile anesthetics. Anesthesiology 55:451

Rollason WN, Hough JM (1960) Is it save to employ hypotensive anaesthesia in the elderly? Br J Anaesth 32:286

Rorie DK, Muldoon SM, Tyce GM (1981) Effects of fentanyl on adrenergic function in canine coronary arteries. Anesth Analg 60:21

Rosen AJ, DePalma RG, Victor Y (1973 Risk factors in peripheral atherosclerosis. Arch Surg 107:303

Ross J (1976) Afterload mismatch and preload reserve. A conceptual framework for the analysis of ventricular function. Prog Cardiovasc Dis 18:255

Ross J (1977) Effects of afterload on impedance of the heart: Afterload reduction in the treatment of cardiac failure.

Ross J, Braunwald E (1964) The study of left ventricular function in man by increasing resistance to ventricular ejection with angiotensin. Circulation 29:739

Rovenstine EA, Papper EM, Bradley SE (1942) Circulatory adjustment during spinal anesthesia in normal man with special reference to the autonomy of arteriolar tone. Anesthesioloy 3:442

Rowe GG, Castillo CA, Crumpton CW (1962) Effect of hyperventilation on systemic and coronary hemodynamic's. Am Heart J 63:67

Roy WL, Edelist G, Gilbert B (1979) Myocardial ischemia during non-cardial surgical procedures in patients with coronary-artery disease. Anesthesiology 51:393

Rushmer RF, Smith O, Franklin D (1959) Mechanism of cardiac control in exercise. Circ Res 7:602

Sancetta S, Lynn RB, Simeone FA et al. (1952) Studies of hemodynamic changes in humans following induction of low and high spinal anesthesia II. Circulation 6:559

Santesson J, Järnberg PO, Arnér S (1978) The effect of surgical stress on haemodynamics during neurolept anaesthesia. Acta Anaesthesiol Scand 22:123

Sarnoff SJ, Berglund E (1954) Ventricular function. I. Starlings law of the heart studied by means of simultaneous right and left ventricular function curves in the dog. Circulation 9:706

Sarnoff SJ, Mitchell JH (1961) The regulation of the performance of the heart. Am J Med 30:747

Schenk H, Strauer BE, Hess HW, Kochsick K (1973) Coronarreserve und myokardialer Sauerstoffverbrauch des linken Ventrikels bei Patienten mit stenosierender Coronarsklerose. Verh Dtsch Ges Inn Med 79:1139

Schmucker P, Franke N, Vogel H, Martin E, Ackern H van, Laubenthal H, Becker HM (1982) Hämodynamische Veränderungen bei der Operation infrarenaler Bauchaortenaneurysmen. Anaesthesist 31:155

Schröder R, Dissmann W, Kander HG, Schüren KP (1966) Altersabhängigkeit und Körperbezugsmaße des Herzzeitvolumens mit einem Beitrag zur Methodik der Farbstoffverdünnungskurven. Klin Wochenschr 44:753

Schuberth OO (1936) On the disturbance of the circulation in spinal anaesthesia. Acta Chir Scand [Suppl] 78

Schwartz JS, Carlyle PF, Cohn JN (1980) Effects of coronary arterial pressure on coronary stenosis resistance. Circulation 61:70

Schwegler M (1974) Sympathetic-parasympathetic interactions on the ventricular myocardium. Basic Res Cardiol 3:215

Scott DB (1975) Management of extradural block during surgery. Br J Anaesth 47:271

Seeling W, Altemeyer KH, Berg S, Feist H, Schmitz IE, Schröder M, Ahnefeld FW (1982) Die kontinuierliche thorakale Periduralanaesthesie zur intra- und postoperativen Analgesie. Anaesthesist 31:439

Seeling W, Lotz P, Schröder M (1984) Untersuchungen zur postoperativen Lungenfunktion nach abdominellen Eingriffen. Anaesthesist 33:408

Segel N, Hudson WA, Harris P, Bishop JM (1964) The circulatory effects of electrically induced changes in ventricular rate at rest and during exercise in complete heart block. J Clin Invest 43:1541

Seibert DJ, Ebaugh FG (1967) Assessment of tissue anoxemia in chronic anemia by the aterial lactate/pyruvate rate and excess lactate formation. J Lab Clin Med 69:177

Selby DM, Haddy FJ, Campell GS (1964) Vasodilator material in ischemic tissue. Surg Forum 15:232

Severinghaus JW, Cullen SC (1958) Depression of myocardium and body oxygen consumption with fluothane. Anesthesiology 19:165

Shapiro HM, Smith G, Pribble AH, Murray JA, Cheney FN (1974) Errors in sampling pulmonary arterial blood with a Swan-Ganz catheter. Anesthesiology 32:410

Shepherd AP, Granger HJ, Smith EE, Guyton AC (1973) Local control of tissue oxygen delivery and its contribution to the regulation of cardiac output. Am J Physiol 225:747

Shibutani K, Komatsu T, Kubal K, Sauchala V, Kumar V, Bizzari DV (1983) Critical level of oxygen delivery in anesthetized man. Crit Care Med 11:640

Shimosato S, Esten BE (1969) The role of venous system in cardiocirculatory dynamics during spinal and epidural anesthesia in man. Anesthesiology 30:619

Silverstein PR, Caldera DL, Cullen DJ, Davison JK, Darling RC, Emerson CW (1979) Avoiding the hemodynamic consequences of aortic cross-clamping and unclamping. Anesthesiology 50:462

Sivarajan M, Amory DW, Lindbloom LE (1976) Systemic and regional blood flow during epidural anesthesia without epinephrine in the rhesus monkey. Anesthesiology 45:30

Sjögren S, Wright B (1972) Circulation, respiration and lidocain concentration during countinuous epidural blockade. Acta Anaesthesiol Scand [Suppl] 46/16:5

Skovsted P, Price ML, Price HL (1969) The effects of halothane on arterial pressure, preganglionic sympathetic activity and barostatic reflexes. Anesthesiology 31:507

Skovsted P, Price ML, Price HL (1970) The effects of short-acting barbiturates on arterial pressure, preganglionic sympathetic activity and barostatic reflexes. Anesthesiology 33:10

Smid PG, Lund DD, Roskoski R (1981) Efferent autonomic dysfunction in heart failure. In: Abboud FM (ed) Disturbances in neurogenic control of the circulation. American Physiological Society, Bethesda, p 33

Smith GG, Porter WT (1915) Spinal anesthesia in the cat. Am J Physiol 38:108

Sonnenblick EH, Dowing SE (1963) Afterload as a primary determinant of ventricular performance. Am J Physiol 204:604

Sonnenblick EH, Ross J, Braunwald E (1968) Oxygen consumption of the heart. Newer concepts of its multifactorial determination. Am J Cardiol 22:328

Sonntag H, Hellberg K, Schenk HD (1973) Effects of thiopental (trapanal) on coronary blood flow and myocardial metabolism in man. Acta Anaesthesiol Scand 19:69

Sonntag H, Donath U, Hillebrand W, Merin RG, Radke J (1978) Left ventricular function in concious man during halothane anesthesia. Anesthesiology 48:320

Springer RR, Stevens PM (1979) The influence of peep on survival of patients in respiratory failure. Am J Med 66:196

Stanley TH, Berman L, Green O, Robertson D (1980) Plasma catecholamine and cortisol response to fentanyl-oxygen anesthesia for coronary-artery operations. Anesthesiology 53:250

Stanton-Hicks MA (1975) Cardiovascular effects of extradural anaesthesia. Br J Anaesth 47:253

Steen PA, Tinker JH, Tarhan S (1978) Myocardial reinfarction after anesthesia and surgery. JAMA 239:2566

Stephen CR (1961) Postoperative temperature changes. Anesthesiology 22:795

Stephen GW, Lees MM, Scott DB (1969) Cadiovascular effects of epidural block combined with general anaesthesia. Br J Anaesth 41:933

Stockes J, Butcher HR (1973) Abdominal aortic aneurysms. Arch Surg 107:297

Stoelting RK, Peterson C (1976) Circulatory changes during induction: Impact of d-tubocurarine pretreatment, thiamylal, succinylcholine, laryngoscopy, and tracheal lidocaine. Anesth Analg 55:77

Stone HL, Bishop VS, Long E (1967) Ventricular function in cardiac-denervated and cardiac-sympathectomized concious dogs. Circ Res 20:587

Strandness DE, Parrish DG, Bell JW (1961) Mechanisms of declamping shock in operations on the abdominal aorta. Surgery 50:488

Stumpf C, Jindra R, Huck S, Ewers H (1979) Wechselwirkungen zwischen Stickoxydul und zentral dämpfend wirkenden Pharmaka. Anaesthesist 28:3

Swan HJL, Ganz W, Forrester J, Marcus H, Diamond G, Chonette D (1970) Catheterization of the heart in man with use of a flow-directed ballon-tipped catheter. N Engl J Med 283:447

Takeshima K, Noda K, Higaki M (1964) Cardiovascular response to rapid anesthesia induction and endotracheal intubation. Anesth Analg 43:201

Takki S, Tammisto T, Nikki P, Jäätelä A (1972) Effects of laryngoscopy and intubation on plasma catecholamine levels during intravenous induction of anaesthesia. Br J Anaesth 44:1323

Tanner JM (1949) The constructions of normal standards for cardiac output in man. J Clin Invest 28:567

Tarazi RC, Estafanous FG, Fouad FM (1978) Unilateral stellate block in the treatment of hypertension after coronary bypass surgery. Am J Cardiol 42:1013

Tarhan S, Moffitt EA, Lundborg RO, Freye RL (1971) Hemodynamic and blood-gas effects of innovar in patients with acquired heart disease. Anesthesiology 34:250

Tarhan S, Moffitt EA, Taylor WF, Giuliani ER (1972) Myocardial infarction after general anesthesia. JAMA 220:1451

Tarnow J, Eberlein HJ, Oser G, Patschke D, Schneider E, Schweichel E, Wilde J (1977) Hämodynamik, Myokardkontraktilität, Ventrikelvolumina und Sauerstoffversorgung des Herzens unter verschiedenen Inhalationsanaesthetika. Anaesthesist 26:220

Tauberger G, Schulte am Esch J, Steinringer W (1975) Der Einfluß kombinierter Narkosen mit Halothan und Neuroleptanalgesie auf die präganglionäre Sympathikusaktivität, das Atemzentrum und den Kreislauf. Anaesthesist 24:491

Tenny SM (1960) The effect of carbon dioxide on neurohumoral and endocrine mechanisms. Anesthesiology 21:674

Theye RA, Michenfelder JD (1975) Whole-body and organ $\dot{V}O_2$ changes with enflurane, isoflurane and halothane. Br J Anaesth 47:813

Thomas TV (1971) Aortic declamping shock. Am Heart J 81:845

Thompson JE, Hollier LH, Patman RD, Persson AV (1975) Surgical management of aortic abdominal aortic aneurysms. Ann Surg 181:654

Thomson D, Neglén P, Eklöf B (1979) Central hemodynamic changes during aortic reconstructive surgery-effects of adrenergic blockade and tempory shunt. Anesthesiology 51:125

Tomatis LA, Fierens EE, Verbrugge GB (1972) Evaluation of surgical risk in peripheral vascular disease by coronary arteriography: A series of 100 cases. Surgery 71:429

Tomori Z, Widdicombe JG (1969) Muscular, bronchomotor and cardiovascular reflexes elicited by mechanical stimulation of the respiratory tract. J Physiol 200:25

Topkins MJ, Artusis JF (1956) The effect of cyclopropane and ether on oxygen consumption in the unpremedicated surgical patient. Anesth Analg 35:350

Traynor C, Peterson JL, Ward JD et al. (1982) Effects of extradural analgesia and vagal blockade on the metabolic and endocrine response to upper abdominal surgery. Br J Anaesth 54:319

Tuffier T, Hallion L (1900) Effects circulatoires des injectiones sous arachnoidiennes de cocaine dans la région lombaire. CR Soc Biol 52:897

Turner E, Braun U, Leitz KH, Hilfiker O (1982) Überwachung der Gesamtsauerstoffaufnahme bei koronarchirurgischen Eingriffen. Anaesthesist 31:280

Tyden H (1979) Influence of body temperature during cardiopulmonary bypass on the haemodynamic's early after aorto-coronary bypass surgery. Acta Anaesthesiol Scand 33:545

Valentine PA, Fluck DC, Mounsey JPD, Reid D, Shillingford JP, Steiner RE (1966) Blood-gas changes after acute myocardial infarction. Lancet II:837

Varnauskas E, Olsson SB, Carlström E, Peterson LE (1980) Prospective randomised study of coronary artery bypass surgery in stable angina pectoris. Second interim report by the European coronary surgery study group. Lancet II:491

Vatner SF (1974) Effects of hemorrhage on regional blood flow distribution in dogs and primates. J Clin Invest 54:225

Vatner SF, Braunwald E (1975) Cardiovascular control mechanisms in conscious state. N Engl J Med 6:970

Vatner SF, Higgins CB, White S et al (1971) The peripheral response to severe exercise in untethered dogs before and after the complete heart block. J Clin Invest 50:1950–1960

Vatner SF, Franklin D, Higgins CB et al (1972) Left ventricular response to severe exercise in untethered dogs. J Clin Invest 51:3052

Villota ED, Shubin H, Weil MH (1982) Oxygen transport consumption and utilization during barbiturate intoxication. Intensive Care Med 8:275

Vogel JHK, Chidsey CA (1969) Cardiac adrenergic activity in experimental heart failure assessed with beta-receptor blockade. Am J Cardiol 24:198

Vormittag E, Kohn P, Zekert F, Grabner H, Vormittag D (1975) Risikofaktoren des postoperativen Myokardinfarktes. Dtsch Med Wochenschr 100:1365

Wade OL, Bishop JM (1962) Cardiac output and regional flow. Blackwell, Oxford, p 65

Wallace AG, Troyer WG, Lesage MA, Zotti EF (1966) Electrophysiologic effects of isoprotenerol and beta blocking agents in awake dogs. Circ Res 18:140

Wallace AG, Schaal SF, Augimoto T, Rozaar M, Alexander JA (1967) The electrophysiologic effects of beta-adrenergic blockade and cardiac denervation. Bull NY Acad Med 43:1119

Wallenstein S, Zucker CL, Fleiß JL (1980) Some statistical useful methods in circulation research. Circulation 47:1

Walsh ES, Paterson JL, O'Riordan JBA, Hall GM (1981) Effect of high-dose fentanyl anaesthesia on the metabolic and endocrine response to cardiac surgery. Br J Anaesth 53:1155

Watanabe M, Covell JW, Maroko PR, Braunwald E, Ross J (1972) Effects of increased arterial pressure and positive inotropic agents on the severity of myocardial ischemia in the acutely depressed heart. Am J Cardiol 30:371

Watkins GM, Rabelo A, Bevilacqua RG et al (1974) Bodily changes in repeated hemorrhage. Surg Gynecol Obstet 139:161

Watkins L, Burton JA, Haber E, Cant JR, Smith FW, Barger AC (1976) The renin-angiotensin-aldosterone system in congestive heart failure in concious dogs. J Clin Invest 57:1606

Weber KT, Janicki IS (1978) Interdependence of cardiac function, coronary flow and oxygen extraction. Am J Physiol 236:784

Weber KT, Janicki IS (1979) The metabolic demand and oxygen supply of the heart: Physiologic and clinical considerations. Am J Cardiol 44:722

Weidler B, Bormann B von, Lennhartz H, Dennhardt R, Hempelmann G (1981) Plasma-ADH-Spiegel als perioperativer Stressparameter. Anaesth Intensivther Notfallmed 16:315

Whittemore AD, Clowes AW, Hechtman HB, Mannick JA (1980) Aortic aneurysm repair. Reduced operative mortality associated with maintenance of optimal cardiac performance. Ann Surg 192:114

Wilkinson PL, Moyers IR, Ports T (1979) The rate-pressure-product and myocardial oxygen consumption during surgery for coronary artery bypass. Circulation [Suppl] 1:1

Woods EF, Richardson JA (1959) Effects of acute anoxia on cardiac contractility. Am J Physiol 196:203

Woodson RD (1979) Physiological significance of oxygen dissociation curve shifts. Crit Care Med 7:368

Wüst HI (1980) Veränderungen der Herz-Kreislauffunktion während aorto-femoraler Bypassoperationen, Vergleich der Wirkung der Neurolept-, Halothan- und der kontinuierlichen Epiduralanaesthesie. Habilitationsschrift, Universität Düsseldorf

Wyatt HL, Forrester JS, Tybeng JV et al. (1975) Effect of graded reductions in regional coronary perfusion on regional and total cardiac function. Am J Cardiol 36:185

Wyler F (1975) Effects of hypoxia on distribution of cardiac output and organ flow in the rabbit. Cardiology 60:163

Wynands IE, Sheridan CA, Batra MS, Palmer WH, Shanks I (1970) Coronary artery disease. Anesthesiology 33:260

Yaslar JJ, Indeglia RA, Yaslar J (1972) Surgery for abdominal aortic aneurysma. Factors effecting survival and longterm results. Am J Surg 123:398

Young AE, Sandberg GW, Couch NP (1977) The reduction of mortality of abdominal aortic aneurysm resection. Am J Surg 134:585

Zehr JE, Hawe A, Tsakiris AG, Rastelli GC, McGoon DC, Segar WE (1971) ADH levels following non-hypotensive hemorrhage in dogs with chronic mitral stenosis. Am J Physiol 221:312

Zelis R, Longhurst J, Capone RJ, Lee G (1973) Peripheral circulatory control mechanisms in congestive heart failure. Am J Cardiol 32:481

Zsoster TT, Gospodarowicz M (1972) The effect of diazepam and pentazocine on the venomotor reflexes in man. J Clin Pharmacol 12:89

Sachverzeichnis

Analgesie 15
Aorta 51
–, Abklemmen 2, 48–50, 57–62, 85
–, Aneurysma 22, 51, 58
–, Freigabe 62–65
–, –, Hypervolämie 63
–, –, Hypovolämie 63
arterielle Drücke 29, 30
– –, diastolische 28, 32
– –, mittlere 23, 24, 31, 32, 49, 53, 64
– –, systolische 23, 28
arterielle Verschlußkrankheit 2, 58
– –, abd. Aortenaneurysma 2
– –, Aortoiliakalbereich 2, 22
– –, Begleiterkrankungen 2
arterieller O_2-Gehalt 19, 39, 74
– –, Berechnung 19
arteriovenöse O_2-Gehaltsdifferenz 19, 26, 29,
41, 42, 49
– –, Berechnung 19
Aufwärmereaktionen 15, 52, 72, 73, 78, 86
–, Halothan 78
–, PDA 85
Auskühlung s. Hypothermie
autonomes Nervensystem 53
– –, Gefäßtonus 3
– –, Herzleistung 3

Baroreflex 56, 62, 65, 79, 82
Basendefizit 15
Basenüberschuß 44, 46
Beatmung 11, 43
–, art. pCO_2 42, 52
Bupivacain 11

Diazepam 11, 71
Diuretika 15
Droperidol 10, 61, 80, 81
Druck-Frequenz-Produkt 18, 24, 25, 28, 31,
38, 49, 55, 59, 62, 64, 67, 81, 82
–, Berechnung 18

EKG 17
–, V_5-Ableitung 17
Extubation 12
Exzeßlaktat 47, 57, 74

Fentanyl 10, 56, 61, 80, 81
Flüssigkeits- u. Volumensubstitution 12, 13
Frank-Starling-Mechanismus s. Ventrikelfunk-
tion

gemischtvenöse O_2-Sättigung 26, 29, 42, 43,
44, 64

Halothannarkose 2, 29–50, 61–71, 74, 78, 81,
85, 86
–, Durchführung 11
Hämodynamik s. Kardiozirkulation
Herz s. Myokard
Herzauswurfvolumen 4, 72
–, Bestimmung 9
–, O_2-Angebot 67
–, O_2-Verbrauch 72
–, Umverteilung 4, 61, 69, 76
Herzfrequenz 17, 23, 24, 28, 30, 31, 49, 53,
68, 69
–, Abklemmen der Aorta 59
–, Freigabe der Aorta 64
–, Reduzierung 53, 54
–, Sympathikusblockade 53
Herzindex 18, 24, 28, 34, 49, 59, 70, 80
–, Berechnung 18
Hypothermie 12, 52

Intubation 10, 11

Kardiozirkulation
–, Adaptation 2, 4, 5, 6, 54, 55, 56, 81
–, Diazepam 72
–, Hypotension 62, 65
–, Intubation 56
–, Lachgas 72
–, Laryngoskopie 56, 57
Katecholamine
–, Ausscheidung 76
–, exogene 84
–, zirkulierende 5, 54, 76
Kontrollmessungen 51
koronare Herzkrankheit 2, 69, 86
– –, Aneurysma 60
– –, arterielle Verschlußkrankheit 2, 60
koronarer Perfusionsdruck 18, 24, 25, 28, 32,
38, 39, 55, 59, 64, 67, 69, 81

laborchemische Bestimmungen 9
Lachgas 10, 11, 12, 61, 71, 72, 73, 81, 86
Laktat 9, 44, 46, 72
Laryngoskopie 56, 57, 80
Letalität 22, 62, 83, 87
–, Aortenaneurysma 83, 84
–, AVK 83, 84
–, Myokardinfarkt 84
–, Nierenerkrankung 83
–, Reoperation 83

Medikamente
–, präoperative 7, 8
Metabolismus s. Stoffwechsel
Monitoring 8, 9, 87
–, Katheter 16
–, Meßpunkte 16
Mortalität, perioperative s. Letalität
Myokard
–, Adaptationsfähigkeit 55
–, Angina pectoris 67
–, Auswurfimpedanz 20, 57, 58, 60, 70
–, Belastung 59
–, Compliance 20
–, Infarkt 2, 23, 66, 70
–, Inotropie 60, 67
–, Insuffizienz 3, 5, 58, 60, 62, 76, 77, 86
–, Ischämie 3, 17, 61, 66, 68
–, Kontraktilität 18, 19, 54, 62, 67–71, 85
–, Koronarzirkulation 68, 69
–, Leistungsfähigkeit 3, 19, 20, 25, 54, 69, 70
–, O₂-Bilanz 2, 3, 17, 55, 62, 66
–, O₂-Verbrauch 18, 57, 66, 67, 68, 72, 81, 85
–, Rhythmusstörungen 61, 62
–, Vorerkrankung 58

Narkosedauer 22
Natriumbikarbonat 15, 63, 79
Nervi accellerantes 6
Nervi spalnchnici 6
Neuroleptanalgesie 2, 27, 29–50, 56, 57,
    61–71, 74, 78, 79, 85
–, Durchführung 10
–, Herzinsuffizienz 86
Nitroglycerin s. Vasodilatatoren
NLA s. Neuroleptanalgesie

O₂-Angebot 2, 26, 27, 29, 40, 44, 49, 52, 55,
    64, 75
–, Berechnung 19
–, kritisches 73, 74
–, Mißverhältnis zu O₂-Verbrauch 2
O₂-Ausschöpfung s. O₂-Extraktion
O₂-Extraktion 27, 42, 49, 56, 57, 65, 66, 68,
    74, 76, 78
O₂-Verbrauch 2, 4, 26, 27, 29, 40, 41, 44, 49,
    54, 55, 57, 64, 72, 73, 75, 78, 80, 85

–, Berechnung 19
–, Mißverhältnis zu O₂-Angebot 2, 4, 5
Operation
–, Dauer 22
–, Indikation 22
–, Komplikationen 23
–, Revision 23
–, Technik 12, 22

Pancuronium 10, 11
Parasympathikus 4, 5, 53, 69
PDA s. thorakale PDA
Periduralanästhesie s. Periduralanalgesie
perioperative Phase 4
pH-Wert 43, 45
Prämedikation 8
Pufferung s. Basendefizit
pulmokapillarer Verschlußdruck 12, 14, 18,
    19, 24, 28, 31, 33, 49, 52, 58
––, Abklemmen der Aorta 58, 59
––, Freigabe der Aorta 64
pulmonalarterieller Mitteldruck 27, 33
Pyruvat 9, 46, 47

Randomisierung 7, 22, 51
Relaxierung 10, 11
β-Rezeptoren
–, Blockade 5, 67
–, Blocker 14, 67, 75
Risikopatient 1
–, kardialer 1, 84

Schlagarbeitsindex d. li. Ventrikels 18, 24, 28,
    34, 35, 36, 49, 59, 64, 70, 80
–––, Berechnung 18
Schlagindex 18, 24, 34, 35, 59
–, Berechnung 18
Sedierung
–, intraoperative 11
–, postoperative 15
Shivering s. Aufwärmereaktionen
Spinalanästhesie 5
Statistik 20, 21
Stoffwechsel 43–48
–, anaerob 4, 56
Suxamethoniumchlorid 10, 11
sympathikoadrenerge Reaktionen s. Sympathi-
    kus Aktivierung
sympathikoadrenerges System s. Sympathikus
Sympathikolyse s. Sympathikusblockade
Sympathikomimetika 14
Sympathikotonus s. Sympathikus
Sympathikus
–, Aktivierung 68, 69, 72, 76, 81
–, Allgemeinanästhetika 6, 56
–, Efferenzen 56, 68, 69
–, Herzinsuffizienz 76, 84

-, Herz-Kreislauf   4
-, peripherer   4, 55, 56
-, Vasokonstriktion   5, 68
-, zentraler   2, 6, 55, 56, 71, 79, 84
Sympathikusblockade
-, Allgemeinnarkose   6
-, Herzfrequenz   53, 54
-, Herzinsuffizienz   77
-, Hypotension   6
-, Hypoxie   77
-, kapazitives Gefäßsystem   55, 69
-, Komplikationen   5, 6
-, Nachlastreduzierung
-, segmentäre   2, 5, 6, 63, 65, 67, 70, 71, 78
-, totale   75
-, Vasokonstriktion   54
systemischer peripherer Gesamtgefäßwider-
    stand   18, 20, 24, 25, 28, 36, 49, 54, 57, 59,
    62, 64, 70, 80, 81
- - -, Berechnung   18

Thiopental   10, 11, 56, 80
thorakale PDA   1, 52-56
- -, Kardiozirkulation   24, 25, 26
- -, Sauerstofftransport   26, 27
thorakale PDA mit Allgemeinanästhesie   1, 2,
    6, 29, 50, 56, 57, 61-71, 74, 81, 84, 85, 86

- - -, Durchführung   11
- - -, Hämodynamik
- - -, -, perioperativ   27, 29-38
- - -, -, präoperativ   23-26
- - -, Metabolik   43-48
- - -, Sauerstofftransport
- - -, -, perioperativ   27, 29-39
- - -, -, präoperativ   23, 26, 27

Urinausscheidung   70, 71

Vasodilatatoren   14, 61, 63
Ventilation s. Beatmung
Ventrikelfunktion   5, 19, 20, 25, 26, 30, 37, 50,
    54, 56, 57, 60, 63, 65, 67, 70
Volumengabe   52
-, mit PDA   27, 28
-, ohne PDA   27, 28

Wiedererwärmung s. Aufwärmereaktionen

zentralvenöser Druck   12, 17, 24, 28, 31, 32,
    33, 49, 52
- -, Abklemmen der Aorta   58, 59
- -, Freigabe der Aorta   64
Zufallsprinzip s. Randomisierung